Zappelphilipp und Störenfrieda lernen anders

campus concret
Band 29

Jeffrey Freed gehört zu den gefragtesten Kindertherapeuten in den USA. Durch seine erstaunlichen Erfolge in der Arbeit mit aufmerksamkeitsgestörten Kindern hat er sich den Ruf eines »miracle workers« erworben.

Laurie Parsons, Journalistin und TV-Produzentin, ist die Mutter eines hyperaktiven Kindes, dem von Jeffrey Freed geholfen wurde.

Petra Wenzel, Dr. med., die das Vorwort zur deutschen Ausgabe geschrieben hat, ist Ärztin. In ihrer Praxis arbeitet sie mit aufmerksamkeitsinkonsistenten Kindern und Erwachsenen.

Jeffrey Freed, Laurie Parsons

Zappelphilipp und Störenfrieda lernen anders

Wie Eltern ihren hyperaktiven Kindern helfen können, die Schule zu meistern

Aus dem Englischen von Susi Nohl-Herrmann
Mit einem Vorwort von Petra Wenzel

Campus Verlag
Frankfurt/New York

Die amerikanische Originalausgabe »Right-Brained Children in a Left-Brained World. Unlocking the Potential of Your ADD Child« erschien 1997 bei Simon & Schuster, New York.

Die Deutsche Bibliothek –CIP-Einheitsaufnahme

Freed, Jeffrey:
Zappelphilipp und Störenfrieda lernen anders : wie Eltern ihren hyperaktiven Kindern helfen können, die Schule zu meistern / Jeffrey Freed ; Laurie Parsons. Aus dem Engl. von Susi Nohl-Herrmann. Mit einem Vorw. von Petra Wenzel. – Frankfurt/Main ; New York : Campus Verlag, 1998
(Campus concret ; Bd. 29)
Einheitssacht.: Right-brained children in a left-brained world <dt.>
ISBN 3-593-36062-4

Umschlaggestaltung: Guido Klütsch, Köln
Umschlagmotiv: © FPG / Bavaria Bildagentur
Satz: Fotosatz L. Huhn, Maintal-Bischofsheim
Druck und Bindung: Media-Print, Paderborn
Gedruckt auf säurefreiem und chlorfrei gebleichtem Papier
Printed in Germany

Für Al Tanner

Du halfst mir, unser Schulsystem zu überstehen, so daß ich jetzt an seiner Veränderung arbeiten kann. So wie Du sollten Menschen sein, die unsere Jugend unterrichten und auf das Leben vorbereiten.

J. F.

Für Zacharias

In Liebe, Mutti

Inhalt

Vorwort zur deutschen Ausgabe

Kennen Sie das von Ihrem Kind?

Ewig unkonzentriert und zerstreut. Dauernd abgelenkt. Tausend Ideen, und keine wird zu Ende gebracht. Termine? Vergessen! Der Mund steht nicht still. Ruhiges Sitzen: unmöglich. Eingliederung und Erfolg in der Schule gelingen nur schwer oder gar nicht.

Innere Unruhe, starke Ablenkbarkeit, niedrige Frustrationsschwelle, spontane und vorschnelle Reaktionen, die Vorliebe für aufregende Situationen werden immer häufiger bei Kindern, aber auch bei Erwachsenen festgestellt. Viele der hier beschriebenen Menschen haben zudem Wahrnehmungsstörungen und Lernschwierigkeiten. Die derzeit aktuelle wissenschaftliche Bezeichnung für die Kombination aus Unaufmerksamkeit und Impulsivität – möglicherweise gepaart entweder mit ausgeprägter motorischer Unruhe oder mit Tagträumerei – lautet im englischsprachigen Raum »attention deficit disorder«, kurz »ADD« (»Aufmerksamkeitsdefizit«)

ADD: ein Ausbund negativer – oder gar krankhafter, defizitärer – Eigenschaften? Keineswegs! Menschen mit ADD sind kreativ, phantasievoll, offen für neue Eindrücke, bereit, neue Wege zu gehen. Sie sind spontan, energisch und engagiert, dabei sensitiv und einfühlsam – und rechtshemisphärisch. Diese Talente gilt es zu erkennen und zu fördern!

Die Ursachen

Nicht nur die Informationen zur Häufigkeit von ADD sind widersprüchlich. Auch die Ursachen von ADD sind bis heute umstritten. Bei Betroffenen wurden im Vergleich zu Nicht-Betroffenen veränderte Durchblutungs- und Stoffwechselverhältnisse in bestimmten Gehirnteilen gefunden. Die Gehirnstruktur ist jedoch nicht betroffen. Eine verminderte Aktivität in Abschnitten des Frontalhirns verursacht Aufmerksamkeitsschwankungen, eine mangelnde Impulskontrolle und in vielen Fällen ein erhöhtes Energie- und Aktivitätsniveau, was häufig Wahrnehmungsstörungen begünstigt. Andere Hirnabschnitte im Bereich des Hinterhauptslappens hingegen sind aktiver als in der »normalen« Vergleichsgruppe: Dies sind die Bereiche, in denen das Sehzentrum angesiedelt ist, was auch eine Erklärung dafür liefern könnte, warum ADD-Menschen ausgesprochen visuelle Typen sind.

Als Ursache für ADD werden außerdem folgende Faktoren diskutiert: internistische Erkrankungen (Störungen im Zuckerstoffwechsel, Schilddrüsenfehlfunktion) oder auch eine individuell unverträgliche Ernährung können bei entsprechender Veranlagung ADD-ähnliche Verhaltensauffälligkeiten auslösen oder verstärken. Aber auch belastende Umstände (Scheidung, Arbeitslosigkeit der Eltern), emotionale Probleme, Anpassungsschwierigkeiten, Depressionen, Ängste, manisch-depressive Erkrankungen, Tourette-Syndrom oder Folgen von Unfällen oder Mißbrauch können ein ADD-ähnliches Verhalten erzeugen. Eine genaue Diagnosestellung durch Fachleute ist wichtig, um Fehlbeurteilungen zu vermeiden.

Unterstützung und Therapie

Die Ausprägung ADD-spezifischer Verhaltensweisen und die daraus resultierenden Schwierigkeiten sind individuell sehr unterschiedlich. Alle Maßnahmen für Betroffene sollten helfen, daß sie ihr Potential erkennen und ihren Fähigkeiten entsprechend in die Gesellschaft eingegliedert und akzeptiert werden. Denkbare sinnvolle Maßnahmen, die individuell angepaßt werden müssen, sind beispielsweise:

- Aufklärung Betroffener und ihrer Umgebung über ADD als Eigenschaft mit vielen positiven Aspekten.
- Begleitende Beratung / Coaching
- Optimierung der Lehrmethoden und Arbeitsbedingungen
- Konzentrations- und Aufmerksamkeitstraining
- Verhaltenstherapie unter Einbeziehung der Familie
- Behandlung von Wahrnehmungsstörungen
- Therapie anderer evtl. verhaltensbeeinflussender Erkrankungen
- Medikamentöse Therapie im Bedarfsfall (so wenig wie möglich, soviel wie nötig, keinesfalls als unreflektierte Patentlösung!)

Was dieses Buch leistet

Jeffrey Freed ist ein Kindertherapeut, der zunächst mit hochbegabten und im weiteren Verlauf mit aufmerksamkeitsgestörten Kindern gearbeitet hat. Er beschreibt die Parallelen zwischen hochbegabten Kindern und den Kindern mit ADD. Während seiner Arbeit stellte er fest, daß diese Kinder nahezu ausschließlich einen visuellen Lernstil haben, daß sie vom Ganzen zum Detail gehen. Sie sind Nonkonformisten, die mit ihrem prüfenden, neugierigen Verstand Regeln und Autoritäten in Frage stellen und ein ausgeprägtes Gefühl für Gerechtigkeit haben.

Rechtshemisphärische Menschen mit ADD sind »holistische« Lerntypen. Sie lernen besser durch Zuschauen als durch Erklären. Sie können mehrere Dinge gleichzeitig machen, bewegen sich gerne, halten sich nicht gerne an Regeln, sind impulsiv und stets offen für neue Herausforderungen und Ideen. Außerdem sind sie ausgesprochen kreativ. Sie denken räumlich und dreidimensional und können optische Informationen sehr gut verarbeiten. Da die Schulen und Lehrpläne aber auch hierzulande eher auf einen linkshemisphärischen Lernstil ausgerichtet sind, ist das Scheitern meist vorprogrammiert.

Was also tun, um die Fähigkeiten dieser Kinder freizulegen? Jeffrey Freeds Ansatz ist wohltuend positiv. Anstatt vermeintliche Defizite wegzutherapieren, wie es viele »Therapeuten« versuchen, schärft er das Bewußtsein für die positiven Eigenschaften und das enorme Potential rechtshemisphärischer ADD-Menschen. Die Begabungen zu entdecken ist bereits ein großer Teil des Weges. Positive Verstärkung, eine ruhige Umgebung und eine visuell ausgerichtete, interessante und abwechslungsreiche Darbietung des Lehrstoffes verhilft Kindern zu Lernerfolgen und Selbstvertrauen.

Wie Eltern eine wesentliche Rolle übernehmen können, um ihren Kindern einen neuen Zugang zum Lernen zu eröffnen, erklärt Freed verständlich und nachvollziehbar. Er gibt Tips und Beispiele für visuell orientiertes Lernen und Lehren in den Bereichen Schreiben, Lesen und Mathematik, die auch zu Hause umgesetzt und geübt werden können. Vorbereitung von Tests und Klassenarbeiten und Hilfestellung bei möglichen Problemen fehlen ebensowenig wie eine Darstellung optimaler Unterrichts- und Schulverhältnisse.

Damit leistet dieses Buch einen wesentlichen Beitrag zum konstruktiven Umgang mit ADD. Denn Spaß und Erfolg in der Schule sowie das damit verbundene neue Selbstbewußtsein leisten oft mehr als unkritisch verabreichte Medikamente und ausschließlich defizitorientierte Therapien.

Petra Wenzel

Vorwort

Es ist eine Sache zu lesen, daß mehr als 2,5 Millionen Kinder landesweit unter Aufmerksamkeitsstörungen leiden, und es ist eine ganz andere Sache zu erfahren, daß der eigene Sohn eines dieser Kinder ist. Vor einigen Jahren wurde mir gesagt, ich solle meinen Sohn, der den Kindergarten besuchte, auf diese Störung hin untersuchen lassen. Zacharias war vier Jahre alt. Er war oft zappelig und launisch. Es fiel ihm schwer, Tätigkeiten zu Ende zu führen. Schon Kleinigkeiten regten ihn auf. Er war reizbar, und auf Zornesausbrüche folgten Stunden mürrischen Schweigens. Oft hörte ich, mein Sohn sei *so* empfindlich. Er haßte es, angefaßt oder in den Arm genommen zu werden. Alles schien ihn in Rage zu versetzen. Zacharias trug eine Kappe, um sich vor grellem Licht zu schützen. Er hielt sich schmerzerfüllt die Ohren zu, wenn er lauten Geräuschen ausgesetzt war, und er bestand darauf, daß wir jedes Etikett aus seiner Kleidung heraustrennten. Seine typische Reaktion auf eine neue, ihm unbekannte Situation war, unter einen Tisch zu kriechen. Ich erinnere mich, daß ich nachts wach lag und mich fragte, was ich falsch gemacht haben könnte.

Trotz alledem sah ich ein Kind, das mit vielen Begabungen gesegnet war. Zacharias hatte einen für sein Alter außergewöhnlichen Wortschatz. Er war äußerst wißbegierig und konnte aus Legosteinen und Holzbaukästen komplizierte Konstruktionen bauen. Aber was mich am meisten erstaunte, war seine Fähigkeit, ein Buch Wort für Wort auswendig zu wissen, nachdem es ihm nur ein- oder zweimal vorgelesen worden war. Beim erneuten Vorlesen konnte Zacharias Seite für Seite mühelos Lücken ergänzen. Sein Erinnerungsvermögen war beispiellos.

Die Diagnose ADD war zwiespältig. Einerseits bedeutete es eine Erleichterung zu wissen, was sein besorgniserregendes Verhalten verursachte. Und doch war es andererseits, als erführe man, Zacharias hätte Krebs. Wie viele Eltern quälte ich mich wegen seines Zustandes und schwankte zwischen Weinen und Leugnen. Als Rundfunkreporterin für medizinische Themen beschloß ich, mich über diese Störung zu informieren, und ich wurde fast besessen von diesem Thema.

Ich ging mit Zacharias zu verschiedenen Psychologen, die mit ihm sprachen, ihn beim Spielen beobachteten und eine Reihe von Tests mit ihm durchführten, wobei Zacharias sich den meisten Psychologen verweigerte. Ein Psychiater erklärte, daß er nicht nur eine Aufmerksamkeitsstörung habe, sondern auch oppositionelles Trotzverhalten zeige. Kopfschüttelnd und im ernsten, besänftigenden Ton eines Bestattungsunternehmers legte er mir nahe, ich solle mich darauf gefaßt machen, daß Zacharias wahrscheinlich schon als Jugendlicher straffällig werden würde, wie so viele dieser Kinder. Ich war fassungslos. Diese arrogante und verurteilende Art, ein vier Jahre altes Kind abzustempeln, weckte in mir einen mütterlichen Zorn, von dessen Existenz ich zuvor nichts gewußt hatte. Ich verdoppelte meine Anstrengungen, Zacharias zu helfen, und besaß nun zusätzlich den Anreiz, diesen Mann zu widerlegen. Während dieser ganzen Zeit dachte ich an diejenigen Eltern, die solche Diagnosen akzeptieren und später erleben müssen, wie sie durch Akzeptanz zu selbsterfüllenden Prophezeiungen werden.

Meine Odyssee führte mich zu einem Kinderarzt, der mit mir über die Möglichkeit sprach, die Ernährung meines Sohnes umzustellen und Zucker sowie Nahrungsmittelzusatzstoffe wegzulassen. Ich nahm Kontakt mit Selbsthilfegruppen für Eltern von hyperaktiven Kindern auf. Die Schule bedrängte uns, es mit Ritalin, einem Medikament zur Behandlung von Hyperaktivität, zu versuchen, was für Zacharias außer einem erschreckenden Gewichtsverlust aber keine Veränderungen mit sich brachte. Ich gab ein Vermögen für Fachbücher aus und kaufte alles, was jemals über Elternschaft und Hyperaktivität geschrieben worden war. Es tröstete mich zwar zu erfahren, daß es noch viele andere, ähnlich verzweifelte Eltern gab, aber ich fand keinen Rat und keine Erklärungen, die mir weiterhalfen. Ich wußte, Zacharias brauchte mich, aber ich fühlte mich vollkommen machtlos. Ich wußte nicht, wie ich ihm helfen könnte.

Ungefähr zur gleichen Zeit nahm ich an einer vom Rundfunksender, bei dem ich arbeitete, veranstalteten Tagung teil. Und dabei lernte ich etwas sehr Überraschendes über *mich selbst.* Durch einen Hemisphärendominanz-Test zur Bestimmung von Management-Stilen entdeckte ich, daß ich, obwohl ich mich immer für einen Menschen mit zwei gleichwertigen Hirnhälften gehalten hatte, rechtshemisphärisch bin. Das heißt, daß ich Probleme auf kreative, intuitive und ganzheitliche Weise löse, während die Beachtung von Details und Organisation nicht meine Stärke ist. Diese Entdeckung über mich selbst legte den Keim für meinen Verdacht: Könnte Zacharias ebenfalls extrem rechtshemisphärisch sein? Könnte das etwas mit seiner Aufmerksamkeitsstörung zu tun haben?

Es stellte sich heraus, daß jemand anderes diese Gedankenverbindung schon vor Jahren hergestellt hatte. Jeffrey Freed, ein privater Erziehungsberater, hatte in aller Stille mit mehr als eintausend begabten und aufmerksamkeitsgestörten Kindern im Raum Denver gearbeitet und ihnen geholfen, ihrem Leben eine positive Wendung zu geben. Sein Name wurde immer wieder in Selbsthilfegruppen von Eltern genannt, die ihn als einen »Zauberer in der Arbeit mit Kindern« beschrieben. Eines Abends besuchte ich schließlich das Treffen einer örtlichen Selbsthilfegruppe, vor der Jeffrey Freed sprach. Ich war gefesselt von dem, was er uns zu sagen hatte.

Während Freed über die Wesensmerkmale seiner speziellen Schüler sprach, stellte ich fest, daß er mit jedem Wesenszug meinen Sohn beschrieb. Freed erzählte, daß bei allen hyper- und hypoaktiven Kindern die rechte Hirnhemisphäre dominiert und daß sie einen *visuellen Lernstil* haben. Anstatt sich auf die Defizite dieser Kinder zu konzentrieren, wie es Schulen und Ärzte nur allzu schnell tun, betonte Freed ihre mannigfaltigen Stärken.

Diese Kinder sind kreativ. Sie können schwierige Mathematikaufgaben im Kopf lösen. Außerdem können sie sich den Inhalt ganzer Bücher durch die Schnellesemethode innerhalb kurzer Zeit einprägen. Ihre Schulleistungen sind oft schlecht, weil ihre Lehrer gewöhnlich eher linkshemisphärische Menschen mit detailorientierter, akustischer Informationsverarbeitung sind, die visuelle Lerntypen als »gestört« ansehen. Freed erklärte, daß diese Kinder keine Medikamente brauchen würden, sondern eine *andere Lehrmethode.* Zum erstenmal hörte ich etwas über diese mysteriöse Störung ADD, das einen Sinn ergab.

Klienten müssen normalerweise etwa zwei Jahre warten, bis sie eine Behandlung bei Jeffrey Freed beginnen können, aber ich konnte ihn schließlich überreden, schon früher mit meinem Sohn zu arbeiten. Bei der ersten Sitzung beobachtete ich gerührt, wie Jeffrey Zacharias aus seinem Schneckenhaus hervorlockte, so daß Zacharias sich selbstsicher und gescheit fühlte. Als er beim Buchstabieren einen Fehler machte und mit sich selbst schimpfend unter den Tisch kroch, setzte Jeffrey seine humorvolle Art ein, damit Zacharias das Gesicht wahren konnte und wieder mitmachte. Ich konnte nur staunen, als mein Sohn, der bis dahin zu lustlos und zu unsicher war, um auch nur einen Bleistift in die Hand zu nehmen, plötzlich sein unglaubliches Gedächtnis dazu benutzte, Wörter vorwärts und rückwärts zu buchstabieren.

Nach einigen Monaten der Arbeit mit Jeffrey in wöchentlichen Sitzungen von 45 Minuten konnte Zacharias seinen Namen schreiben; er lernte Wörter, indem er sich das Wortbild einprägte und rechnete lange Reihen mathematischer Gleichungen im Kopf. Heute ist Zacharias acht Jahre alt und besucht eine Schule, die seinen rechtshemisphärischen, visuellen Lernstil anerkennt. Er rechnet lange Divisionsaufgaben und löst Algebraaufgaben, so daß er Schüler der fünften und sechsten Klassen mit seinen Fähigkeiten verblüfft. Er versetzt mich ständig in Erstaunen mit seinen Entwürfen für solar- und windkraftgetriebene Autos. Er liebt es, sich Witze auszudenken und sie zu erzählen: »Warum läuft die Katze um den Computer herum? Sie versucht, die Maus zu fangen.« Sein neugewonnenes Selbstvertrauen hat ihm viele neue Freunde eingebracht. Er spielt Fußball und macht bei den Pfadfindern mit. Ich unterrichte ihn jetzt selbst ungefähr zehn Minuten am Tag unter Anwendung der einfachen Methoden, die Jeffrey in diesem Buch beschreibt.

Zacharias wird zwar immer hypersensitiv bleiben, und er wird es immer hassen zu verlieren. Seine Erziehung wird eine Herausforderung bleiben, aber jetzt verstehe ich ihn und schätze seine vielfältigen Gaben. Er ist eine Quelle ungeheurer Freude. Weit davon entfernt, ein potentieller Straftäter zu sein, wie mir warnend prophezeit wurde, ist Zacharias ein wunderbares und glückliches Kind, das sich in aller Unbefangenheit für »genial« hält. Danke, Jeffrey, daß Du bei Zacharias und so vielen anderen unverstandenen Kindern ihre hervorragenden Fähigkeiten geweckt hast. Und Dir, Zacharias, danke ich dafür, daß Du Deine Geschichte mit uns teilst, damit andere Eltern erleben und empfinden können, welche Freude darin liegt, das Leben ihrer Kinder zu verbessern.

Laurie Parsons

Einleitung

»So viele Farben in einer Blume,
und ich sehe jede einzelne.«

Harry Chapin, *Flowers Are Red*

Mark ist ein sechsjähriges Energiebündel. Er ist das älteste Kind wohlhabender, leistungsorientierter Eltern, aufgeweckt und seinem Alter in vieler Hinsicht voraus. Aber dennoch hat er in der Vorschule Probleme. Er stürzt sich auf alles gleichzeitig, springt von einer Tätigkeit zur nächsten und stört häufig andere Kinder. Beim Elternabend äußert sich die Lehrerin ambivalent: Mark zeige zwar ausgezeichnete Leistungen beim Puzzlespiel, bei Labyrinthaufgaben und beim Lernen am Computer, sei aber wild und nicht kooperativ, versage beim Erlernen von Laut-Buchstabe-Beziehungen und weigere sich sogar, einen Bleistift in die Hand zu nehmen. Mark, der früher ein glückliches Kleinkind war, wird zunehmend mißmutig und aggressiv. Häufig agiert er seine Frustrationen aus, indem er andere Kinder auf dem Spielplatz tyrannisiert.

Bei Mark wird eine Aufmerksamkeits- und Hyperaktivitätsstörung festgestellt, und der Arzt verordnet Ritalin, ein Medikament, das die Hyperaktivität verringern und die Konzentration fördern soll. Seine Eltern wiederum reagieren mit Härte auf Marks Verhaltensstörungen, und sie schicken ihn stundenlang auf sein Zimmer, wenn er sich nicht nach ihren Wünschen verhält. Mark beginnt zu glauben, er sei »schlecht«, gleichzeitig sonnt er sich in all der Aufmerksamkeit, die er für seine Missetaten erhält, und das störende Verhalten eskaliert. Er denkt sich, wenn er nicht im Gutsein der Beste sein kann, will er wenigstens der Beste im Schlechtsein werden.

Julia ist neun Jahre alt, ein blasses, schmales Mädchen mit dicken Brillengläsern. Obwohl sie bereits in der dritten Klasse ist, kann sie immer noch nicht lesen. Lernspezialisten haben mit ihr monatelang erfolglos im Einzelunterricht gearbeitet. Das einzige Fach jedoch, bei dem sie aufmerksam zu sein scheint und ausgezeichnete Leistungen zeigt, ist Kunst. Julia ist schnell frustriert, wählerisch beim Essen und wacht morgens oft mit Halsschmerzen, Magenbeschwerden oder einer Erkältung auf. An solchen Tagen geht sie nicht zur Schule. Ihr Kinderarzt kann bei ihr keine Erkrankung feststellen.

Tom, 14 Jahre alt, war auf der Grundschule der Liebling aller Lehrer und Lehrerinnen, später wurde er immer unumgänglicher und heute hängt er mit Freunden rum, die keinen guten Einfluß auf ihn haben. Er raucht Haschisch, schwänzt die Schule und beschäftigt sich mit Okkultismus. In schulischer Hinsicht ist Tom völlig chaotisch; er ist bekannt dafür, daß er Hausaufgaben entweder vergißt oder sie einen Tag zu spät abgibt. In den schriftlichen Arbeiten hat er meistens Noten zwischen Eins und Zwei, da aber seine Hausaufgaben nicht bewertet werden können, sinkt er in den Gesamtnoten ab auf Fünf bis Sechs. Seine Eltern gehen mit ihm zu verschiedenen Psychologen, in der Hoffnung herauszufinden, warum ihr einst so aufgewecktes, wißbegieriges Kind die Schule nun haßt, ein geringes Selbstwertgefühl hat und ausgesprochen aufsässig ist.

Daniel ist acht Jahre alt und geht in die zweite Klasse einer ländlichen Grundschule. Er ist ein Einzelkind, ziemlich klein für sein Alter und verschlossen. Sein Vater ist Mechaniker bei einem landwirtschaftlichen Gerätehandel, und auch Daniel ist handwerklich geschickt. Schon mit vier Jahren baute er ohne Anleitung komplizierte Legokonstruktionen. Heute nimmt er Radios auseinander und baut sie wieder zusammen.

Daniel ist technisch begabt, in der Schule kommt er jedoch schlecht mit. Er kann sich zwar stundenlang ohne Pause mit einem Holzbaukasten beschäftigen, ist aber unfähig, sich im Klassenzimmer zu konzentrieren. Alles lenkt ihn ab: das Geräusch des Seils, das draußen gegen die Fahnenstange schlägt, die Notiz, die vorne im Klassenzimmer übergeben wird, das Ticken der Uhr. Beim Lesen gelingt es ihm – wenn auch langsam und mühsam – die Worte der Reihe nach vorzutragen, aber er hat praktisch kein Textverständnis. Sein Lehrer dringt darauf, daß er langsamer arbeite und sich »konzentriere«. Vor allem mit dem Buchstabieren hat Daniel Schwierigkeiten. Er vertauscht häufig Buchstaben und hat vor allem Probleme mit Buchstaben wie d und b. Mathematik ist für ihn ein Alptraum. Daniel wird als Legastheniker eingestuft. Niemand vermutet bei ihm eine Aufmerksamkeitsstörung, weil er sich an die Regeln hält und in seinem Verhalten nicht auffällig ist. Still und leise scheitert Daniel in der zweiten Klasse.

Davids Eltern rufen mich verzweifelt an. Ihr Sohn ist in der fünften Klasse, aber eigentlich auf dem Wissensstand eines Erstkläßlers. David ist Afro-Amerikaner an einer Schule im Zentrum einer Großstadt. Er kann kaum lesen und nicht einmal die einfachste Mathematikaufgabe lösen. Statt dessen sitzt er in einer Ecke und starrt stundenlang vor sich hin, sowohl zu Hause als auch in der Schule.

David hat noch andere Probleme. Seine ganze Leidenschaft gilt der Rap-Musik und brutalen Videospielen. Außerdem ist er ein pathologischer Lügner. Er hält sich nicht gerne an Regeln und bevorzugt die Gesellschaft harter Jungs. Vor kurzem wurde er für mehrere Tage vom Schulunterricht ausgeschlossen, weil er ein Messer bei sich hatte. Seine Lehrer sind überzeugt, daß David früher oder später von der Schule verwiesen werden wird und investieren deshalb sehr wenig Zeit und Energie in seine Belange. Wenn ihm Aufmerksamkeit zuteil wird, dann in Form harter disziplinarischer Maßnahmen, die jetzt nötig sind, um ihn einigermaßen unter Kontrolle zu halten.

Ein Spezialist an seiner Schule führt mit David eine Testreihe durch und erklärt, daß David hyperaktiv sei, oppositionelles Trotzverhalten zeige und einen unterdurchschnittlichen IQ von ungefähr sechzig habe. Ein Psychologe, der David beurteilt, ist wegen seiner zornigen Haltung und seiner Verschlossenheit be-

unruhigt und bezeichnet ihn als »jugendlichen Straftäter im Training«.

Der Intelligenztest und die Diagnose verstärken nicht nur Davids geringes Ansehen, sondern damit auch seine gewalttätigen Neigungen. Von den Lehrern, die von seinem angeblich geringen IQ erfahren haben, wird er behandelt wie ein Schwachsinniger, und David, der ein äußerst aufmerksames und einfühlsames Kind ist, macht sich diese Zweifel und Ängste zu eigen. Seine Gefühle der Unzulänglichkeit werden noch verstärkt.

Es gibt Marks und Julias, Toms, Daniels und Davids in Klassenzimmern auf der ganzen Welt, und ich kann nicht mehr schlafen, wenn ich an sie denke. Nicht nur, weil ich selbst eines dieser Kinder war, sondern auch, weil ich weiß, daß sie bald nicht mehr eine Minderheit an den Schulen sein, sondern den Normalfall darstellen werden; sie sind die Vorboten dessen, was noch kommen wird. Die sogenannte »Krise der Erziehung« ist einfach das Versagen unserer Schulen, dieses Phänomen der wachsenden Zahl solcher Kinder zu identifizieren, und es ist das Versagen darin, den besten Weg herauszufinden, um sie zu unterrichten. Anstatt sie als »defizitär« oder »gestört« zu bezeichnen und entsprechend zu behandeln, müssen wir die ihnen eigenen Stärken erkennen. Wir müssen uns darum kümmern, ihre Selbstwahrnehmung und ihren Enthusiasmus zu stärken und positiv zu beeinflussen.

Im Laufe eines Jahrzehnts der Einzeltherapie, zunächst mit hochbegabten und dann mit aufmerksamkeitsgestörten Kindern, habe ich mir die Grundlagen für eine aufregende Entdeckung angeeignet: Die meisten hochbegabten und praktisch alle Kinder mit einer Aufmerksamkeitsstörung *haben den gleichen Lernstil.* Einfacher gesagt: Ihnen allen ist eine hochvisuelle, nichtsequentielle Informationsverarbeitung eigen, durch die sie lernen, indem sie sich an das Aussehen von Dingen erinnern und Worte in geistige Bilder verwandeln. Diejenigen Lehrmethoden, die so gut bei hochbegabten Schülern mit dominanter rechter Hirnhemisphäre wirken, wirken auch bei Kindern mit einer Aufmerksamkeitsstörung. Dies ist eine einfache, doch revolutionäre Vorstellung.

Während unsere Schulen auf den Defiziten hyperaktiver Kinder mit Konzentrationsstörungen herumreiten, habe ich das Vergnügen gehabt, ihre vielfältigen Begabungen zu entdecken. Diese Kinder können schwierige Mathematikaufgaben im Kopf lösen, sich lange Wortreihen merken, und sie sind ausgezeichnete Schnelleser. Warum schneiden sie also so schlecht in der Schule ab? Weil Erzieher meistens linkshemisphärische Menschen sind. Ihre Informationsverarbeitung ist sehr detailorientiert und auditiv, und sie haben keinen Sinn für visuelles Lernen. In unserem Erziehungssystem konzentriert sich die Aufmerksamkeit auf die Schwächen der visuellen Lerntypen. Ihre größte Stärke – ein unglaubliches visuelles Gedächtnis – wird meistens ignoriert. Der Preis, den die Kinder aufgrund einer solchen Einstellung zu zahlen haben, ist enorm hoch: Ein großes Potential bleibt auf der Strecke.

Ich werde Ihnen ein typisches Szenario schildern: Nikolas, zwölf Jahre alt, wird zu einer Besprechung seiner Lehrer und Erzieher geladen, die jedoch eher die Form eines inquisitorischen Tribunals hat. Die Anklagepunkte: Nikolas stört, ist chaotisch und schwer zu unterrichten. Nikolas sieht sich zehn Erwachsenen mit versteinerten Mienen gegenüber, einschließlich des Schuldirektors, seiner Lehrer und einer Reihe von Lernspezialisten.

Das Treffen beginnt damit, daß die Sonderpädagogin Nikolas mit dem Finger droht und sagt: »Nichts wirkt bei dir. Du kapierst es einfach nicht. Ich habe alles versucht, dir sogar ein besonderes Aufgabenbuch von meinem eigenen Geld gekauft. Du schreibst noch nicht einmal hinein.« Das Verfahren geht weiter mit den Schilderungen am runden Tisch. Nikolas' vier Lehrer klagen darüber, daß er unfähig sei, sich in der Klasse zu konzentrieren, schlecht schreibe, niemals rechtzeitig seine Hausaufgaben abgebe und einen schlechten Einfluß auf seine Klassenkameraden ausübe. Nikolas beginnt, in sich zusammenzusacken.

Jetzt bin ich an der Reihe. Als Privatlehrer von Kindern mit Aufmerksamkeitsstörungen kenne ich Nikolas' zahlreiche Stärken sehr gut. Ich habe seit mehreren Wochen mit ihm gearbeitet. Als ich ihn erst einmal dazu bewegen konnte, sich zu entspannen und mir zu vertrauen, entdeckte ich, daß er sehr intelligent ist. Ich erkläre, daß Nikolas ein photographisches Gedächtnis habe, Wörter vorwärts und rückwärts buchstabieren und zweistellige Multiplikationsaufgaben im Kopf rechnen könne. Aber die Lehrer unterbrechen mich kopfschüttelnd. Sie räumen ein, daß Nikolas zwar intelligent sein möge, meinen aber, er sei unfähig, sich anzustrengen. In Gegenwart dieses kleinen, empfindsamen Jungen stöhnt die für ihn zuständige Sonderpädagogin: »Ich war noch nie so ratlos. Ich kann dieses Kind nicht unterrichten. Niemand kommt an ihn heran.«

Während Nikolas' Mutter mit den Tränen kämpft, fahre ich unbeirrt fort zu erklären, daß dieses Kind äußerst sensibel sei und daß seine rechte Gehirnhälfte dominieren würde. Das bedeute, daß es einen Lernstil habe, der sich von der Norm unterscheide. Ich erzähle, daß Nikolas nicht auf die gleiche Weise denkt wie seine Lehrer. Er verarbeitet Information auf zufällige, nichtlineare Weise und lernt auf visuellem Weg. Er hat ein bemerkenswert gutes Gedächtnis, das ihm in der Schule Erfolge einbringen könnte. Nikolas muß nicht mit Samthandschuhen angefaßt werden und braucht auch keine besondere Therapie, sondern nur Lehrer, die sein Anderssein verstehen und ihre Unterrichtsmethoden und Erwartungen daran anpassen.

Ich sehe, daß meine Erklärungen nicht ankommen. Die Sonderpädagogin unterbricht mich wieder mit den Worten: »Es besteht kein Zweifel, daß Nikolas eine Aufmerksamkeitsstörung hat, und außerdem ist er störrisch und trotzig. Was er braucht, ist Ritalin und ein weiteres Jahr in der sechsten Klasse.« Sie richtet ihren Blick auf Nikolas. »Nikolas, was glaubst *du* ist falsch an deiner Erziehung hier? Was denkst *du*, was die Schule für dich besser machen könnte?«

Es kommt keine Antwort. Nikolas starrt vor sich hin und hat sich bereits abgekapselt. Diese Konferenz mag als Schulbeispiel für »liebevolle Strenge« dienen. Vielleicht steht die Absicht dahinter, Nikolas durch einen Schock auf den rechten Weg zu bringen. Die Konsequenz wäre aber, daß er Ritalin nehmen oder die Klasse wiederholen müßte. Aber die Botschaft, die bei Nikolas ankommt, ist auf jeden Fall eine andere. Sie lautet: »Du bist ein

Versager, irgend etwas ist bei dir grundlegend falsch.« Nikolas wird behandelt, als habe er einen Defekt. Was während dieser Konferenz aber in Wirklichkeit zerstört wird, ist das Selbstvertrauen des Jungen. Es wird lange dauern, bis Nikolas wieder Vertrauen in irgend jemanden, auch in seine eigene Person und in seine beträchtlichen Begabungen, faßt. Ein zerbrechliches Ego, das sich gerade herausbildet, wird sich für lange Zeit in seinen Kokon zurückziehen.

Was Kinder wie Nikolas brauchen, sind nicht Medikamente, sondern eine andere Lehrmethode. Wenn man früh erkennt, was das Problem dieser Kinder ist, und mit den geeigneten Lehrmethoden interveniert, kann das vielfältige Auswirkungen haben: Vertrauen und Achtung bauen sich auf, die Kinder haben Erfolgserlebnisse und brauchen unter Umständen kein Ritalin. Vielleicht würde es uns sogar gelingen, die Zahl der Aussteiger und jugendlichen Straftäter zu senken, wenn vielen geholfen wird, ihr Leistungspotential zu entfalten.

Ich arbeite jeden Tag mit einem Dutzend verkannter Kinder mit einem rechtshemisphärischen Lernstil. Ich will Ihnen einige meiner Methoden, wie man ihr wahres Potential erschließt, beschreiben. Wenn Sie erst die Logik erfassen, die hinter diesen Methoden steht, werden auch Sie in der Lage sein, diese anzuwenden, um Ihrem Kind beim Lernen zu helfen – unabhängig davon, ob Sie auch die Schule bewegen können, diese anzuwenden.

Lassen Sie uns zunächst eine typische erste Begegnung zwischen mir und einem Schüler – in diesem Fall dem vierzehnjährigen Michael – betrachten. Er wurde von einem Spezialisten für ADD an mich überwiesen. Dieser meinte, Michael sei intelligent, aber in der Schule faul, und er würde diese ablehnen.

Jeffrey: »Was ist los, mein Freund? Ich höre, daß es in der Schule nicht so gut läuft.«

Michael: »Schule ist Scheiße, Mann. Was soll ich sagen? Ich hasse sie. Das einzig Gute daran sind meine Freunde.«

Jeffrey: »Ich verstehe. Aber Schule betrifft dein Leben. Vielleicht können wir der Sache auf den Grund gehen und herausbekommen, was dich ärgert. Wenn mich nicht alles täuscht, hast du eigentlich gar nichts gegen das Lernen, oder?«

Michael: »Nein. Tatsächlich hat es mir bis zur vierten Klasse irgendwie gefallen. Es hat Spaß gemacht ... vor allem der Kunstunterricht ... da konnten wir mit den Händen arbeiten. Der Unterricht war noch nicht so langweilig, wie er jetzt ist.«

Jeffrey: »Wir werden das Problem so angehen: Ich werde dir einen leichten Test geben, um herauszufinden, wie dein Lernstil aussieht. Ich vermute, daß du ein visueller Lerntyp bist, weil du aufgeweckt, kreativ und künstlerisch begabt bist. Das heißt, du siehst Dinge meist in Bildern, und du brauchst nicht eine Menge Wiederholungen, Übungen und Hausaufgaben, um zu lernen. Ich wette, du hast auch Probleme, Abgabetermine einzuhalten, obwohl du in Tests ganz gut bist, wenn du nicht unter Zeitdruck stehst. Habe ich recht?«

Michael: »Das stimmt so ziemlich. Wissen Sie was? In der Schule gibt es eine Menge Kinder wie mich. Wir sind keine Streber, deshalb mögen uns die Lehrer nicht. Und ich weiß nicht, was ich tun soll. Das macht mir wirklich Sorgen, und ich habe immer meine Eltern am Hals. Ich kann anscheinend nichts richtig machen, und ich bin fast soweit, daß ich es aufgebe. Ach, scheiß drauf!«

Jeffrey: »Was wäre, wenn ich dir sagen würde, daß nicht nur alles in Ordnung mit dir ist, sondern daß du auch einen Lernstil hast, der weitverbreitet und in vieler Hinsicht dem vieler deiner Klassenkameraden und sogar deiner Lehrer überlegen ist. Wenn du jetzt durchhältst und die nächsten Schuljahre irgendwie überstehst, kannst du ein erfolgreicher Mensch werden, da die Hochschullehrer weniger starre und kreativere Lehrmethoden haben, die besser zu deiner Art, zu denken und zu lernen, passen.

Ich sage nicht, daß du diesen Kram nicht lernen mußt. Ich sage nur, daß du auf andere Weise lernst; im Vergleich zu vielen anderen Menschen fängst du praktisch am anderen Ende an. Du neigst dazu, erst das ganze Bild zu sehen und dann später die Details einzufügen, während andere Kinder mit einem Detail anfangen, ein anderes Detail hinzufügen und schließlich das ganze Muster herausbekommen. Dies ist nicht nur die Weise, wie viele deiner Klassenkameraden lernen, es ist die Weise, wie die meisten deiner *Lehrer* gelernt haben. Es ist also kein Wunder, wenn du nicht dazu paßt! Deine Chancen stehen schlecht. Wir werden für größere Chancengleichheit sorgen.

Ich kann dir Wege zeigen, wie du das, was deine Lehrer von dir wollen, recht gut tun kannst. Ich werde dir Schnellesen beibringen und dir zeigen, wie du effektiver lernen kannst, wie du z.B. Mathematikaufgaben im Kopf lösen kannst. Du wirst im Detail begreifen, wie du lernst. Wenn ich dann nicht da bin und du mit einer mißtrauischen Lehrerin zu tun hast, die denkt, du würdest versuchen, dich um eine Arbeit zu drücken, kannst du ihr erklären, warum du mit der Aufgabe Probleme hast. Du kannst selbst deine Interessen vertreten – der Lehrerin erklären, daß du den Stoff gelernt hast, daß du ihr aber zeigen wirst, ihn auf eine andere Weise zu bewältigen. Ich kann die Schule auch dazu bringen, einen Kompromiß zu schließen – besser zu verstehen, was mit dir los ist und vielleicht sogar dein Verbündeter zu werden, der dir hilft, daß du die Schule überstehst oder sogar Ausgezeichnetes leistest. Schließlich mache ich das seit mehr als zehn Jahren mit Kindern wie dir mit einer äußerst hohen Erfolgsquote. Machst du mit?«

Michael: »Hört sich gut an! Ich bin bestimmt froh zu hören, daß ich kein hoffnungsloser Fall bin. Wenn ich wüßte, daß die Dinge für mich besser werden, könnte ich mich wahrscheinlich mit dem Mist, den die Lehrer verzapfen, abfinden.«

Schon nach acht fünfundvierzigminütigen Sitzungen mit Michael ist er ein anderes Kind: Seine Lernbegeisterung ist neu entfacht worden. Er hat nicht nur in den meisten Fächern seine Klassenkameraden eingeholt, sondern er ist auch in der Lage gewesen, seine Begabungen zu nutzen, um Überdurchschnittliches zu leisten. Zum erstenmal in seinem Leben denkt Michael, daß er intelligent sei. Auch Ihr Kind kann dahin kommen.

1.

Was ist ein Aufmerksamkeitsdefizit-Syndrom?

»Das heutige Kind ist wie ein Scanner. Durch den Umgang mit den elektronischen Medien hat es gelernt, das Leben ebenso auf stimulierende Reize zu prüfen, wie sein Auge den Fernsehbildschirm überfliegt oder sein Gehör akustische Signale aus dem Radio oder einem Stereolautsprecher wie ein Scanner erfaßt.«

Tony Schwartz, *The Responsive Chord*

Das Aufmerksamkeitsdefizit-Syndrom wird in der gegenwärtigen medizinischen Literatur als ein neurologisches Syndrom mit drei Hauptsymptomen beschrieben: Impulsivität, Ablenkbarkeit und Hyperaktivität oder überschüssige Energie. Die englische Bezeichnung lautet Attention Deficit Disorder, abgekürzt ADD. Sie wird jetzt auch als Aufmerksamkeits- und Hyperaktivitätsstörung (engl. Attention Deficit/Hyperactivity Disorder, ADHD) bezeichnet, um so die häufig damit verbundene Hyperaktivitätskomponente mit einzubeziehen. Im Kontext dieses Buches verwende ich diese beiden Ausdrücke aber als austauschbar. Obwohl sie sicher ihrem Vorgänger »minimale zerebrale Dysfunktion« vorzuziehen sind, stimme ich Edward M. Hallowell und John J. Ratey, den Autoren des Buches *Zwanghaft zerstreut*, zu, daß beide Bezeichnungen irreführend und für die Betroffenen kränkend sind. »Es handelt sich bei dem Syndrom nicht um eine Aufmerksamkeitsschwäche, sondern um eine Aufmerksamkeitsinkonsistenz«, schreiben sie, »die meisten Menschen mit Aufmerksamkeitsschwäche hyperfokussieren sogar manchmal. Hyperaktivität kann mit im Spiel sein oder auch nicht; tatsächlich sind manche Kinder und Erwachsene mit ›Aufmerksamkeitsschwäche‹ ziemlich still und verträumt ...Schließlich verweist das Wort ›Schwäche‹ das Syndrom ausschließlich in den Bereich der Pathologie, wo es so ausschließlich nicht hingehört.«

Früher als ein Zustand angesehen, der nur Kinder betraf, wird ADD heute als eine Störung betrachtet, die sowohl bei Kindern als auch bei Erwachsenen auftreten kann. Einige Menschen können ihr einfach »entwachsen«, bei anderen ist das nicht der Fall. Das Syndrom tritt in allen sozioökonomischen und ethnischen Gruppen auf. Bei Jungen wird die Diagnose Aufmerksamkeits- und Hyperaktivitätsstörung fünf- bis sechsmal häufiger gestellt als bei Mädchen, weil Jungen sich eher hyperaktiv und störend verhalten. Mädchen mit ADD sind eher Tagträumerinnen, für die es schwierig ist, Arbeiten innerhalb einer vorgegebenen Zeit fertigzustellen. Sie verhalten sich oft sehr still und unauffällig, weshalb hier der Begriff hyperaktiv nicht angemessen ist. Sie werden heute als hypoaktiv bezeichnet. Allerdings treffen die meisten der Probleme und Eigenarten, die in diesem Buch benannt sind und oft im Zusammenhang mit der häufiger auftretenden Hyperaktivität thematisiert werden, auch auf diese Kinder zu.

Während die meisten Experten Ihnen sagen werden, daß fünf bis zehn Prozent der Jugendlichen eine Aufmerksamkeits- und Hyperaktivitätsstörung haben, erscheint es interessant festzustellen, daß die Prozentzahlen von Klasse zu Klasse und von Schule zu Schule enorm variieren, von null Prozent bis fast fünfzig Prozent der Schüler. Eine Aufmerksamkeitsstörung ist das bei Kindern bei weitem am häufigsten diagnostizierte »psychische Problem«; über 50 Prozent der Kinder und Jugendlichen, die einen Psychologen oder Psychiater aufsuchen, kommen aus diesem Grund. Es gibt keine objektiven Tests. Die Diagnose wird bei Kindern vielmehr als Ergebnis eines äußerst subjektiven Beurteilungsprozesses gestellt.

Kinder, die im Klassenzimmer durch Hyperaktivität oder Konzentrationsstörungen auffallen, können zu Hause eine unheimliche Fähigkeit zur Konzentration entwickeln, wenn irgend etwas sie interessiert. Im Sprechzimmer des Arztes verhalten sich nur sehr wenige Kinder auffällig. Einige Kinder erscheinen in einer Unterrichtsstunde abgelenkt, aber sehr aufmerksam und konzentriert in einer anderen. Ronald D. Davis, der Gründer der *Davis Dyslexia Association*, vertritt in *Legasthenie als Talentsignal* die Auffassung, daß die Diagnose auch verwendet werde, um von Defiziten in den Unterrichtsmethoden vieler Lehrer abzulenken. Schüler interessierten sich nie für ein Thema, das schlecht dargestellt werde. »Es ist bemerkenswert, daß gute Lehrer selten unaufmerksame Schüler in ihren Klassen haben«, bemerkt er, »obwohl einige ihrer Schüler in anderen Klassen angeblich an mangelnder Aufmerksamkeitssteuerung leiden«.

Thomas Armstrong erinnert mich mit seinem umstrittenen Buch *The Myth of the ADD Child* an den tapferen Menschen, der enthüllte, daß der Kaiser keine Kleider trug. Er vertritt sehr überzeugend die Auffassung, daß ADD eigentlich nur eine praktikable Sammelbezeichnung für Kinder ist, die nicht der gängigen Vorstellung entsprechen, wie Kinder sich zu benehmen hätten. Diese Kinder sind eher Nonkonformisten, die Regeln und Autorität in Frage stellen. Sie haben einen prüfenden, neugierigen Verstand, ein starkes Gefühl für Fairneß und Gerechtigkeit und reagieren mit Ablehnung auf Anweisungen wie: »Du wirst es tun, weil ich es *sage.*« Armstrong erklärt: »Der Begriff *Aufmerksamkeitsdefizit-Syndrom* bietet Eltern und Lehrern eine relativ einfache Erklärungsmöglichkeit für lästige Verhaltensweisen.« Hallowell meint, daß zwar bei vielen Kindern Aufmerksamkeitsstörungen richtig diagnostiziert und behandelt würden, die Diagnose aber mittlerweile sehr verbreitet sei und leicht mit anderen Phänomenen des heutigen Lebens verwechselt werden könne.

Viele Eltern und Lehrer nehmen die Bezeichnung Aufmerksamkeitsdefizit-Syndrom tatsächlich mit Erleichterung auf, da sie dem Phänomen einen Namen gibt – und eine Erklärung für das Unerklärliche. Thomas Armstrong, der zugibt, daß er schon ausgebuht wurde, als er die Meinung äußerte, ADD gebe es gar nicht, stellte fest: »Dieses Etikett ADD bietet auch eine Möglichkeit für Eltern, Lehrer und Experten, politische und ökonomische Unterstützung zu forden ... Lehrer, die durch das Verhalten eines Kindes gestört werden, können nun darum bitten, es in eine besondere Klasse zu versetzen. Eltern können darauf drängen, daß ihre Kinder auf Kosten des Staates an teuren Privatschulen unterrichtet werden und vor Gericht klagen, wenn sie meinen, daß ihre Kinder keine angemessene Erziehung erhielten.«

Armstrong vertritt seinen Standpunkt überzeugend, und ich bewundere seinen Mut, dieses wild wuchernde Etikettieren von Kindern in Frage zu stellen. Ich glaube jedoch, daß es wirklich so etwas wie ADD gibt und daß es vielleicht zwei bis drei Prozent der Bevölkerung betrifft. Aufgrund kultureller Einflüsse und des Versagens unseres Erziehungssystems, das Problem zu verstehen und es angemessen anzugehen, werden in Zukunft noch mehr Menschen betroffen sein. Die Störung ADD ist zwar schwierig zu definieren, nachdem ich jedoch jahrelang mit Tausenden von Kindern gearbeitet habe, vermag ich sie zu erkennen.

Diese Kinder sind:

- hyperimpulsiv,
- hypersensorisch,
- hypersensitiv,
- hypervisuell,
- hyperablenkbar

und in den meisten Fällen

- hyperaktiv.

Das wirklich aufmerksamkeitsgestörte Kind kennt nur zwei Geschwindigkeiten: Vollgas oder Kollaps. Es hat immer eine kurze Aufmerksamkeitsspanne, was bedeutet, daß es einen Gedanken nicht länger als einige Sekunden festhalten kann. Es beendet selten eine Aufgabe und hüpft wie ein Gummiball von einer Aktivität zur nächsten. Es hat keine eingebaute »Bremse« in seinem Gehirn, die es daran erinnern könnte, erst zu schauen, bevor es springt. Sein blitzschneller visueller Geist flitzt von einem zufälligen Gedanken zum nächsten; seine Gedankenmuster gleichen einer amoklaufenden Brainstormingsitzung. Dieses Kind denkt nicht logisch, nicht sequentiell und nicht verbal (obwohl es ständig spricht). Es ist körperlich und sozial ungeschickt und hoffnungslos chaotisch. Manche Kinder sprechen gut auf eine medikamentöse Behandlung an, andere nicht. Anstatt dieses Kind als gestört zu bezeichnen, könnte man eher sagen, daß es Informationen impulsiv, zufällig und visuell verarbeitet. Egal, welche Bezeichnung man für diese spezifische Eigenart der Kinder wählt – in jedem Fall bedeutet es eine ungeheure Herausforderung für Eltern und für Lehrer, ein solches Kind zu erziehen.

Die Aufmerksamkeitsstörung mit Hyperaktivität hat vermutlich eine genetische Komponente, die durch Umweltreize ausgelöst wird. Vermutlich ist sie auch schon immer aufgetreten, wobei den Kindern früher nur andere Namen gegeben wurden: ein »schwieriges Kind«, ein »Quälgeist« oder ein »Energiebündel«. In einigen Epochen wurden viele Merkmale der Aufmerksamkeitsstörung mit Hyperaktivität durchaus auch geschätzt, und in manchen Kulturen ist das sogar heute noch der Fall. Thom Hartmann, Autor mehrerer Bücher über die Wurzeln der Aufmerksamkeitsstörung, vergleicht Menschen mit diesem Syndrom mit Jägern und die anderen Menschen mit Bauern. Hartmann hebt hervor, daß es einen überraschend hohen Prozentsatz solcher Menschen unter den Mitgliedern Jagd treibender primitiver Stämme gebe. Dieses Syndrom könnte also einmal eine für das Überleben nützliche Anpassungsleistung gewesen sein.

Heutzutage dagegen besteht die Gefahr, daß jedes Kind, das ein hohes Energieniveau aufweist, sich in der Schule langweilt oder frech gegenüber dem Lehrer auftritt, mit dem Merkmal »aufmerksamkeitsgestört« versehen wird. Hyperaktivität ist mittlerweile ein praktischer Sammelbegriff für Myriaden anderer Probleme und Zustände. Viele Kinder zeigen zum Beispiel vergleichbare Symptome während belastender Ereignisse – etwa der Scheidung der Eltern, einem Umzug oder bei Problemen mit Gleichaltrigen. Auch emotionale Probleme und Anpassungsschwierigkeiten können sich hinter Aufmerksamkeitsstörungen verstecken oder gemeinsam damit auftreten. So werden Kinder, die eigentlich unter Depressionen, Ängsten, manisch-depressiven Erkrankungen, dem Tourette-Syndrom oder einer posttraumatischen Belastungsstörung als Folge eines Traumas oder Mißbrauchs leiden, häufig als hyperaktiv fehldiagnostiziert.

Ich glaube, daß die Mehrheit der Kinder mit der Diagnose ADD tatsächlich das hat, was Hallowell und Ratey als Pseudo-ADD bezeichnen. Sie wurden nicht so geboren; wir haben sie dazu gemacht. Diese Kinder sind ein Produkt unserer schnellebigen, visuellen, überstimulierenden Kultur. Edward Hallowell und John Ratey beschäftigen sich mit Pseudo-ADD in ihrem späteren Buch *Answers to Distraction*:

»ADD ist wie das Leben heutzutage. Ich [Hallowell] möchte nicht zu hochtrabende Behauptungen aufstellen, aber ich glaube wirklich, daß dieses medizinische Syndrom eng mit der gegenwärtigen Kultur Amerikas verzahnt ist. Das schnelle Tempo des Alltagslebens, die Suche nach dem Sound Bite, die Vorliebe für Fast food und sofortige Bedürfnisbefriedigung, die weite Verbreitung von Faxgeräten, Mobiltelefonen, Computer-Netzwerken und E-Mail, unser Appetit auf Gewalt, Action und Abenteuer, das Streben nach Gewinn, unsere weitverbreitete Ungeduld, die Vorliebe für Glücksspiele, Extreme und Gefahren – all diese sehr amerikanischen Eigenschaften sind auch dem Aufmerksamkeitsdefizit-Syndrom sehr ähnlich.

Dies ist eine Erklärung dafür, warum ADD so viele Menschen fasziniert und warum es eine so verführerische Diagnose ist. Wenn man eine Beschreibung von Hyperaktivität hört, so klingt das fast wie eine Beschreibung des urbanen Lebens in diesem Land. Ist nicht jeder in Los Angeles oder Manhattan hyperaktiv? So scheint es. Es ist natürlich wichtig zu betonen, daß dies *nicht* stimmt. Aber ich glaube, man kann feststellen, daß unsere urbane Kultur ein ähnliches Syndrom hervorbringt, oder eines, das ich Pseudo-ADD nenne ... Millionen von Amerikanern haben Pseudo-ADD.«

Wie kann man zwischen dem echten und dem Pseudo-Syndrom unterscheiden? Wenn dies auch sicher nicht wissenschaftlich exakt ist, gilt es doch folgendes zu beachten:

- *Das Ausmaß der Störung*: Ist das Verhalten des Kindes so extrem, daß es dadurch gehindert wird, in der Schule Erfolg zu haben, Aufgaben zu beenden und normale Beziehungen zu Familienmitgliedern und Gleichaltrigen zu entwickeln?

- *Ist das Verhalten sowohl außerhalb der Schule als auch im Unterricht ausgeprägt?* Dies ist eine Schlüsselfrage. Wenn Sie verwundert darüber sind, daß die Lehrerin Ihres Kindes vorschlägt, es wegen seiner Hyperaktivität oder Konzentrationsstörung untersuchen zu lassen, könnte es sein, daß das auffällige Verhalten nur in der Schule zu beobachten ist. Ihr Kind kann sich auch aus Langeweile oder angesichts schlechter Unterrichtsmethoden so verhalten. Dann muß keine Aufmerksamkeitsstörung zugrunde liegen.

Die Diagnose hängt auch davon ab, welche Person das Kind untersucht. Daniel Feiten, ein Kinderarzt aus Denver und Professor am *Health Sciences Center* der University of Colorado macht darauf aufmerksam, daß viele Eltern ihre Kinder lieber zu einem Kinderarzt bringen als zu einem Spezialisten. »Diese Kinder werden oft von Ärzten behandelt, die sehr wenig über ADD wissen, denn das Aufmerksamkeitsdefizit-Syndrom ist erst in den letzten fünf bis zehn Jahren in den Mittelpunkt des Interesses gerückt. Man könnte sagen, daß die *Hälfte* der Hausärzte auf diesem besonderen Gebiet nur geringe Kenntnisse hat. Falsche Beurteilungen oder übertriebene Diagnosen können leicht auftreten.«

Dr. Feiten stellt auch fest, daß ein enormer Druck auf die Hausärzte ausgeübt wird, diese Kinder mit Medikamenten zu »reparieren«. Sicher ist es einfacher und billiger, Johannes eine Tablette zu geben, als ihn zu langen Sitzungen mit einem Psychologen zu schicken oder ein ausgefeiltes Verhaltensmodifikationsprogramm zu entwickeln. Dr. Feiten sagt von amerikanischen Eltern, die wegen der Diagnose Hyperaktivität zu ihm kommen: »Gut 50 Prozent von ihnen verlangen Medikamente ... sie *bitten* nicht darum ... sie *verlangen* Medikamente.«

Es ist interessant, daß Daniel Feiten und auch andere Kinderärzte eine Welle von Überweisungen wegen Aufmerksamkeitsstörungen unmittelbar nach Zeugnissen und Elternsprechtagen erleben. Ärzte stellen besonders am Ende des Schuljahres einen Höhepunkt fest, wenn »die Leute in Panik geraten«, so Feiten. In den USA drängen die Schulen vor allem auf die Verordnung von Ritalin. Feiten meint dazu: »Ich glaube nicht, daß die Schulen diese Aufmerksamkeitsstörung verstehen, und ich glaube auch nicht, daß sie wissen, was zu tun ist.«

Schulen verlangen Disziplin, und für viele Lehrer ist der Weg dorthin mit Ritalin gepflastert. Aber wollen wir Kinder heranzüchten, die, ohne Fragen zu stellen, einfach Befehlen folgen, oder wollen wir Kinder so erziehen, daß sie ein Gefühl für Gerechtigkeit entwickeln, für das, was richtig und falsch ist? Vielleicht hat jeder Lehrer die Wunschvorstellung, er könne rufen: »Michael, laß das!«, und Michael würde sofort aufhören. Oder Nicole gehorchte sofort, wenn er ihr befehlen würde, nicht mehr zu stören. Dann wäre es sicher viel leichter, die Klasse unter Kontrolle zu halten.

Disziplin und Gehorsam bei Kindern durch Ritalin fordert einen hohen Preis. Diese Kinder können zwar gut Befehle ausführen, aber sie sind eingeschränkt in ihren Möglichkeiten, eigenständig verantwortliche Entscheidungen zu treffen. Als Teenager neigen sie eher dazu, sich dem Druck Gleichaltriger zu beugen, wenn es um Drogen, Sex und Kleinkriminalität geht. Als Erwachsene sind sie oft unentschlossen und bitten andere um Bestätigung ihrer Entscheidungen. Sie sind gute Mitläufer, aber schlechte Führungspersönlichkeiten. Zu den möglichen Nebenwirkungen von Ritalin gehören außerdem Schlaflosigkeit, Appetitlosigkeit, erhöhte Pulsfrequenz und Schwindelgefühl. Die häufigste Nebenwirkung scheint die Niedergeschlagenheit zu sein, die Kinder drei bis vier Stunden nach der Einnahme des Medikaments empfinden. Ungefähr zwanzig Prozent der Kinder, die dieses Mittel einnehmen, geraten in eine weinerliche Stimmung, wenn die Wirkung nachläßt. Es ist interessant, daß Ritalin zwar bei Kindern die Fügsamkeit erhöht und ihnen hilft, angefangene Tätigkeiten zu beenden, daß einige Erwachsene, die es nehmen, aber sagen, daß es ihre Kreativität verringere. Ritalin wird an anderer Stelle in diesem Buch noch ausführlicher behandelt werden.

Die freizügige Verwendung des Begriffs Aufmerksamkeitsstörung fordert auch ihren Tribut von den verletzlichsten und kostbarsten Mitgliedern unserer Gesellschaft: unseren Kindern.

Schon die Bezeichnung »Störung« wird als Schande empfunden. Ganz gleich, wie viele positive Eigenschaften ein Kind hat: Es bekommt die eindeutige Mitteilung, daß irgend etwas bei ihm nicht stimmt. Die Diagnose wird zu einem Stigma, das es bis ins Erwachsenenalter verfolgen und alle seine Lebensbereiche betreffen kann. Der Psychologe und Spezialist für Hyperaktivität, George Dorry, bemerkt, es sei erschreckend, daß ein Mensch, dessen besondere Stärke in visuell-räumlichen oder rechtshemisphärischen Fähigkeiten bestehe, »lernbehindert« genannt werde – nur weil er sich nicht gut einem Unterrichtsstil anpasse, der linkshemisphärische Fähigkeiten bevorzuge. Es handele sich um eine Definitionsfrage. Da aber die ›Linkshirner‹ dominierten, würden sie jeden, der nicht ihre Fähigkeiten habe, als lernbehindert bezeichnen.

Leider führen Bezeichnungen wie »gestört«, »trotzig« oder »behindert« bei vielen Kindern zu einer Entwicklung, die diese Diagnose zu bestätigen scheint. Ein Kind, das meint, seine Eltern und Lehrer hätten es als »gestört« abgeschrieben, wird nicht mehr an sich selbst glauben können und in der Folge eher dazu neigen, falsche Entscheidungen zu treffen. Es ist eher gefährdet, ein Aussteiger, drogenabhängig oder straffällig zu werden. Fast ein Drittel der amerikanischen Schüler mit Hyperaktivität brechen ihre Schulausbildung ab. Daniel G. Amen schreibt in seinem Buch *Windows into the ADD Mind,* daß über vierzig Prozent dieser Teenager und Erwachsenen Probleme mit Drogen und Alkohol hätten. Eine Untersuchung zeigt, daß fast die *Hälfte* der hyperaktiven Jungen, die keine entsprechende Behandlung hatten, bereits im Alter von sechzehn Jahren aufgrund mindestens einer schweren Straftat auffällig geworden sind. Es wäre aber falsch anzunehmen, daß das Syndrom selbst Straftäter produziere. Ich glaube vielmehr, daß die jungen Menschen sich abgestempelt fühlen. Die damit verbundene Beschämung trägt dazu bei, daß Jugendliche straffällig werden. Die Mehrheit dieser rebellischen Außenseiter hätte ein glückliches und produktives Leben führen können, gäbe es da nicht ihr »Verbrechen«, das darin besteht, einen anderen Lernstil zu haben.

Es ist entmutigend, daß es so viele Forschungsarbeiten über

die *Mängel* der Kinder mit ADD gibt, während sehr wenig über ihre bemerkenswerten Fähigkeiten geschrieben wurde. Thomas Armstrongs Buch *The Myth of the ADD Child* gibt einen umfassenden Überblick über den gegenwärtigen Forschungsstand und enthält die Feststellung, daß nur wenige Untersuchungen über die *positiven* Aspekte des Syndroms durchgeführt wurden. Eine Untersuchung zeigte auf, daß viele Kinder, die als hyperaktiv oder aufmerksamkeitsgestört gelten, enorme Reserven an kreativer Energie haben. Eine andere Untersuchung deutet darauf hin, daß solche Kinder mehr Phantasiegeschichten erfinden können als sogenannte normale Kinder. Neuere Forschungsergebnisse haben auch einen größeren Anteil an hochbegabten Kindern unter ihnen festgestellt. Armstrong klagt: »Außer diesen Untersuchungen ... gab es nichts. Aber es gibt Tausende von Berichten, die beschreiben, was diese Kinder *nicht* können. Dies ist eine Tragödie, da der Schluß naheliegt, daß die Wissenschaftler mehr an den Mängeln der Kinder als an ihrem Leistungspotential interessiert sind.«

In seinem Buch *In the Mind's Eye* untersucht der Computer-Fachmann Thomas G. West die Lernstile großer Denker und findet dabei überzeugende Beweise dafür, daß viele von ihnen visuelle, rechtshemisphärische Lerntypen waren. Eine Reihe berühmter historischer Persönlichkeiten – darunter Hans Christian Andersen, Albert Einstein, Thomas Edison, Leonardo da Vinci, George S. Patton, Nelson Rockefeller und William Butler Yeats – wurden von ihren Grundschullehrern als Legastheniker oder lernbehindert eingestuft. Heute würde vielen von ihnen wahrscheinlich das Etikett ADD verpaßt!

Eine Schlüsselhypothese von Thomas West lautet, daß viele dieser Menschen Erfolge nicht trotz, sondern gerade wegen ihrer Schwierigkeiten erzielten. Er schreibt: »Sie waren wahrscheinlich so eng mit ihrer visuell-räumlichen, nonverbalen, rechtshirndominanten Denkweise verbunden, daß sie Schwierigkeiten hatten, die ordentlichen, sequentiellen, verbal-mathematischen linkshemisphärischen Tätigkeiten auszuführen, die in unserer Kultur so hochgeschätzt werden.« West stellt die These auf, daß solche rechtshemisphärischen Genies Erfolg hatten, weil sie diese Schwächen *nicht* kompensierten und sich *nicht* anpassen wollten oder konnten. Ihre Stärken setzten sich durch, trotz der Bemühungen von Erziehern, ihnen ihren Lernstil »abzugewöhnen« und sie in eine andere Denkweise zu zwängen.

West fährt fort, daß das, was die meisten als Handicap ansehen, tatsächlich als besondere Gabe aufgefaßt werden könne: »Mit anderen Worten, der Merkmalskomplex, der als ›Lernbehinderung‹ oder ›Legasthenie‹ bezeichnet wird, kann zum Teil als Manifestation der relativen Stärke eines anderen Denkstils gesehen werden. Dieser Denkstil steht bis zu einem gewissen Grad jedem zur Verfügung. Bei einigen Kindern (und Erwachsenen) ist er aber so ausgeprägt, daß sie ihn kaum unterdrücken können. Diese Gabe wird allzu oft nicht erkannt und nur als ein Problem angesehen.«

Dies gilt besonders für den pädagogischen Bereich. Menschen, die den Beruf des Lehrers ergreifen, sind gewöhnlich selbst gute Schüler gewesen. Die Tätigkeit reizt sie, weil sie etwas mit Ordnung und mit sequentieller Abfolge zu tun hat und weil ihnen das Terrain vertraut erscheint. Der Beruf des Lehrers stimmt mit ihrer linkshemisphärischen Denkweise überein. Wie John Philo Dixon, Experte für die Erziehung hochbegabter Kinder, in *The Spatial Child* schreibt: »Den Beruf des Grundschullehrers ergreifen oft Menschen, die selbst Bestätigung und Erfolg erfuhren, als sie in der ersten Klasse lernten, sich die Feinheiten des Lesens, Schreibens und Rechnens einzuprägen ... Es ist selten, daß ein Lehrer irgendeine umfassende Ausbildung in räumlichen oder technischen Fertigkeiten hat, oder räumliche Aktivitäten nicht nur als eine vorübergehende Ausnahme im Unterricht einsetzt.« Dixon stellt fest, daß es rechtshemisphärische Kinder gebe, die das Potential hätten, zu neuen Erkenntnissen auf Gebieten wie der Quantentheorie, den Quasaren, der Pfadanalyse, der Thermodynamik und der Matritzenalgebra zu gelangen. Aber in unserem traditionellen Schulsystem werden diese Talente unentdeckt bleiben, weil »einige dieser Kinder im ersten Schuljahr Probleme haben, einfache Wörter zu entziffern« und deshalb schon früh als lernbehindert eingestuft werden oder scheitern.

Wie viele Kinder beginnen die Schule voller Überschwang und Energie, begierig, die Welt kennenzulernen, nur um ihren Enthusiasmus dann von Lehrern ausgetrieben zu bekommen, die sie als gestört wahrnehmen? Edward Hallowell und John Ratey geben in *Zwanghaft zerstreut* ein Beispiel: »Behalten Sie das Gesicht eines kleinen Mädchens im Auge, das nicht sehr gut lesen kann und dem gesagt wird, daß es sich mehr anstrengen soll; das einen Hang zum Tagträumen hat und dem gesagt wird, daß es lieber aufpassen soll; das mitten im Unterricht laut herausplatzt, wenn es irgend etwas sieht, wovon es fasziniert ist, wie zum Beispiel ein Schmetterling auf der Fensterscheibe, und dem gesagt wird, daß es das Klassenzimmer verlassen und sich beim Rektor melden soll; das seine Hausaufgaben vergißt und dem gesagt wird: Du lernst es ja wohl nie; das einen phantasievollen, kenntnisreichen Aufsatz schreibt und dem gesagt wird, daß seine Schrift und seine Rechtschreibung katastrophal sind; das um Hilfe bittet und dem gesagt wird, daß es sich mehr anstrengen und nicht andere die Arbeit für sich machen lassen soll; das sich mit der Zeit in der Schule unglücklich fühlt und dem gesagt wird, daß sich große Mädchen mehr Mühe geben. Mit dieser brutalen Methode zerstört man die Lebensfreude eines Kindes.«

Schauen Sie sich an, was sich in unseren Schulen abspielt, und Sie werden feststellen, daß Lehrer den Kopf schütteln und sich händeringend fragen, was heutzutage mit den Kindern los sei. Sie werden Ihnen sagen, daß sie es mit einer »neuen Art Kind« zu tun haben. Immer mehr Schüler sind im Unterricht unruhig und schnell frustriert. Ihre Aufmerksamkeitsspanne ist minimal, und sie können keinen Gedanken über längere Zeit verfolgen. Sie lernen später lesen, und ihre Ergebnisse in Schulleistungstests werden immer schlechter. Sie verweigern den Schulbesuch oder entwickeln Verhaltensprobleme. Das zwingt wiederum ihre Lehrer dazu, mehr Zeit auf die damit verbundenen Probleme zu verwenden und weniger Zeit auf den Erwerb der grundlegenden Fertigkeiten wie Lesen, Schreiben oder Rechnen. Und immer mehr Kinder brauchen eine besondere Betreuung durch speziell ausgebildete Pädagogen, was den ohnehin mageren Etat der Schulen über Gebühr strapaziert.

Johanna B., mit 25 Berufsjahren als Lehrerin eine Veteranin, ist mit ihrem Latein am Ende: »Ich weiß nicht, was mit diesen Kindern los ist. Ich bin froh, daß ich bald aufhöre. Niemand kann auf Dauer diese Kinder unterrichten. Sie sind zu wild und undiszipliniert, und nichts kann ihre Aufmerksamkeit für längere Zeit fesseln.«

Elisabeth D., Direktorin einer Privatschule, äußert sich ähnlich ratlos: »Es wird von Jahr zu Jahr schwieriger, diese Kinder zu unterrichten. Sie interessieren sich nur noch für den Kunstunterricht und für Computer.«

Und Toni S., seit acht Jahren als Lehrer an einer staatlichen Schule, meint: »Wir brauchen neue Lehrmethoden. Mit den herkömmlichen Mitteln erreichen wir immer weniger Kinder.«

Das Kind des 21. Jahrhunderts ist das Produkt unserer heutigen Kultur, die nach immer neuen Reizen verlangt und uns mit unzähligen Sinneseindrücken und einem Feuerwerk von Bildern bombardiert. Vom Tage der Geburt an entwickelt sich das Gehirn des Kindes, beeinflußt durch die Umwelt.

Das menschliche Gehirn ist ebenso komplex wie beeindruckend. Diese drei Pfund schwere Masse grauer Substanz kontrolliert nicht nur die grundlegendsten Körperfunktionen wie die Atmung, die Reflexe und das Sehvermögen, sie ist auch das Kontrollzentrum für all unsere Gedanken und Emotionen. Das menschliche Gehirn hat hundert Milliarden Nervenzellen; der engste Verwandte des Menschen, der Affe, verfügt nur über zehn Milliarden. Dieser Unterschied ist es, der den Menschen zur Selbstreflexion, zum abstrakten Denken und zur Unterscheidung von Recht und Unrecht befähigt.

Noch vor einem Jahrzehnt dachte man, das menschliche Gehirn sei bei der Geburt praktisch fertig. Man würde entweder intelligent geboren oder nicht. Entdeckungen in der Molekularbiologie und neue Bildtechniken vermitteln uns heute jedoch eine ganz andere Vorstellung: Das Gehirn scheint sehr formbar zu sein und sich durch Anpassung an äußere Reize ständig zu verändern. Jede Kindheitserfahrung – jedes Lächeln, jede Gutenachtgeschichte, jedes Wiegenlied oder Versteckspiel – löst eine elektrische Reaktion entlang der Nervenbahnen des Kindes aus und legt so die Grundlage für weitere Gedanken. Der mit dem Pulitzer-Preis ausgezeichnete wissenschaftliche Schriftsteller Ronald Kotulak, Autor des Buches *Die Reise ins Innere des Gehirns,* beschreibt das Zusammenspiel von Natur und Umwelt: »Dank einer erst kürzlich eingetretenen Revolution in der Molekularbiologie sowie neuartiger Darstellungsmethoden sind die Forscher heute zu der Ansicht gelangt, daß die Gene, jene chemischen Entwurfsvorlagen des Lebens, zwar die grundlegende Struktur des Gehirns aufbauen, daß dann aber gleich die Umwelt das Steuer übernimmt und für die individuelle Endausstattung sorgt.« Ein klarer Fall von Arbeitsteilung: Die Gene stellen die Bauteile zur Verfügung, und die jeweilige Umgebung gibt wie ein Bauleiter die Anweisungen zur Endmontage.« So wirken sich frühe Kindheitserlebnisse nicht nur auf die Entwicklung von Persönlichkeit und Verhalten aus, sie können in der Tat auch die Intelligenz beeinflussen. Frederick Goodwin, ehemaliger Direktor des *National Institute of Mental Health*, bestätigt diese Beobachtung: »Sie können natürlich keinen mit einem IQ von 70 in eine IQ-120-Person verwandeln. Aber Sie können die Grenzen, innerhalb derer sich der Intelligenzquotient bewegt, durchaus auf verschiedene Weise verändern – vielleicht so ungefähr um 20 Punkte aufwärts oder abwärts –, und zwar über die Umwelt des Betreffenden.«

Dieses Konzept ist ermutigend und beängstigend zugleich. Es besagt, daß Eltern ein Kind nicht in ein Genie verwandeln können. Aber sie können die Umwelt so verändern, daß es Kindern gelingt, ihre tatsächliche Leistungsfähigkeit auszuschöpfen.

Ein Säugling in der Wiege mag passiv erscheinen, aber sein Gehirn pulsiert vor Aktivität, während enorme Mengen von Verbindungen zwischen Neuronen, die sogenannten Synapsen, gebildet werden. Im Laufe des ersten Lebensjahres steigt die Zahl der Synapsen um das Zwanzigfache, von ungefähr fünfzig Billionen auf mehr als eintausend Billionen. Diese Verbindungen zwischen den Gehirnzellen werden durch jeden Sinneseindruck, den das Kind erfährt, weiter verstärkt. Wenn eine Mutter beispielsweise mit sanfter Stimme zu ihrem Kind spricht, werden sowohl die Nervenbahnen zu den Schaltkreisen, die die Emotionen regulieren, als auch der akustische Kortex stimuliert. Wenn ein Kind beim Stillen seine ganze Aufmerksamkeit auf die Mutter richtet, werden Synapsen zu dem visuellen Kortex verstärkt. Daher ist die liebevolle Zuwendung für die Entwicklung des Kindes unersetzlich. So wie wir eine Erinnerung aus dem Bewußtsein verlieren, wenn der Zugang zu ihr versperrt ist, werden Verbindungen im Gehirn, die während des kritischen ersten Jahres nicht verstärkt werden, ausgelöscht.

Ein extremes Beispiel für die Regel »Gebrauchen oder Verlieren« entstammt einer Untersuchung der Universität Harvard an neugeborenen Katzen. Um die Auswirkung sensorischer Deprivation auf das Gehirn zu untersuchen, wurde einem der Tiere ein Auge zugenäht. Nach mehreren Wochen hatte das geschlossene Auge seine Sehfähigkeit verloren, während das andere Auge nach dem ganzen Experiment viel besser sehen konnte, als es normalerweise der Fall gewesen wäre: Das Gehirn hatte durch seine erstaunliche Anpassungsfähigkeit den Verlust kompensiert.

Beim Menschen gibt es ähnliche Phänomene. Ronald Kotulak sagt beispielsweise: »Die entscheidende Phase, in der eine gesprochene Sprache erlernt wird, geht unweigerlich so etwa mit dem zehnten Lebensjahr zu Ende. Kinder, die in der Wildnis aufgewachsen sind und niemals die Stimme eines anderen Menschen gehört haben, können nicht mehr sprechen lernen, wenn sie nach diesem Stichtag in die Zivilisation eingeführt werden«. Gesetzt den Fall, Sie haben als Kind häufig unter Ohrenentzündungen gelitten, dann ist die Wahrscheinlichkeit größer, daß Sie ein visueller Lerntyp sind, weil Ihre akustischen Eindrücke gestört oder blockiert waren. Das erstaunlich anpassungsfähige Gehirn kompensierte Ihr eingeschränktes Hörvermögen, indem es die visuellen Schaltkreise verstärkte. Auf diese Weise entwickeln sich Kinder mit chronischen Ohrenentzündungen eher zu visuell-räumlichen Lerntypen.

Nach der Bildung wichtiger neuraler Schaltkreise in den ersten Lebensjahren vollzieht sich eine weitere kritische Phase der Gehirnentwicklung ungefähr zwischen dem vierten und zehnten Lebensjahr, wenn das Gehirn mit Aktivität aufgeladen wird. Anhand der Positronen-Emissions-Tomographie (PET) konnten

Ärzte das Energieniveau im Gehirn von der Geburt bis ins hohe Alter messen. Sie haben festgestellt, daß das Gehirn eines Vorschul- und Grundschulkindes buchstäblich vor Aktivität glüht und mindestens zweimal so schnell pulsiert wie das Gehirn eines Erwachsenen. Bei den meisten Menschen dürfte die Hälfte der in den ersten Lebensjahren gebildeten Synapsen um die Pubertät herum ungenutzt sein und förmlich nach Reizen hungern. Dabei kann die Anzahl der Verbindungen, die erhalten bleiben, um bis zu 25 Prozent schwanken, je nachdem ob wir in einer vielfältigen, stimulierenden oder in einer eintönigen, dürftigen Umgebung aufwachsen.

Wir müssen die Grundlagen für die Lernfähigkeit in der frühen Kindheit legen. Das kindliche Gehirn sollte durch vielfältige Aktivitäten, die die visuellen, akustischen und kinästhetischen Teile des Gehirns trainieren, stimuliert werden. Das heißt nicht, daß wir Kleinkinder in Vorbereitungskurse für den Kindergarten schicken, sondern vielmehr, daß wir unseren Kindern vorlesen, ihnen die Welt erklären und mit ihnen singen und spielen sollten. Kinder sollten schon früh fremde Sprachen lernen, vielleicht mit drei oder vier Jahren, wenn das Gehirn am formbarsten ist. Der Kinderneurologe Harry Chugani von der Wayne State University drückt es in dem Buch von Ronald Kotulak *Die Reise ins Innere des Gehirns* so aus: »Wer ist eigentlich der Idiot, der bestimmt hat, daß Kinder Fremdsprachen erst im Gymnasium lernen sollen? ... Die richtige Zeit, Sprachen zu lernen, ist dann, wenn das Gehirn für derartige Dinge empfänglich ist – und das ist nun einmal wesentlich früher, nämlich in der Vorschule oder in der Grundschule.«

Immer wenn ich über meine Hypothese spreche, der zufolge praktisch alle Kinder, die als hyperaktiv oder aufmerksamkeitsgestört gelten, rechtshemisphärische visuelle Lerntypen sind, kommt unweigerlich die Frage, ob es irgendwelche wissenschaftlichen Forschungsergebnisse gebe, die das bestätigten? Können wir tatsächlich Unterschiede zwischen den Gehirnen aufmerksamkeitsgestörter Kinder und sogenannter normaler Kinder *messen?* Meine Antwort lautet dann: Es gibt einige vorbereitende Untersuchungen, die neue bildgebende Verfahren benutzen, um die fehlerhaften Aspekte der Gehirne aufmerksamkeitsgestörter Kinder zu erforschen, aber offen gesagt gibt es bis jetzt kaum Untersuchungen zur Hemisphärendominanz und zu den besonderen Stärken von Kindern mit ADD.

Das vielleicht interessanteste Ergebnis ergab eine 1990 in der renommierten medizinischen Fachzeitschrift *Lancet* veröffentlichte Untersuchung, die wiederum die Positronen-Emissions-Tomographie benutzte, um die Aktivität im Gehirn zu messen. Die Untersuchung umfaßte zwar nur neun Kinder mit Aufmerksamkeitsstörung und Hyperaktivität, aber die Ergebnisse waren bezeichnend: In den frontalen Bereichen des Gehirns, die zuständig sind für Konzentration, Sprachentwicklung, Impulskontrolle sowie für logisches, sequentielles Denken, war die Gehirntätigkeit ungewöhnlich gering. Demgegenüber lokalisierten die Forscher eine gesteigerte Gehirntätigkeit im Hinterhauptslappen, dem vorrangigen Sehzentrum des Gehirns. Eine andere, etwa gleichzeitig entstandene Untersuchung fand darüber hinaus auffallende Unterschiede bei der Durchblutung im Gehirn von Kindern mit ADD. Diese Kinder hatten ein niedrigeres Aktivitätsniveau in den frontalen und zentralen Gehirnstrukturen, aber ein höheres Niveau im Hinterhauptslappen, dem visuellen Teil des Gehirns.

Eine neuere, im Juli 1996 in den *Archives of General Psychiatry* veröffentlichte Untersuchung verglich die Gehirne 55 sogenannter normaler Jungen mit denen von 57 Jungen mit der Diagnose Aufmerksamkeitsstörung mit Hyperaktivität. Dabei wurde das Magnetresonanzverfahren angewendet. (Die Magnet-Resonanz-Tomographie ist als Untersuchungsmethode für Kinder unbedenklicher als PET, da keine Strahlung damit verbunden ist.) Der Leiter der Untersuchung, Xavier Castellanos vom *National Institute of Mental Health*, stellte fest, daß die Kinder mit Aufmerksamkeitsstörung ein um 4,7 Prozent geringeres totales Hirnvolumen aufwiesen als die Kontrollgruppe, und zwar hauptsächlich bedingt durch Unterschiede im vorderen Bereich des Gehirns und in den Basalganglien, die als Schaltstation zur Aussendung von Signalen an andere Gehirnbereiche fungieren. Diese Bereiche, so Castellanos, würden mit der Fähigkeit zusammenhängen, Entscheidungen zu fällen und Handlungsimpulse zu regulieren. Entsprechend würden Kinder mit ADD ihr Verhalten nicht genügend unter Kontrolle haben: »Sie greifen nach irgend etwas, platzen oft mit irgend etwas heraus, nehmen einem anderen Kind ein Spielzeug weg, ohne zu erkennen, daß dieses Kind ihnen das übelnehmen wird. Dieser Mangel an Hemmungen scheint eine zentrale Charakteristik des hyperaktiven Kindes zu sein. Bestimmte Hirnschaltkreise sind für die Hemmung von Handlungsimpulsen von entscheidender Bedeutung, und sie sind bei diesen Kindern ein wenig kleiner.«

Als ich Xavier Castellanos um seine Meinung zu meiner Annahme bat, daß praktisch alle hyperaktiven Kinder rechtshemisphärische, visuelle Lerntypen seien, stimmte er zu: Es entspreche seiner klinischen Erfahrung, auch wenn es auf diesem Gebiet erst wenige Forschungsergebnisse gebe. Auf meine Frage, ob die Aufmerksamkeitsstörung mit Hyperaktivität angeboren oder erworben sei, meinte er, beide Faktoren seien nicht voneinander zu trennen: »Es ist fast sicher, daß bei einigen Menschen die Aufmerksamkeitsstörung keine genetische Ursache hat – niemand in der Familie hatte sie je. In der Mehrzahl der Fälle scheint die Aufmerksamkeitsstörung jedoch in der Familie zu liegen, und es gibt eine starke genetische Belastung. Aber auch dann treten nicht in jedem Fall die Symptome auf, die als Aufmerksamkeitsstörung mit Hyperaktivität diagnostiziert werden. Mit anderen Worten, es gibt vermutlich eine genetische Anfälligkeit, wobei aber nicht zuletzt der Einfluß der Umgebung darüber entscheidet, ob die Anlage sich als wirkliche Störung manifestiert.« Dieser Befund unterstreicht die Schwierigkeit herauszufinden, wer hyperaktiv ist und wer nicht, zumal in Castellanos Untersuchung über zehn der 57 als hyperaktiv diagnostizierten Kinder klinisch gesehen »normale« Gehirne hatten.

Wenn Sie auf schnelle Weise lernen wollen, warum Kinder heute anders denken, dann setzen Sie sich mit Ihrem Kind doch einmal vor den Fernseher und sehen ein paar Minuten lang die *Sesamstraße* oder eine Sendung auf MTV an. Wie reagieren Sie auf das schwindelerregende Schnellfeuer der Bilder von Werbesendungen? Beobachten Sie, wie Ihr Kind wie festgenagelt dasitzt und eine unglaubliche Menge an visueller Information aufnimmt. Als wäre das nicht genug, hat die Technik uns noch mehr Möglichkeiten gegeben, die Aufmerksamkeitsstörungen befördern könnten: das »Bild im Bild«, das »Doppelte Programm« und die omnipräsente Fernbedienung. »Die Fernbedienung in der Hand«, so schreiben Edward Hallowell und John Ratey in *Zwanghaft zerstreut,* »zappen wir von einem Programm zum anderen, ziehen uns Dutzende von Sendungen auf einmal rein, erhaschen hier einen Satz, dort ein Bild, schnappen im Bruchteil einer Sekunde die Quintessenz einer Sendung auf und sind nach einer vollen Sekunde gelangweilt, zappen weiter zum nächsten Programm, zum nächsten Happen frischer Stimulierung.«

Dieses visuelle Chaos muß unsere Denkweise einfach verändern. So vermutet der Psychiater Matthew Dumont, der ständige Wechsel des visuellen Rahmens in Fernsehshows würde mit dem hyperkinetischen Syndrom zusammenhängen: »Ständig wechseln sich Kameraeinstellungen ab, so daß sich der Bezugspunkt des Zuschauers alle paar Sekunden ändert. Diese Technik programmiert buchstäblich eine kurze Aufmerksamkeitsspanne.« Auch der Filmkritiker Michael Medved warnt davor, daß die Schwächung der Aufmerksamkeitsspanne durch die schnellen Schnitte der Fernsehsendungen sogar noch schädlicher sein könnte als ihr Inhalt. Das Zusammenwirken kurzer, eingeschobener akustischer Reize und aggressiver visueller Effekte, so die Historikerin Gertrude Himmelfarb, nehme Kindern die Fähigkeit, sich auf die viel langsamere Geschwindigkeit einzustellen, die zum Lesen eines Buches erforderlich ist.

Früher wurden Traditionen mündlich oder schriftlich überliefert. Der Mensch entwickelte sich vom Geschichtenerzähler am Feuer weiter zum schreibenden, lesenden und lehrenden Individuum. Aber das heutige Kind lernt schon fast von Geburt an auf visuelle Weise. Wir stimulieren Babies in der Wiege mit schwarzweißen geometrischen Mustern. Wir unterhalten sie mit Fotos und Filmaufnahmen ihrer eigenen Person. Kinder sitzen stundenlang vor dem Fernseher und dem Computer. Die Werbung verläßt sich mehr und mehr auf visuelle Reize. Und um mit dem

Bildschirm mithalten zu können, setzen auch die gedruckten Medien zunehmend auf visuelle Elemente. Die Zeitungen legen mehr Wert auf farbige Abbildungen und Grafiken, auf anschauliche Diagramme und kurze, leicht verdauliche Artikel.

Es ist anzunehmen, daß diese betont visuelle Orientierung visuelle Verbindungen im kindlichen Gehirn auf Kosten akustischer Verbindungen stimuliert und verstärkt. In seinem Buch *Beyond ADD* fragt sich Thom Hartmann, Vater eines hyperaktiven Kindes und ehemaliger Leiter einer Behandlungseinrichtung für Kinder mit emotionalen Störungen, ob die Gehirne der heutigen Kinder irgendwie anders verdrahtet seien als die ihrer Eltern: »Könnte es sein, daß der Unterschied tatsächlich besteht und daß es in Wirklichkeit um den Übergang der Menschen von einem akustischen zu einem visuellen Lernstil geht?« Aus meiner täglichen Erfahrung heraus bin ich mir sicher, daß genau dies geschieht, während Sie dieses Buch lesen. George Dorry stimmt mir darin zu und meint, daß wir von der linearen Verarbeitung gedruckter Medien übergehen zu intensiveren visuellen Prägungen.

Beweise für diesen Trend finden wir bei jungen Menschen überall. Evan I. Schwartz berichtet in der Ausgabe des Magazins *Omni* vom Januar 1995, daß die Gehirne der heutigen Kinder sich von denen ihrer Eltern oder Großeltern unterscheiden. Trainer stellen fest, daß Spieler ihren Erklärungen nicht mehr folgen können, wenn sie eine Tafel benutzen; statt dessen zeigen sie ihnen Videoaufnahmen. Unsere Eltern wuchsen noch mit Radiohörspielen auf, und die meisten von uns kannten nur einige Kinos und vier oder fünf Fernsehkanäle. Unsere Kinder sind einem überwältigenden Angebot von Kabelkanälen, Computerprogrammen, Videospielen und Internetseiten ausgesetzt. Kein Wunder, daß sie anders denken.

Thomas Armstrong trifft den Nagel auf den Kopf, wenn er vermutet, daß unsere Kultur eine ganz neue Generation von Kindern mit kurzer Aufmerksamkeitsspanne hervorbringen würde. »Die schnellebigen Medien von heute überschütten Kinder mit einer immer schneller werdenden Abfolge von Bildern und Informationseinheiten. Als Folge davon scheinen viele Kinder besondere Verarbeitungsstrategien entwickelt zu haben, indem sie Informationen in rasch aufeinanderfolgenden Einheiten aufnehmen ... Viele dieser schnell reagierenden Kinder des Medienzeitalters könnten von Erwachsenen, die noch ein langsameres Tempo haben, als hyperaktiv oder unkonzentriert eingeschätzt werden.« Diese Kinder sind so vielen Reizen ausgesetzt, daß sie Angst haben, sie könnten etwas verpassen, wenn sie sich zu lange auf eine Sache konzentrieren. Unsere Kinder verweilen nicht lange bei einer »Mahlzeit«, sie haben Fast-food-Gehirne.

Jane Healy hat umfassende Untersuchungen über diese neue Art Kind durchgeführt und ist dabei auf einen verblüffenden Widerspruch gestoßen: Die bedeutenden Veränderungen in den Gehirnen einer ganzen Generation haben *keine Auswirkung auf die Ergebnisse von Intelligenztests.* Wenn überhaupt ein Unterschied besteht, so scheinen Schüler heute tatsächlich bessere Werte zu erreichen als Kinder früherer Generationen. Zwar gibt es keine einfache Erklärung dafür, Healy stellte jedoch einen faszinierenden Trend fest, als sie die verbalen Teile von Intelligenztests (die den Wortschatz, den verbalen Ausdruck und das schlußfolgernde Denken, also linkshemisphärische Fähigkeiten messen) mit den nonverbalen Teilen verglich (z.B. Labyrinthe und Puzzles, die unter anderem das räumliche Vorstellungsvermögen prüfen). Dabei stellte sich heraus, daß verbale Fähigkeiten sich in den letzten Jahrzehnten – verglichen mit nonverbalen – verschlechtert hatten. Dieser Befund kann seit einiger Zeit auch in europäischen Ländern beobachtet werden, die USA führen die Entwicklung jedoch an.

Der visionäre Autor Alvin Toffler machte sich schon vor Jahrzehnten Gedanken über die Auswirkungen unserer schnellebigen Gesellschaft auf das menschliche Gehirn. In seinem Bestseller *Der Zukunftsschock* schrieb er 1970, daß die Menschen gezwungen würden, »sich einem neuen Lebenstempo anzupassen, neuen Situationen gegenüberzutreten und sie in immer kürzeren Zeitabständen zu bewältigen. Wir zwingen sie, zwischen Alternativen zu wählen, deren Zahl sich rasch erhöht. Sie müssen Informationen sehr viel schneller verarbeiten, als es in statischen Gesellschaftsformen notwendig war. Es ist kaum zu bezweifeln, daß viele Menschen unter Überstimulation der Erkenntnisfähigkeit leiden. Welche Folgen das für die psychische Gesundheit der technisierten Gesellschaft haben wird, muß noch erforscht werden.«

Es ist eine erschreckende Tatsache, daß Kinder zwischen dem vierten und dem sechzehnten Lebensjahr mehr Zeit vor dem Fernseher verbringen als im Klassenzimmer oder mit ihren Familien und Freunden. In vielen Familien und Kindertagesstätten fungiert der Fernsehapparat als elektronischer Babysitter, der die Kinder in einen passiven, ja hypnotischen Zustand versetzt. Ist der Fernseher eingeschaltet, müssen Erwachsene nicht so viel Zeit aufwenden, um Kinder zu beaufsichtigen, Streitigkeiten zu schlichten und Spiele zu gestalten. Während Eltern sich über obszöne Ausdrücke, Gewalt und Sex im Fernsehen sorgen und über Kontrollmöglichkeiten debattieren, scheint es, als sähen wir das eigentliche Problem gar nicht. Das größte Problem am Fernsehen ist weniger die Frage, was Kinder sehen, sondern eher was sie versäumen, wenn sie so viel Zeit vor der »Glotze« verbringen.

Julian, ein zwanzigjähriger Student, ist ein faszinierendes Produkt der »Fernsehgeneration«. Er ist ein ruhiger und bescheidener junger Mann. Eines Tages erzählte er mir, was es für ihn bedeutete, vor dem Fernsehgerät aufgewachsen zu sein.

Julians Eltern ließen sich scheiden, als er drei Jahre alt war. Seine Mutter, eine Grundstücksmaklerin, wollte nur das Beste für ihn und seine jüngere Schwester und war bemüht, die Familie zu ernähren. Die 7-Tage-Woche war normal. Während der Abwesenheit seiner Mutter entdeckte Julian das Fernsehen. »Es war wie ein Babysitter. So war ich meiner Mutter nicht im Weg, wenn sie versuchte zu arbeiten.« Nach der Schule saß Julian wie angenagelt vor dem Fernseher, und sogar beim Abendessen verdaute er Zeichentrickfilme, Spielfilme und Videoclips. Wenn er nicht schlafen konnte, schlich er in das Zimmer, wo der Fernseher stand, und sah sich Spätfilme an, bis er auf dem Fußboden einschlief.

Auch während der Sommermonate, wenn er bei seinem Vater

war – einem selbständigen Unternehmer – rückte er von seinen Fernsehgewohnheiten nicht ab und verbrachte ganze Tage und sogar Wochen wie angekettet vor dem Apparat. Heute sagt er achselzuckend: »Ich war damals nicht sehr gesellig. Ich hatte viele Probleme mit meinem Selbstbild und war viel zu unsicher, um etwas zu unternehmen. Es war einfacher, dazusitzen und fernzusehen und nichts mit anderen Leuten zu tun zu haben.«

Julian glaubt, daß die Abhängigkeit vom Fernsehen seine Schulleistungen sicher negativ beeinflußt hat. Abgesehen von Kunst, Mathematik und Sport hatte er wenig Interesse an der Schule und konnte noch nicht einmal lesen, als er die vierte Klasse wiederholen mußte. Seine Lehrer vermuteten, er sei Legastheniker und klagten über seine Tagträumerei und seine schlechte Konzentrationsfähigkeit. Der Klassenraum war für ihn ein äußerst langweiliger Ort, wo es nur im Schneckentempo vorwärts ging. »Ich stellte fest, daß ich mir wünschte, jetzt gleich müßte etwas passieren und im nächsten Moment etwas anderes. Ich sehnte mich nach Abwechslung. Meine Aufmerksamkeit schweifte ab ... Ich saß einfach nur da und starrte die Köpfe der anderen oder den Fußboden an oder sah aus dem Fenster ... Von dem Geschehen in der Klasse bekam ich nichts mit.«

Julians Fernsehabhängigkeit wuchs noch mehr, als seine Mutter einen Videorecorder kaufte. Er erinnert sich, daß er als Jugendlicher zusammen mit seiner Schwester ganze Wochenenden vor dem Fernseher verbrachte, und sie einen Film nach dem anderen sahen. Es sei für ihn nichts Besonderes gewesen, vom Aufstehen bis zum Schlafengehen fernzusehen. Wie so viele von uns stellte Julian fest, daß das Fernsehen eine beruhigende Wirkung hat. »Es war so einfach ... Ich mußte mich dabei nicht anstrengen ... Das Fernsehen war einfach da. Ich mußte überhaupt nichts denken. Es war so eine einfache Lösung. Es war ein Beruhigungsmittel ... Ich saß nur da und nahm alles in mich auf. Aber mit der Zeit sehnte ich mich auch nach anderen Dingen. Ich wollte mehr mit meinem Leben anfangen, aber ich wußte einfach nicht wie. Ich kannte nur das Zappen von Programm zu Programm.«

Erst als Julian einen Freund für gemeinsame Unternehmun-

gen fand und sein Interesse am Sport entdeckte, verschwand seine Fernsehleidenschaft. Julian hatte glücklicherweise einen hohen IQ und konnte die verlorene Zeit in der Schule aufholen. Er erhielt sogar Auszeichnungen in mehreren Fächern und erreichte einen guten Schulabschluß. Jetzt entdeckte er die Welt jenseits der Bildröhre, so daß das Fernsehen nur noch eine oder zwei Stunden wöchentlich in Anspruch nahm. Als typischer Spätentwickler sagt Julian von seiner Zeit in der Oberstufe: »Ich engagierte mich in vielen Bereichen und fühlte mich sehr wohl in der Schule. Schließlich war ich in der Lage, meine Nabelschnur zum Fernseher durchzuschneiden, und jetzt ging es mir richtig gut.«

Rückblickend meint Julian jedoch, daß die zahllosen Stunden vor dem Fernseher nicht einfach nur ein bequemer Zeitvertreib waren, sondern auch seinen Denkstil verändert hätten. »Ich bin mit Sicherheit ein visueller Lerntyp, und ich denke, das Fernsehen verstärkte das noch. Der Bildschirm ist groß und hell, mit leuchtenden Farben, und du siehst Bilder vor dir aufblitzen. In wenigen Sekunden erhältst du über deine Augen mehr Informationen als in einem minutenlangen Vortrag.« Julian findet Vorlesungen auch heute noch langweilig, weil ihm die Verarbeitung akustischer Informationen schwerfällt. »Ich muß alles fast Wort für Wort mitschreiben, sonst verstehe ich es nicht.« Er macht sich ausführliche Notizen, kann die Informationen aber erst später aufnehmen, wenn er Zeit hat, sie wiederzulesen und zu visualisieren, was sie bedeuten.

Julian ist nicht verbittert darüber, daß das Fernsehen seinen Start ins Leben so verzögert hat. Er sagt sich, daß seine Eltern unter schwierigen Bedingungen das Beste für ihn taten, was sie konnten. Er ist eher wehmütig als zornig, wenn er zugibt: »Ich verpaßte meine Kindheit.«

Der Einfluß des Internets auf den Lernstil von Kindern muß noch untersucht werden, aber wir können sicher mit tiefgreifenden Auswirkungen rechnen. Wie Gertrude Himmelfarb betont, ist das Zappen zwischen den Kanälen im Fernsehen ein Kinderspiel verglichen mit dem Surfen im Internet und dem nahezu grenzenlosen Ausmaß an Information, das wir dort zur Verfügung haben. Sie vertritt die Ansicht, daß die Entwicklung logischen und systematischen Denkens durch die unzähligen, zusammenhanglos auf die Kinder einstürmenden Reize eher behindert wird.

Heutzutage ist es normal, Kinder auf der Straße, im Bus und in Einkaufszentren zu sehen, die einen Walkman tragen und sich im Rhythmus lauter Pop- oder Heavy-Metal-Musik bewegen. Abgesehen von der Sorge um die Hörfähigkeit dieser Kinder, muß man sich fragen, welche Auswirkungen diese Beschallung auf das sich entwickelnde Gehirn hat. Die Lesetherapeutin und Autorin Priscilla Vail teilt diese Sorge um die Kinder, »die sich an die Hörmuster der Popmusik anpassen. Ihre Gehirne gewöhnen sich daran, unkritisch Texte zu hören, die sich auf wiederholte Silben oder kurze Satzteile beschränken. Sie haben kaum Ähnlichkeit mit der gesprochenen und geschriebenen Sprache. Der Rhythmus ist wichtiger als die Melodie, und es gibt keinen Anfang, keine Mitte und kein Ende. Dies ist keine gute Grundlage, um Sprachverständnis zu entwickeln.«

Wie Sie vielleicht jetzt schon vermutet haben, liegen die Teile des Gehirns, die auf Musik reagieren, in der rechten Hemisphäre, so daß das »Walkman-Kind«, während es die Verbindungen auf der rechten Seite verstärkt, die neuralen Schaltkreise auf der linken Seite des Gehirns schwächt.

Fernsehen, Internet und Popmusik sind naheliegende Angriffsziele. Es gibt aber noch andere gesellschaftliche Einflüsse, die bei der Entwicklung des Gehirns mitwirken. Die meisten von uns wuchsen zwar nicht unbedingt in einer heilen Welt auf, aber doch zumindest in einer Familie mit einem Vater, der arbeitete, und einer Mutter, die zu Hause war. Wir blieben in der Obhut unserer Eltern oder Verwandten, so daß wir während unserer frühen Kindheit und der kritischen Vorschuljahre wichtige menschliche Prägungen erfuhren. Der Begriff »Schlüsselkind« war noch nicht erfunden worden.

Zweifellos stehen Kinder heute unter größerem Druck als noch vor zwanzig Jahren. Die Professorin für Kinderheilkunde und -psychologie Antoinette Saunders und ihre Koautorin Bonnie Remsberg schreiben in *The Stress-Proof Child*: »Unsere Kinder erleben Streß durch Krankheit, Scheidung der Eltern, finanzielle Probleme, das Leben mit alleinerziehenden Elternteilen, Tod, Schule, Wiederverheiratung der Eltern, Eifersucht, Leistungsdruck, Urlaub, Stiefbrüder und -schwestern, Sex, Drogen, sensorische Überflutung, Gewalt, die Bedrohung des Atomkrieges – eine Menge Faktoren, die weitreichende Folgen haben können.« So scheint es naheliegend, daß viele der Symptome, die auf eine Aufmerksamkeitsstörung mit Hyperaktivität schließen lassen – Zerstreutheit, Impulsivität und Trotz – einfach die Reaktionen der Kinder auf die Umgebung darstellen, in der sie leben.

Unsere Mütter hatten höchstwahrscheinlich gesunde Schwangerschaften ohne allzu großen Streß. Aber viele Kinder, die heute geboren werden, sind die Kinder gestreßter alleinerziehender oder arbeitender Mütter. Es gibt heute auch viel mehr alkohol- oder drogenabhängige Mütter. Paula Tallal, Kodirektorin des *Center for Molecular and Behavioral Neuroscience* an der Rutgers University, hat darauf hingewiesen, daß Sprachprobleme bei Kindern auch mit belastenden Schwangerschaften in Zusammenhang stehen können. Ronald Kotulak gibt in seinem Buch *Die Reise ins Innere des Gehirns* Aufschluß darüber, inwiefern Streß in der Schwangerschaft mit dem Ausbleiben der zu erwartenden strukturellen Lateralisation im Gehirn (der Differenzierung von rechter und linker Hemisphäre) zusammenhängen kann. Mit anderen Worten, Streßhormone haben eine direkte Auswirkung auf das sich entwickelnde Gehirn, speziell auf die spät sich ausbildende linke Gehirnhälfte, besonders in Verbindung mit dem männlichen Geschlechtshormon Testosteron. Möglicherweise vergrößert dies für Jungen das Risiko, Probleme wie Stottern oder eine Lese-Rechtschreibschwäche zu entwickeln.

Dem Kleinkind, das den Tag über im Laufstall oder Kinderbett verbringt und nur wenige Interaktionen mit Erwachsenen erlebt, entgehen äußerst wichtige Gelegenheiten zur Sprachentwicklung. Forscher haben festgestellt, daß es für die Entwicklung des Wortschatzes eines Kleinkindes von großer Bedeutung ist, wieviel die Mutter mit ihm spricht. Janellen Huttenlocher von der University of Chicago fand heraus, daß Kinder gesprächiger Mütter im

Alter von zwanzig Monaten durchschnittlich 131 Wörter mehr beherrschten als Kinder weniger mitteilsamer Mütter. Mit zwei Jahren hatte sich der Unterschied fast verdoppelt, auf nahezu 300 Wörter. Man muß sich besorgt fragen, welchen Einfluß unzulängliche Betreuung, besonders während der ersten zwei Lebensjahre hat, wenn sich wichtige neurale Verbindungen herausbilden.

Auch privilegierte Kinder haben heute viel zu wenig Zeit, einfach Kinder zu sein. Anstatt sie spielen oder Comics lesen zu lassen, werden viele von ihnen von Geburt an zu Höchstleistungen gedrängt. Ehrgeizige Eltern stürzen sich auf pädagogisch wertvolle Spielsachen, musikalische Früherziehung und andere Förderprogramme, mit dem Ziel, dem Junior einen Vorteil gegenüber seinen Altersgenossen zu verschaffen. Kinder werden von erschöpften Eltern von der Schule zum Fußballtraining, zu Klavierstunden oder zu Computerkursen gehetzt. Es gibt sogar Kassetten, die mit dem Versprechen verkauft werden, Babys einen Vorsprung zu verschaffen, während sie noch im Mutterleib sind. Die werdende Mutter trägt die Kopfhörer auf ihrem Bauch!

Wir glauben vielleicht, daß wir unseren Kindern die besten Voraussetzungen für ein erfolgreiches Leben schaffen, aber tatsächlich erfahren sie ein Übermaß an Stimulation. Wir rauben ihnen ihre Kindheit, und sie reagieren mit Aufmerksamkeitsstörungen. Diese Kinder ehrgeiziger Eltern werden von der Wiege an zu einem durchorganisierten, disziplinierten Leben angehalten. So werden sie zum Abbild ihrer erfolgreichen, gehetzten Eltern. Andrée Aelion Brooks, ein bekannter Journalist, der sich auf Familienthemen spezialisiert hat, schreibt: »Es ist nicht verwunderlich, daß diese Eltern mit ihrem ausgeprägten Leistungsdenken darauf bestehen, daß ihre Kinder eine erstklassige Ausbildung an den besten Schulen erhalten. Außerhalb des Stundenplans wird die Erziehung angereichert mit allem, was gut und teuer ist – Ballett, Reiten, Gymnastik, Judo oder Musikunterricht. Vor nicht allzu langer Zeit waren es eine oder zwei dieser Aktivitäten. Heute werden immer mehr Kinder von ihren Eltern zu mehreren solcher Kurse angemeldet. Oft bleibt am Tag kaum Zeit zum Spielen übrig.«

In wessen Interesse geschieht es aber, wenn Eltern ihre Kinder zu immer höheren Leistungen antreiben? Sicher sollten Sie ihren Kindern Gelegenheit geben, verschiedene Freizeitbeschäftigungen kennenzulernen, um zu sehen, ob ihnen irgend etwas daran liegt. Aber allzuoft sind die Eltern die treibende Kraft, bestehen darauf, daß ihre Kinder Klavierstunden oder Französischunterricht nehmen oder Computerkurse besuchen, obwohl das Kind viel lieber auf Bäume klettern oder eigene Spiele erfinden würde. Benjamin Bloom, Autor von *Developing Talent in Young People*, hat sich mit Personen befaßt, die den Gipfel des Erfolgs schon erreicht hatten. Er stellte fest, daß solche Hochleistungsmenschen zumeist schon als Kinder ihre späteren Fachgebiete *kennenlernten*. Dabei war ihnen aber die Freiheit gelassen worden, aus eigenem Antrieb ihre Interessen und Leidenschaft zu entdecken. Die reine Freude am Sport, an der Musik oder an anderen Tätigkeiten kommt zuerst. Sie liefert die Grundlage für den Arbeitseifer und die Disziplin, die zum Erfolg führen.

Für Kinder, die zwischen zu vielen Aktivitäten hin- und hergescheucht werden, ist es schwer, sich in irgendeine Beschäftigung zu vertiefen. Wenn sie unter dem Druck stehen, sich zwischen Fußball, Baseball, Schwimmen, Hockey, Klavierstunden, Kunstunterricht und Computerkursen entscheiden zu müssen, wollen sie am liebsten alles ausprobieren. Ihre Antennen sind immer auf Empfang gestellt. Sie möchten mit ihren Altersgenossen Schritt halten, und auch ihre schuldbewußten oder ehrgeizigen Eltern möchten auf keinen Fall hinter anderen Familien zurückstehen. Die Kinder wehren sich aber gegen übermäßige Stimulation, indem sie sich auf keine Aktivität wirklich einlassen. Paradoxerweise machen die Eltern ihren Kindern dann Vorwürfe, wenn sie nicht in der Lage sind, sich in der Schule auf eine einzige Sache zu konzentrieren!

Wir fangen gerade erst an, die Frage, wie unsere gestreßte Gesellschaft die Seelen der Kinder beeinflußt, kritisch zu untersuchen. Eine wichtige Studie aus dem Jahr 1995, die in den *Archives of General Psychiatry* veröffentlicht wurde, sollte bestimmen, inwiefern Risikofaktoren innerhalb der Familie mit dem Phänomen Aufmerksamkeitsstörung zusammenhängen. Die Forscher kamen zu dem Ergebnis, daß in der Tat ein Zusammenhang besteht zwischen dem Auftreten der Aufmerksamkeitsstörung mit Hyperaktivität einerseits und Risikofaktoren andererseits (Zerwürfnis der Eltern, geringer Sozialstatus, Kinderreichtum, elterliche Kriminalität, psychische Erkrankung der Mutter, Unterbringung bei Pflegeeltern etc.). Ein Begleitartikel in derselben Ausgabe weist darauf hin, wie wenig wir in Wirklichkeit über die Störung mit Aufmerksamkeitsdefizit wissen und fordert die Untersuchung noch offener Fragen innerhalb der nächsten 25 Jahre. Ich meine, daß wir nicht so lange warten sollten.

2.

Das Gehirnkontinuum

»Wir leben in einer Gesellschaft, in der vor allem denjenigen Menschen Respekt gezollt wird, deren linke Gehirnhälfte dominiert. Die sprichwörtliche ›Intelligenzbestie‹, die alle Vokabeln lernt, in der Rechtschreibung keine Fehler macht, ihre Mathematikaufgaben richtig löst und überhaupt alles sauber und systematisch anpackt, hat in der Schule leichtes Durchkommen. Sie ist bei allen Lehrern und Lehrerinnen gut angeschrieben. Anders die träumerischen Schüler, bei denen die rechte Hemisphäre überwiegt. Sie folgen ihren Tagträumen, starren in die Wolken und erzählen lieber Geschichten, als daß sie ihre Lektion lernen. Dafür bekommen sie als Lohn den ›blauen Brief‹ oder eine disziplinarische Verwarnung mit auf den Weg nach Hause.«

Marilee Zdenek, *Der kreative Prozeß*

»Als Kind gehörte ich nirgendwo dazu, und das machte mir Sorgen. Hätte ich nur gewußt, daß meine Andersartigkeit eines Tages ein Vorteil sein würde.«

Bette Midler

Nach jahrelanger Erfahrung mit begabten und aufmerksamkeitsgestörten Kindern kann ich aufgrund des jeweiligen Lernstils und anhand von Persönlichkeitsmerkmalen in der Regel beurteilen, wo sich eine Person auf dem »Rechts-links-Kontinuum« befindet, d.h. ob die rechte oder die linke Gehirnhälfte dominiert. Um die Gehirntätigkeit in den jeweiligen Hemisphären zu ermitteln, gibt es ausgeklügelte Tests, wie etwa den Hermann Brain Dominance Test; aber auch der folgende Fragebogen kann Ihnen schon Aufschluß darüber geben, ob Ihr Kind (wenn es zwischen fünf und dreizehn Jahren alt ist) eine dominante rechte oder eine dominante linke Gehirnhälfte hat, oder ob beide Seiten ausgewogen sind:

Lernstil-Fragebogen

1. Ist Ihr Kind sehr unruhig?
2. Hat Ihr Kind Probleme damit, ein Bild farbig auszumalen oder zu schreiben?
3. Lernte Ihr Kind erst spät laufen?
4. Reagiert Ihr Kind übermäßig empfindlich auf Kritik?
5. Leidet Ihr Kind an Allergien oder Asthma?
6. Ist Ihr Kind geschickt beim Spielen mit Bausteinen, z.B. mit Legosteinen oder Holzbaukästen?
7. Zeigt Ihr Kind gute Leistungen bei Puzzlespielen oder Labyrinthaufgaben?
8. Ist Ihr Kind fähig, fehlende Worte mit fast perfektem Erinnerungsvermögen einzusetzen, wenn Sie ihm ein Buch zwei- oder dreimal vorlesen?
9. Muß Ihr Kind einen Lehrer mögen, um in seinem Unterricht gute Leistungen zu erbringen?
10. Ist Ihr Kind oft abgelenkt oder neigt es zu Tagträumen?
11. Hat Ihr Kind Schwierigkeiten damit, Aufgaben zügig auszuführen?
12. Neigt Ihr Kind dazu, spontan zu handeln und erst im nachhinein die Folgen seines Tuns zu bedenken?
13. Müssen Sie aus der Kleidung Ihres Kindes die Etiketten heraustrennen? Möchte es nur Kleidung tragen, die besonders weich ist? Lehnt es neue Kleider ab?
14. Kann Ihr Kind die Reize, die bei Sportveranstaltungen, lauten Festen oder in Vergnügungsparks auf es einstürmen, nur schwer verkraften?
15. Scheut Ihr Kind vor Umarmungen zurück?
16. Muß Ihr Kind ständig an bestimmte Dinge und Aufgaben erinnert werden?
17. Ist Ihr Kind sehr ehrgeizig und ein schlechter Verlierer?
18. Hat Ihr Kind viel Sinn für Humor? Hat es eine überdurchschnittliche Fähigkeit, Wortspiele zu verstehen oder zu erfinden?
19. Ist Ihr Kind ein solcher Perfektionist, daß es dadurch gehindert wird, Neues auszuprobieren?

20. Kann Ihr Kind sich bis ins Detail an einen Sommerurlaub oder ein anderes Ereignis, das ein oder zwei Jahre zurückliegt, erinnern?

Die folgenden Fragen können bei der Bestimmung von Links- oder Rechtsdominanz des Gehirns bei Teenagern oder Erwachsenen helfen:

1. Können Sie sich Gesichter besser merken als Namen?
2. Wie gehen Sie vor, wenn Sie ein Spielzeug oder ein Möbelstück zusammensetzen wollen? Legen Sie die schriftlichen Anleitungen beiseite und stellen sich statt dessen vor, wie es zusammengebaut werden muß?
3. Kommen Ihnen Ideen, wenn Sie sich alleine konzentrieren können, also nicht in einer Gruppe arbeiten?
4. Sind Sie eher auf Bilder angewiesen, um sich an etwas erinnern zu können, und weniger auf Namen und Worte?
5. Haben Sie ein besonders gutes Gehör?
6. Trennen Sie die Etiketten aus Ihren Kleidungsstücken heraus? Ziehen Sie Kleidung vor, die besonders weich und abgetragen ist, da Sie die meisten Kleidungsstücke zu rauh oder kratzig finden?
7. Neigen Sie zu Selbstkritik?
8. Wenn Sie gebeten werden, ein Wort zu buchstabieren, »sehen« Sie es eher in Ihrem Kopf, anstatt auf die einzelnen Laute zu achten, aus denen es besteht?
9. Wenn Sie sich mit einem Thema befassen, ziehen Sie es vor, einen großen Überblick zu bekommen, anstatt eine Menge einzelner Fakten zu erfahren?
10. Können Sie gut puzzlen oder Labyrinthaufgaben lösen?
11. Können Sie sich Dinge – z.B. einen Würfel – gut dreidimensional vorstellen?
12. Galten Sie als Spätentwickler?
13. Mußten Sie Ihre Lehrer mögen, um in ihrem Unterricht gut abzuschneiden?
14. Sind Sie leicht ablenkbar, so daß Sie häufig Tagträumen nachhängen?
15. Sind Sie ein solcher Perfektionist, daß Sie nichts Neues ausprobieren?

16. Sind Sie übermäßig ehrgeizig und hassen es mehr als andere Menschen zu verlieren?
17. Können Sie sich gut in andere Menschen hineinversetzen? Sagt man Ihnen, daß Sie in anderen wie in einem offenen Buch lesen können?
18. Ist Ihre Handschrift verhältnismäßig schwach oder schlecht?
19. Lernten Sie erst spät laufen, oder waren bei Ihnen als Kind andere motorische Fähigkeiten in der Entwicklung verzögert?
20. Finden Sie sich in einer neuen Umgebung leicht zurecht?

Je öfter Sie mit Ja antworten, desto weiter wird Ihr Kind oder werden Sie auf der rechten Seite des Gehirnkontinuums liegen. Im allgemeinen deuten bis zu vier Ja-Antworten an, daß Sie extrem linkshemisphärisch sind, fünf bis acht Ja-Antworten, daß Sie leicht linkshemisphärisch sind, neun bis zwölf, daß Sie keine Hemisphären-Dominanz haben, 13 bis 16, daß sie leicht rechtshemisphärisch sind, und 17 bis zwanzig, daß Sie extrem rechtshemisphärisch sind. Ich betone noch einmal: Dies ist kein wissenschaftlicher Test, aber er wird Ihnen eine allgemeine Vorstellung von Ihrer Hemisphären-Dominanz geben.

Auch mit Hilfe der folgenden Übung können Sie erste Hinweise auf die Hemisphären-Dominanz eines Vorschul- oder Kindergartenkindes erhalten.

Malen Sie sieben Kreise von annähernd gleicher Größe nebeneinander auf ein Blatt Papier. Benutzen Sie drei oder vier verschiedene Farbstifte, so daß die Abfolge so aussehen könnte: *grün, blau, rot, rot, gelb, grün, gelb.* Bitten Sie Ihr Kind, die Kreise mindestens zwanzig Sekunden lang anzusehen, bis es sicher ist, daß es sich an sie erinnern kann.

Nehmen Sie das Blatt Papier weg, und bitten Sie Ihr Kind, die Farben der Kreise von links nach rechts und dann von rechts nach links zu benennen. Die Ergebnisse könnten Sie überraschen! Die meisten aufmerksamkeitsgestörten Kinder werden dies können, indem sie ihr visuelles Gedächtnis benutzen. Achten Sie darauf, ob Ihr Kind die Augen schließt oder nach oben blickt, ein Anzeichen dafür, daß es ein Bild dieser bunten Kreise vor seinem inneren Auge sieht.

Die linkshemisphärische Persönlichkeit

Wenn Sie weniger als neun Fragen mit ja beantwortet haben, befinden Sie sich auf der linken Seite des Kontinuums. Solche Menschen zeigen häufig gute Leistungen in Positionen auf der mittleren Management-Ebene, sind sehr logisch und analytisch veranlagt und gewöhnlich sehr zuverlässig. Die Schulleistungen dieser Menschen sind meist sehr gut. Beruflich entscheiden sie sich beispielsweise für Schreib- und Büroarbeiten oder für versicherungsmathematische Tätigkeiten. Sie tun, was von ihnen erwartet wird, damit das System effizient funktioniert. Ihre Arbeit erledigen sie zuverlässig, jedoch ohne besonderen Einfallsreichtum. Ungewohnte Herausforderungen, neue Ideen und Abweichungen von der Routine behagen ihnen nicht. Sie haben eine *gewisse* Fähigkeit, in Bildern zu denken, ziehen es aber vor, in einer akustischen Welt zu leben.

Die Skala der Gehirndominanzen

links	*bi*		*rechts*
Schizophrenie – »Wortsalat«	(die meisten Lehrer)	ADD/Legasthenie	Autismus

←————————————————————————→

Wenn linkshemisphärische Personen gebeten werden, sich an jemanden aus ihrer entfernten Vergangenheit zu erinnern, fällt ihnen der Name ein, sie haben aber Probleme, das Gesicht oder irgendwelche anderen Einzelheiten über die Person ins Gedächtnis zu rufen. Sie speichern Informationen eher in Form von Namen und Worten als in Form von Bildern ab. Sie beschreiben einen Weg lieber, indem sie eine Reihe von Straßennamen, Hinweise zur Entfernung oder Wohnblocks aufzählen, als daß sie eine Karte zeichnen oder markante Orientierungspunkte nennen. Linkshemisphärische Persönlichkeiten denken auch in Sequenzen; für sie ist es wichtig, daß Schritt A logisch zu Schritt B führt, Schritt B logisch zu Schritt C, und so weiter. Es ist ihnen lieber, wenn man ihnen eine Aufgabe Schritt für Schritt erklärt, als daß man sie ihnen vorführt. Wenn sie etwas Neues lernen, beispielsweise den Aufschlag beim Tennis, dann fragen sie erst nach der Technik, bevor sie sie körperlich umzusetzen versuchen. So kommen sie vom Teil zum Ganzen. Linkshemisphärische Denker verarbeiten die Information Stück für Stück, bis zu einem »Aha-Erlebnis«; ein Licht geht ihnen auf, und sie haben plötzlich eine Vorstellung vom Ganzen.

Linkshemisphärische Personen blühen auf bei einem Unterricht, der viel Zuhören, aber wenig aktive Mitarbeit erfordert. Sie lieben es, zu sprechen und Dinge niederzuschreiben. Sie finden es im allgemeinen einfacher, die Regeln der Rechtschreibung, der Grammatik und der Zeichensetzung zu erlernen; auch fällt es ihnen leicht, Fremdsprachen zu lernen. Solche Menschen leisten Ausgezeichnetes in Testsituationen mit Zeitbegrenzung und bei Problemlösungen, die sequentielles, logisches Denken erfordern. Schon im Kindesalter ziehen sie Arbeit an Gruppenprojekten der Einzelarbeit vor; als Erwachsene schließen sie sich gerne an Gruppen an und sind unter Umständen schnell bereit, Gruppenideologien in Form von religiösen Dogmen oder politischen Bewegungen anzunehmen. Diese Persönlichkeiten lieben es, Regeln aufzustellen und zu befolgen. Eher glauben und akzeptieren sie das, was sie hören oder lesen, als es zu hinterfragen und selbständig darüber nachzudenken. Sie mögen das Vertraute und Vorhersehbare; neue Ideen, Herausforderungen und Überraschungen behagen ihnen nicht. Sie glänzen in Berufen, die eine Menge Routine erfordern, und sie bauen in Krisensituationen ab, wenn kreative Problemlösungen gefragt sind. Dies ist das Profil des linkshemisphärischen Menschen.

Die bihemisphärische Persönlichkeit

In der Mitte des Gehirnkontinuums finden wir die Menschen mit zwei gleichwertigen Hirnhemisphären – sie haben es in mancher Hinsicht am besten getroffen. Diese Menschen haben nämlich sowohl Zugang zu den Stärken der linkshemisphärischen Personen als auch zu denen rechtshemisphärischer Menschen.

Sie haben die wunderbare Fähigkeit, Aufgaben an diejenige Hemisphäre des Gehirns weiterzuleiten, die am besten dafür ausgestattet ist, diese anzugehen. Wenn sie komplizierte Anweisungen lesen oder schwierige Aufgaben lösen müssen, sind diese Personen meist fähig, in der logisch richtigen Reihenfolge vorzugehen, um ihr Ziel zu erreichen. Andererseits stehen ihnen kreative Fähigkeiten zur Verfügung: oft können sie malen oder komponieren, und auch ihre Intuition können sie einsetzen. Personen mit zwei gleichwertigen Hirnhemisphären haben häufig Erfolg in leitenden Positionen, da sie nicht nur die ganzheitliche Fähigkeit besitzen, komplexe Probleme anzugehen, sondern auch die nötige Aufmerksamkeit für Details mitbringen, die zur Lösung eingesetzt werden können. Diese Person sieht den Wald *und* die Bäume. Sie hat aber auch ihre Grenzen, denn es fehlen ihr vermutlich die großen organisatorischen Stärken der linkshemisphärischen Persönlichkeit und die kreative Brillanz des rechtshemisphärischen Menschen.

Die rechtshemisphärische Persönlichkeit

Je weiter rechts sich eine Person auf dem Kontinuum befindet, desto intuitiver und willkürlicher vollzieht sich ihre Reizverarbeitung und desto eher wird sie Informationen hauptsächlich in Bildern speichern. Wenn sie gebeten wird, sich an ein Ereignis oder eine Person zu erinnern, wird die rechtshemisphärische Persönlichkeit sofort ein Bild aufblitzen sehen und selbst das winzigste Detail noch wissen. Sie würde beispielsweise eher das Gesicht ihrer Lehrerin in der ersten Klasse visualisieren, während eine linkshemisphärische Persönlichkeit sich an den Namen erinnern würde. Die rechtshemisphärische Persönlichkeit hat ein ausgezeichnetes visuelles Gedächtnis und braucht darum auch in der Regel keine Listen, um an Erledigungen zu denken.

Gegenüber dem guten visuellen Gedächtnis der rechtshemisphärischen Persönlichkeit ist ihre Fähigkeit zur Ausführung logischer, verbal-sprachlicher Aufgaben geringer. Der rechtshemisphärische Mensch hat zwar einen Vorsprung in der Welt der Bilder, aber in der Welt der Worte ist er im Nachteil; es ist sein Pech, daß unsere Schulen hauptsächlich Wortwelten sind. So können bei dem rechtshemisphärischen, visuell orientierten Kind – während es sich bemüht, die Worte des Lehrers in ein geistiges Bild zu verwandeln – Verzögerungen in der Informationsverarbeitung eintreten. Larry Silver, Professor für Psychiatrie befaßt sich seit zwanzig Jahren mit ADD. Er vergleicht dieses Phänomen mit »auditiver Verzögerung« und beschreibt diese folgendermaßen: »Ein Lehrer erklärt ein mathematisches Problem. Ein Kind mit auditiver Verzögerung hört und versteht die Schritte eins, zwei und drei, verpaßt dann Schritt vier, fängt bei Schritt fünf wieder an und ist ratlos und verwirrt. Eltern oder Lehrer, die mit diesem Kind reden, haben den Eindruck, das Kind passe nicht auf oder verstehe nicht, was gesagt wird.«

Wenn Sie rechtshemisphärisch sind, ist Ihre Informationsverarbeitung weniger sequentiell. Während das linkshemisphärische Kind ein Modell bauen wird, indem es Schritt für Schritt die schriftlichen Anweisungen befolgt, betrachtet das rechtshemisphärische Kind entweder die Abbildungen oder wirft die Anleitungen weg und zieht es vor, auf seine eigene Weise zu bauen. Rechtshemisphärische Menschen sind holistische Lerntypen, die vom Ganzen zu den Teilen gelangen. Sie eignen sich Fähigkeiten leichter an, wenn man sie ihnen *demonstriert*, als wenn ihnen die Schritte *erklärt* werden. Anstatt das Radfahren durch »Versuch und Irrtum« – Aufsteigen und Hinfallen – zu lernen, werden sie zuvor beobachten, wie andere radfahren. Wenn sie dann das sichere Gefühl haben, bereit zu sein, werden sie auf das Fahrrad springen und losfahren. Aus diesem Grund lernen sie auch erst spät laufen. Sie eignen sich zuerst umfassende Konzepte an und wenden sich erst danach den Details zu. Sie gebrauchen zur Rechtschreibung zwar eher ihr visuelles Gedächtnis, haben aber doch so viel Zugang zu der linken Hemisphäre des Gehirns, daß sie lernen können, Wörter aufgrund ihrer Laute zu buchstabieren.

Gemäßigt rechtshemisphärische Menschen erledigen gern mehrere Dinge gleichzeitig; sie können ihre Post durchsehen, dabei Telefaxe versenden und mit ihrem Handy telefonieren. Sie ziehen Beschäftigungen vor, die es ihnen erlauben, sich zu bewegen, anstatt gezwungen zu sein, an einem Schreibtisch zu sitzen. Sie sehen nur selten eine Notwendigkeit, Regeln aufzustellen, sind impulsiv, stellen Autoritäten in Frage und greifen Herausforderungen und neue Ideen auf. Sie sind sehr ehrgeizig und perfektionistisch.

»Rechtshirner« können kreative Genies sein. Sie haben oft eine natürliche Begabung für Kunst oder Musik oder das Lösen von Problemen. Ihr Denken ist räumlich und dreidimensional. Sie ziehen Malen und kreatives Schaffen dem Schreiben und Reden vor. Sie haben eine natürliche Fähigkeit, Bilder für längere Zeit im Kopf zu behalten, die die der linkshemisphärischen oder bihemisphärischen Persönlichkeit bei weitem übersteigt. Viele Architekten sagen zum Beispiel, sie könnten ein Bild der fertigen Konstruktion schon lange in ihrem Kopf *»sehen«*, bevor es in einen Entwurf übertragen wird. Künstler berichten, daß sie feine Einzelheiten eines Bildes vor ihrem geistigen Auge sehen können, bevor sie sie auf die Leinwand übertragen. Eben diese Fähigkeit, Bilder zu bewahren, kann, richtig genutzt, rechtshemisphärische Kinder befähigen, in der Schule Erfolg zu haben.

Der Zusammenhang zwischen Rechtshirn-Dominanz und ADD

Meine Hypothese lautet, daß Kinder mit der Diagnose ADD am rechten Ende des Gehirnkontinuums angesiedelt sind. Das heißt: *Kinder mit der Diagnose Aufmerksamkeitsstörung mit Hyperaktivität sind rechtshemisphärisch, visuell und willkürlich in ihrer Informationsverarbeitung.* Ich kenne zwar keine offizielle Forschung auf diesem Gebiet, spreche aber aus jahrelanger Erfahrung in der Arbeit mit diesen Kindern. Meine Annahme wird von dem Psychologen George Dorry vom *Denver's Attention and Behavior Center*, Experte für aufmerksamkeitsgestörte Kinder und Erwachsene, geteilt. Meine Frage, ob er jemals ein Kind mit dieser Störung gesehen habe, das linkshemisphärisch und linear in seiner Informationsverarbeitung gewesen sei, verneinte Dorry: Aufmerksamkeitsstörung mit Hyperaktivität sei mit einem unkonzentrierten und nichtlinearen Denken verbunden. Im Hinblick auf hyperaktive und außerdem hochbegabte Kinder fügt er jedoch hinzu: »Es ist sicher möglich, daß eine Person mit Aufmerksamkeitsstörung, besonders wenn sie überdurchschnittlich intelligent ist, sowohl linkshemisphärische als auch rechtshemisphärische Fähigkeiten hat. Je größer die Intelligenz, um so wahrscheinlicher ist es, daß das Individuum links- und rechtshemisphärische Fähigkeiten aufweist.«

Ein hyperaktives Kind unterscheidet sich von anderen rechtshemisphärischen Kindern dadurch, daß sein Nervensystem überlastet ist und es Schwierigkeiten hat, Reize herauszufiltern. Sein Nervensystem verursacht eine Reihe von Überempfindlichkeiten. Solche Kinder *fühlen* buchstäblich mehr als andere Kinder. Es fehlt ihnen an Impulskontrolle, ihre organisatorischen Fähigkeiten sind gering, und sie sind oft ungeschickt. Sehr häufig erinnern sich Eltern, wenn bei ihrem sieben- oder achtjährigen Kind diese Diagnose gestellt wird, daß es erst spät laufen gelernt hat. Die fein- und grobmotorische Entwicklung war im Kleinkindalter verzögert. In ihrer Altersgruppe sind diese Kinder oft die letzten, die auf einem Bein hüpfen, einen Bleistift richtig halten können oder Rollschuh laufen lernen.

Die Hypersensitivität aufmerksamkeitsgestörter Kinder

Stellen Sie sich ein U-Boot auf See mit konventionellem Echolot vor. Es ist in der Lage, ruhig durch die Meere zu navigieren und zu manövrieren. Dann kommt eine neue Generation von U-Booten auf mit einer Art »Super-Radar«, der es der Mannschaft ermöglicht, Geräusche zu hören, die das menschliche Ohr normalerweise nicht wahrnimmt. In gewisser Hinsicht haben ADD-Kinder und Kinder mit sehr dominanter rechter Hemisphäre diesen »Super-

Radar«. Das heißt, sie haben geschärfte Sinne, die es ihnen ermöglichen, mehr als andere Menschen zu hören, zu sehen und zu fühlen. Eltern begabter oder hyperaktiver Kinder bestätigen mich regelmäßig, wenn ich diese typischen sensorischen Merkmale beschreibe. Während ich meine Liste durchgehe, sind sie meist verblüfft und meinen, die beschriebenen Eigenschaften würden genau auf ihren Peter oder ihre Petra zutreffen.

Die am weitesten verbreitete und vielleicht interessanteste dieser sensorischen Übersteigerungen ist das Phänomen des überdeutlichen Hörens. Eines der für mich erstaunlichsten Beispiele für dieses Phänomen war ein dreizehnjähriger Junge namens Christian. Er war hyperaktiv bei einem IQ von mehr als 140. In der Schule hatte er große Probleme mit dem sequentiellen Unterrichtstil, mit der systematischen Durchführung von Arbeiten und mit der Anfertigung von Hausaufgaben.

Beim Unterricht mit Christian bemerkte ich eines Tages, daß er ein Wort, das ich schrieb, am Geräusch meines Stiftes auf dem Papier erkennen konnte, obwohl er ungefähr vier Meter von mir entfernt saß. Verblüfft fragte ich ihn, ob ihm das auch sonst möglich sei. Christian antwortete: »Natürlich. Kann das nicht jeder?« Es war ihm offensichtlich nicht klar, daß er ein außergewöhnlich hochentwickeltes Gehör hatte. Ich fragte ihn dann, ob er die Leuchtstoffröhren in der Schule auch höre und ob er sagen könne, wann ein Licht ausginge, da ich selbst dazu in der Lage bin. Seine Antwort: »Sicher. Kann das nicht jeder?« Er erklärte, er könne das knisternde Geräusch und den unterschiedlichen Klang hören, den das Licht mache, wenn es ausgehe.

Auf meine Frage, ob ihn dieses Geräusch vom Unterricht ablenken würde, meinte Christian: »Das ist ein echtes Problem. Oft verliere ich im Unterricht den Faden durch dieses Geräusch.« Ich beschloß, ihn weiter zu befragen. »Hörst du jedes Flüstern, Rascheln von Papier und Bleistiftgeräusche? Machen diese Ablenkungen es dir so schwer, dich in der Schule zu konzentrieren?« Wie ich erwartet hatte, war die Schule für ihn eine wahre Kakophonie von Geräuschen und Ablenkungen, die ständig seine Versuche durchkreuzte, im Unterricht mitzuhalten.

Durch diese Antworten neugierig gemacht, versuchte ich es mit einem Experiment. Ich bat Christian, an das andere Ende des Raumes zu gehen, etwa neun Meter von mir entfernt. Ich schrieb dann aufs Geratewohl einige Wörter nieder, die ich aus einer Rechtschreibaufgabe auswählte. Ich vermied es bewußt, beim Schreiben stark aufzudrücken oder laute, kratzende Geräusche zu machen und wählte ziemlich ähnliche Wörter wie »grundsätzlich«, »totalitär«, »wiederholt«, »Kalligraphie« und »kriegerisch«. Ich fragte ihn, welches Wort ich gerade schrieb, und er nannte mir ohne Zögern zwanzigmal hintereinander das richtige Wort.

Christian erklärte, daß er durch sorgfältiges Zuhören die Buchstaben, die ich schrieb, im Kopf nachbilden könne. Durch sein geschärftes Gehör waren die Geräusche meiner Bleistiftstriche deutlich für ihn zu hören. Christians Mutter erinnerte sich, daß er schon von klein an regelmäßig glaubte, die Leute würden ihn anschreien, obwohl sie einen für sie selbst normalen Gesprächston benutzten.

Praktisch alle Kinder mit diesem Lernstil, die ich kennengelernt habe, berichten über ungewöhnliche Hörfähigkeiten. Christians unglaubliche Sensitivität wird in meiner Erfahrung zwar durch nichts übertroffen, aber die meisten rechtshemisphärischen Kinder können Flüstern aus Entfernungen hören (was von linkshemisphärischen Menschen nicht bekannt ist), und sie beklagen sich über Ablenkungen wie Hustengeräusche oder Papierrascheln. Die meisten rechtshemisphärischen Menschen haben zwar ein unglaublich sensitives Gehör, können es aber auf Vokallaute nicht fein genug abstimmen. Das Hören von Vokallauten ist bei der Phonischen Lehrmethode jedoch entscheidend, und ohne die Fähigkeit, geringe Unterschiede zwischen ihnen zu hören, hat der Schüler Schwierigkeiten, nach dem Gehör zu buchstabieren, ein weitverbreitetes Problem bei hyperaktiven Kindern.

Neben dem scharfen Gehör ist das auffälligste sensorische Merkmal extrem rechtshemisphärischer Kinder mit ADD die Sensitivität für Berührungen. Sie scheinen wirklich mehr und intensiver zu fühlen als andere Kinder.

Alle Eltern dieser Kinder werden Ihnen erzählen, daß sie die Etiketten aus den Kleidungsstücken heraustrennen, ein neues T-Shirt sechsmal waschen müssen, bevor es getragen wird, und manchmal ist es ihnen fast peinlich, wenn ihr Kind tagelang dasselbe T-Shirt in der Schule tragen will. Lauries Sohn Zacharias erklärt, er könne keinen grobgestrickten Pullover tragen, weil er »die kühle Luft durch die Löcher auf der Haut fühlen« würde. Wolle, Mohair oder manchmal sogar reine Baumwolle können bei diesen Kindern dazu führen, daß sie sich kratzen, winden und Hautausschlag bekommen.

Beschäftigungstherapeuten haben oft mit solchen Kindern zu tun und berichten, wie abwehrend sie auf Berührungen reagieren. Diese Kinder fühlen den Druck einer Hand oder eine Umarmung tatsächlich stärker als andere. Beim Händeschütteln oder bei einer Umarmung, die den meisten Menschen nichts ausmacht, fühlen sie sich wie in einem Schraubstock. Aus diesem Grund wehren sie sich dagegen, berührt, gestreichelt oder umarmt zu werden. Sie reagieren auch hypersensitiv auf die Emotion der Person, die sie berührt, was ihr Gefühl noch verstärkt, vom anderen erdrückt oder überrollt zu werden.

Auch der Geruchssinn ist bei extrem rechtshemisphärischen Kindern normalerweise stärker ausgeprägt und kann ihnen das Leben zur Qual machen. Michael will zum Beispiel nicht, daß eine andere Person in seinem Badezimmer die Toilette benutzt. Er behauptet, er könne die Rückstände »monatelang« riechen und fühle sich körperlich krank, wenn er in die Nähe des Badezimmers komme. In Michaels Gegenwart darf ich nicht essen, weil er nicht nur meine Speichelproduktion hören, sondern auch das Essen sehr stark riechen kann und ihm dies Übelkeit verursacht. In der Schule muß er allein essen, und er vermeidet die Geräusche und Gerüche der Cafeteria. Dabei ist Michael hochintelligent, er hat ein großes künstlerisches und schauspielerisches Talent. Seine Noten sind gut, wenn auch nicht hervorragend, denn seine Launenhaftigkeit, seine Zerstreutheit und sein planloser Arbeitsstil machen ihm die Schule zu einer Tortur.

Kinder mit diesem Lernstil sind häufig schon früh wählerisch mit dem Essen. Dies hängt gewöhnlich mit ihrem starken Geruchssinn zusammen. Die sieben Jahre alte Karin ist ein gutes Beispiel dafür. Schon als Säugling litt Karin unter starken Bauchschmerzen, und als Kleinkind war sie eine wählerische Esserin. Als sie dann in die Grundschule kam, verstärkte jede Belastung zu Hause oder in der Schule ihre Empfindlichkeit so sehr, daß sie wochenlang hintereinander nur zwei oder drei ausgewählte Lebensmittel aß. Als ich meine Arbeit mit Karin begann, bestand ihre Ernährung aus Möhren, Sellerie und Kräckern. Am Ende des zweiten Schuljahres wog sie knapp dreißig Pfund und sah eher wie eine Vierjährige aus als wie ein Mädchen von sieben Jahren. Sie war sehr schwach und blutarm.

Ihre Eltern gerieten in Panik und schleppten sie von einem Spezialisten für Eßstörungen zum nächsten. Karins Lehrer glaubten, ihre Verweigerung des Essens sei ein passiv-aggressiver Ausdruck von Zorn. Ich konnte sie davon überzeugen, daß dieses Kind einfach einen so intensiven Geschmacks- und Geruchssinn hatte, daß die meisten Lebensmittel es körperlich krank machten.

Eine andere Hypersensitivität bei vielen rechtshemisphärischen, hyperaktiven Kindern kann eine erhöhte Empfindlichkeit für Licht sein. Ich habe festgestellt, daß viele dieser Schüler sich in der Schule wegen der für sie fast schmerzhaften Helligkeit der Beleuchtung schlecht zu konzentrieren vermögen. In einigen Fällen können Schwierigkeiten beim Lesenlernen auf die Tatsache zurückgeführt werden, daß das Kind von dem harten Licht im Klassenzimmer und von dessen Reflexion auf der Buchseite abgelenkt wird. Es bringt die Worte durcheinander, und die daraus resultierende Frustration führt zu schlechten Leseleistungen.

Es gibt eine erfolgreiche Methode bei Lichtempfindlichkeit, indem man das Kind farbig getönte Brillengläser tragen läßt. Die Wirkung ist ähnlich wie bei einer Sonnenbrille: Die Farbe dämpft das Licht, und die grellen Reflexe werden verringert. Viele Kinder sagen, daß sie die Wörter beim Lesen besser aufnehmen können, wenn sie solche Filter benutzen. Auf diese Weise entwickeln sie viel eher eine Vorliebe für das Lesen.

Denselben Effekt können Sie mit einer normalen Sonnenbrille erreichen. Sie können aber auch versuchen, den Lehrer dazu zu überreden, das Licht im Klassenzimmer zu dämpfen. Die Verwendung von Glühlampen anstelle von Leuchtstoffröhren kann bei hochsensitiven Kindern ebenfalls von Vorteil sein, da viele von ihnen das Pulsieren des fluoreszierenden Lichts tatsächlich sehen können, was eine zusätzliche Ablenkung darstellt. Die Forschung hat einen Zusammenhang zwischen Leuchtstoffröhren und einer erhöhten Anfälligkeit für Kopfschmerzen bei »Durchschnittspersonen« erwiesen. Stellen Sie sich die Auswirkungen vor, die diese Art der Beleuchtung auf ein hypersensitives Kind hat!

Es wird oft gesagt, daß aufmerksamkeitsgestörte Kinder »Adleraugen« hätten. Es gibt sogar ein beliebtes Kinderbuch mit diesem Titel (*Eagle Eyes: A Child's View of Attention Deficit Disorder*). Die Autorin Jeanne Gehret schreibt über einen Jungen namens Ben, dem gesagt wird, er habe ADD. »Vati erklärte, daß ich Adleraugen habe. Ich sehe einfach alles. Aber Adler wissen, wann sie aufhören müssen auszuspähen, um auf ihre Beute niederzustoßen. Ich dagegen sehe immer noch mehr Dinge und fange nichts.«

Ben hat nicht unbedingt ein besseres Sehvermögen als ein durchschnittlicher Schüler. Er und tausend andere Kinder wie er sehen und verarbeiten buchstäblich alles; nichts jedoch wird gefiltert. Während ein anderes Kind sich in der Klasse auf den Lehrer konzentriert, sieht das aufmerksamkeitsgestörte Kind nicht nur den Lehrer, sondern auch die Bäume, die sich draußen im Wind bewegen; es sieht den Müllmann, die summende Fliege am Fenster und die Löcher in den Platten an der Decke. Ein Psychologe stellte fest, daß ausnahmslos jedes Kind, das mit der Diagnose ADD in seine Praxis kam, ein winziges, im Deckenventilator hängendes Stück Papier bemerkte und kommentierte. Andere Kinder sahen es gar nicht.

Ist es eine so schlechte Sache, wenn ein Kind während der Mathematikstunde aus dem Fenster sieht? Edward Hallowell und John Ratey können darin auch etwas Positives sehen: »Menschen mit ADD sehen aus dem Fenster. Sie geraten leicht aus dem Tritt. Sie schweifen ab. Aber sie haben auch den Blick für Neues und können dem Bekannten neue Aspekte abgewinnen. Sie sind nicht einfach bloß Traumtänzer, sie sind auch auf Draht, und das vor allem, wenn es um Neues, Unverbrauchtes geht. Sie sind häufig die Kreativen und Innovativen, die Macher und die Impulsgeber. Sie sind vielleicht nicht unbedingt gute Arbeitsbienen, aber wir sollten nicht die Dummheit begehen, sie in ein Schema pressen zu wollen, in das sie schlechterdings nicht hineinpassen.«

Diese Kinder sind »Zuschauer«, Beobachter des Lebens. Sie bemerken die kleinsten Einzelheiten an einer Person. All das steht im Widerspruch zu der gängigen Meinung, daß sie keinen Sinn für soziale Beziehungen hätten. Woher kommt dieser Widerspruch? Auf Grund ihrer Sensitivität werden hyperaktive Menschen oft mit Informationen überschwemmt, die zu filtern für sie ermüdend, frustrierend und äußerst schwierig sein kann. Je ausgeprägter das Syndrom bei ihnen ist, desto intensiver ist die Reizüberflutung. Sie lösen das Dilemma, indem sie einfach dichtmachen. Wenn sie sich weigern, noch mehr Informationen aufzunehmen, müssen sie sich nicht länger mit der anstrengenden Aufgabe des Herausfilterns plagen. Es ist eine traurige Tatsache, daß Kinder, die visuelle, rechtshemisphärische Lerntypen sind, oft genug in eine ausweglose Situation geraten. Diese Kinder müssen nämlich visualisieren, um lernen zu können. Sie verarbeiten Information ausschließlich in Bildern. Visualisierung erfordert andererseits Fokussierung und Konzentration, die sie häufig nicht aufbringen können. Es erscheint grausam, daß diese Menschen, während sie fokussieren und visualisieren müssen, von ihrer überentwickelten Sinneswahrnehmung abgelenkt werden.

Andere Merkmale aufmerksamkeitsgestörter Kinder

Gedächtnisleistung

Wenn ich bei einem Kind feststelle, daß es einen rechtshemisphärischen, visuellen Lernstil hat, kann ich sicher sein, daß dieses Kind auch ein ausgezeichnetes Gedächtnis hat – ob es das selber weiß oder nicht. Denken Sie daran, daß es verschiedene Arten von Gedächtnis gibt. Auch Jane Healy erinnert daran in ihrem Buch *Endangered Minds*: »Wenn Schüler zu mir kommen, um über ein ›Gedächtnisproblem‹ zu klagen, dann stellt sich oft heraus, daß sie eigentlich das *verbale Gedächtnis* für gelesene oder gehörte Dinge meinen; gleichzeitig können sie sich vielleicht problemlos daran erinnern, wo ihr Vater seine Autoschlüssel hingelegt hat, oder wie ein Rubik-Würfel zusammengesetzt wird.«

Wir können uns wahrscheinlich alle an einen Klassenkameraden erinnern, der immer erst am Vorabend einer wichtigen Arbeit lernte, die ganze Nacht über paukte und am Ende die beste Note von allen bekam. Höchstwahrscheinlich hatte er oder sie einen rechtshemisphärischen, visuellen Lernstil, der es ihm/ihr ermöglichte, den Lernstoff nicht nur schnell zu lesen, sondern auch mit erstaunlicher Leichtigkeit und Genauigkeit zu behalten. Was aber ist mit »menschlichen Rechenmaschinen«, die auf der Bühne auftreten und die Zuschauer mit ihrer Kunst verblüffen, vierstellige Zahlen im Kopf zu multiplizieren? Diese Personen sind ebenfalls extrem rechtshemisphärisch veranlagt und haben die Fähigkeit, Zahlen zu visualisieren und im Gedächtnis zu behalten.

Perfektionismus/Wettbewerbsgeist

Rechtshemisphärische Kinder sind die geborenen Perfektionisten. Ihr Wunsch, Erfolg zu haben – überall einfach der Beste zu sein – ist so groß, daß er sie mitunter lähmen kann. Zacharias weigert sich möglicherweise, seinen Namen zu schreiben, weil er weiß, es wird ihm nicht perfekt gelingen. Das Gefühl, sein Bestes zu geben und doch einen winzigen Fehler zu machen, ist zu schmerzhaft. Dieser krasse Gegensatz zwischen Erwartung und Wirklichkeit, so schreibt George Dorry in *ADD and Adolescence*, könne dem Selbstwertgefühl des Kindes großen Schaden zufügen und es mit der Zeit völlig entmutigen. Beim Erlernen neuer Fertigkeiten wie dem Schreiben ist ein gewisses Maß an

Versuch und Irrtum erforderlich, ein Konzept, das dem rechtshemisphärischen Perfektionisten völlig fremd ist. Er wartet lieber, bis er sicher ist, eine Tätigkeit zu beherrschen, als daß er einen schrecklichen Mißerfolg riskiert.

Viele Psychologen nehmen irrtümlicherweise an, daß diese perfektionistischen Kinder von ihren anspruchsvollen Eltern zu sehr angetrieben worden seien. Was diesen Punkt betrifft, können Sie jedoch aufatmen. Eltern können Perfektionismus sicherlich verschlimmern, es handelt sich aber um ein Merkmal, das bei intelligenten, rechtshemisphärischen und extrem sensitiven Menschen einfach dazugehört.

Vielleicht hilft es Ihnen zu erfahren, daß es nicht Ihre Schuld ist. Perfektionismus gehört ebenso zu Ihrem Kind wie sein Fingerabdruck. Er kann nur gemildert, aber nie völlig ausgelöscht werden, und das ist auch gar nicht nötig. Machen Sie sich den Perfektionismus Ihres Kindes zunutze. Versuchen Sie nicht, ihm diesen Wesenszug ganz abzugewöhnen. Wenn Sie das zu direkt versuchen, wird sich Ihr Kind wahrscheinlich abkapseln und die Kooperation verweigern. Sie sollten wissen, daß Sie diesen zwanghaften Wunsch, immer der Beste zu sein, abschwächen können, wenn das Selbstvertrauen Ihres Kindes gewachsen ist. Dann sind diese Kinder eher bereit, Risiken einzugehen. Ein Fehlschlag ist nun nicht mehr so niederschmetternd. (Wir werden an anderer Stelle Techniken zum Umgang mit Perfektionismus behandeln.)

Perfektionismus ist nicht unbedingt schlecht; tatsächlich kann er bei richtiger Nutzung ein wunderbares Kapital sein. Wichtig ist, daß der Schüler seine Angst vor Mißerfolgen überwinden kann und lernt, auf seinen Erfolgen aufzubauen.

Selbstkritik

Wenn Sie ein perfektionistisches und ehrgeiziges Kind haben, ist es höchstwahrscheinlich hart, vielleicht sogar brutal gegen sich selbst. Wenn es neunzehn von zwanzig Aufgaben einer Mathematikarbeit richtig gelöst hat, macht es sich selbst schlecht mit

Kommentaren wie »Ich bin ein Verlierer«, »Nur ein Idiot kann das nicht« und »Ich kann nichts richtig machen«, nur weil es eine Aufgabe nicht bewältigt hat. Wenn es versucht, ein Wort richtig zu schreiben und seine Schrift nicht seinen Vorstellungen entspricht, zerknüllt es vielleicht wütend das Papier und wirft den Bleistift durchs Zimmer, wobei es pausenlos über seine eigene »Dummheit« schimpft. Von diesen Verhaltensweisen wird es sich auch durch Interventionsversuche wohlmeinender Eltern oder Lehrer nicht abbringen lassen. So nützt es gar nichts, das Kind zu trösten und für die richtig gelösten Aufgaben zu loben, oder es zu ermutigen, sich beim nächsten Mal mehr anzustrengen. Einige Eltern reagieren in solchen Situationen auch verärgert und versuchen, mit dem Kind über seine Gefühle zu sprechen: »Nenn dich nie einen Verlierer. Du *bist* kein Verlierer!«

Auch wenn es Ihnen schwerfällt, versuchen Sie, dieses Verhalten nicht persönlich zu nehmen. Selbstkritik ist typisch für Kinder, die rechtshemisphärisch, intelligent und gleichzeitig schwach in der Schule sind. Die Selbstkritik wird um so schärfer ausfallen, je pessimistischer das Kind seine Situation im Leben und in der Schule einschätzt. Frustration und geringes Selbstwertgefühl verschlimmern sie; sie verringert sich jedoch merklich, wenn diese Kinder ein gutes Gefühl für sich selbst und für die eigene Leistung entwickeln. Selbstkritik erscheint vor diesem Hintergrund als eine Präventivmaßnahme: Wenn das Kind sich selbst erniedrigt, kann niemand es noch tiefer herabsetzen. Ich habe festgestellt, daß ich diese Neigung zwar nicht gänzlich auslöschen, aber doch verringern kann, indem ich sie zu ignorieren versuche. Außerdem sollte man jede Möglichkeit ergreifen, dem Kind aufrichtige Komplimente aufgrund seiner Vorzüge zu machen.

Impulsivität

Wenn Ihr Kind meist spontan handelt und erst im nachhinein über die Folgen nachdenkt, haben Sie sehr wahrscheinlich ein rechtshemisphärisches Kind mit ADD. Impulsivität ist eines der am leichtesten zu identifizierenden Merkmale des aufmerksamkeitsgestörten Kindes. Hallowell und Ratey schreiben in *Zwanghaft zerstreut*: »Die Symptome, die ADD kennzeichnen, sind leichte Ablenkbarkeit, Impulsivität und manchmal, aber nicht immer, auch Hyperaktivität und Energieüberschuß.« Wie schon erwähnt, haben diese Kinder anscheinend Defizite in jenem Bereich des Gehirns, der Handlungsimpulse kontrolliert. Das impulsive Kind wird eher um sich schlagen, wenn es wütend ist, es wird eher mit einer falschen Äußerung herausplatzen oder einem Ball auf der Straße nachlaufen, ohne die Folgen zu bedenken. Hallowell und Ratey berichten von Zwillingsbrüdern, die von ihren Adoptiveltern als »wilde, ja unbändige Kinder« beschrieben wurden. Ihre Mutter sagte: »Wenn sie etwas tun wollten, dann taten sie es. Wenn sie draußen waren und Lust bekamen, eine zwei Meter hohe Stange hochzuklettern und von dort herunterzuspringen, wie das mal vorgekommen ist, als sie vier Jahre alt waren, dann machten sie es! Sie hatten keinerlei Kontrolle über ihr Verhalten.«

Eine Nebenerscheinung der Impulsivität ist das Verlangen nach unmittelbarer Bedürfnisbefriedigung. Dieses Kind beachtet Ermahnungen wie »Hab doch noch etwas Geduld« nicht. Wenn es sieht, daß ein Spielkamerad ein begehrtes Spielzeug hat, wird es danach greifen, ohne sich mit Bitten aufzuhalten. Wenn es sich ein im Werbefernsehen angepriesenes Produkt wünscht, dann will es das *sofort* haben. Die Vorstellung, für einen Wunsch zu sparen oder z.B. bis zum Geburtstag zu warten, ist ihm völlig fremd.

Verzögerte Entwicklung der Motorik

Kinder mit ADD sind, wie bereits erwähnt, ungeschickt. Sie stoßen überall an, stolpern über die eigenen Füße und rennen Hals über Kopf gegen Türen, Laternenpfosten oder andere Kinder. Es sind die Kinder, die immer Schorf auf den Knien haben, die nie einen Zahn auf normale Weise verlieren und deren Körper ständig mit blauen Flecken übersät ist. Sicherlich sind nicht alle rechtshemisphärischen Kinder ungeschickt; hyperaktive Kinder haben jedoch häufig Probleme mit ihrer Körperwahrnehmung in Relation zum Raum. Wenn Ihr Kind also nicht nur impulsiv, sondern auch ausgesprochen unbeholfen ist, könnten Sie sich fragen, ob es eine Aufmerksamkeitsstörung mit Hyperaktivität hat.

Die generelle Unbeholfenheit dieser Kinder ist tatsächlich ein Nebenprodukt ihrer Impulsivität. Anders gesagt: Das Kind hat einen plötzlichen Einfall und handelt danach, ohne zu überlegen, was daraus folgen könnte. Es lebt »im Augenblick« oder »in seinem eigenen Kopf«, ohne die Gefühle oder selbst die Existenz der Menschen und Dinge um es herum zu berücksichtigen. Es ist viel stärker von seinen eigenen Gedanken und Wahrnehmungen in Anspruch genommen als von der Frage, wie es von anderen wahrgenommen wird. Demgegenüber lebt ein Kind ohne diese Störung eher in Einklang mit seiner Umgebung, es hat eine bessere »Antenne« auf seinem Weg durchs Leben. Es neigt dazu, Handlungen zu planen und mögliche Folgen in Erwägung zu ziehen (zum Beispiel: »Wenn ich vom Dach springe, könnte ich mir den Hals brechen«).

Anzeichen von Unbeholfenheit oder verzögerter motorischer Entwicklung bei aufmerksamkeitsgestörten Kindern können sich schon in der frühen Kindheit zeigen. Diese Kinder lernen in der Regel erst spät laufen, überspringen das Krabbelstadium vielleicht ganz. Sie können Schwierigkeiten haben, auf einem Fuß zu stehen, zu hüpfen oder die Balancefähigkeit zu erlangen, die zum Radfahren nötig ist. Auch ihre feinmotorischen Fertigkeiten stellen sich in ihrer Entwicklung oft erst verzögert ein, so daß das Schreiben zu einer lästigen Pflicht wird.

Behandlungprogramme wie die sensorische Integration und die Beschäftigungstherapie, die darauf ausgerichtet sind, die Harmonie der Körperfunktionen zu fördern, können dem hyperaktiven Kind helfen, innezuhalten, sich umzusehen und zuzuhören, bevor es agiert und reagiert. Diese Therapien sind zwar kein Allheilmittel, sie können aber die körperliche und soziale Unbeholfenheit des Kindes verringern. Viele Eltern stellen fest, daß Aktivitäten wie Turnen oder Taekwondo ihrem Kind auch zu besserer Konzentrationsfähigkeit und geistiger Disziplin verhelfen.

Intuition

Hyperaktive Kinder mit einem rechtshemisphärischen Lernstil sind so wunderbar intuitiv, daß man sich fragen kann, ob sie auch einen hypersensitiven »sechsten Sinn« haben. Wenn Sie mit solch einem Kind zusammenleben, wissen Sie bestimmt, wie schwer es ist, ein Geheimnis vor ihm zu bewahren. Es ist äußerst empfänglich für Ihre Stimmungen und Ausdrucksformen, versteht Ihre Körpersprache, den Ton Ihrer Stimme und Ihren Gesichtsausdruck weit besser als die meisten Menschen. Es kann im selben Augenblick, in dem Sie zur Tür hereinkommen, sagen, ob Sie einen schlechten oder einen guten Tag im Büro hatten. Sind Sie glücklich, wird es Ihr Glücksgefühl übernehmen; sind Sie nervös, wird es vermutlich Ihre Nervosität ausagieren und auch Ärger zeigen.

Dana Scott Spears und Ron L. Braund, Autoren des Bandes *Strong-Willed Child or Dreamer?*, benutzen den Begriff »Träumer«, um jenes einfühlsame, sensitive, rechtshemisphärische Kind zu beschreiben, um das es in diesem Buch geht: »Wir könnten versucht sein zu glauben, daß Träumern die Aufmerksamkeit für Details fehlt. Träumer bemerken jedoch sehr viele Einzelheiten. Empfindsam für jede Nuance menschlichen Verhaltens, nehmen Träumer abstrakte Details wahr wie die verborgene Bedeutung eines Kommentars oder eines Gesichtsausdrucks. In mancher Hinsicht könnte man sagen, daß Träumer viel zu sehr auf abstrakte Einzelheiten achten. Ihre Intuition macht sie sensitiv, aber auch zu gedankenverloren, um ›weniger bedeutsame‹ Aspekte des Lebens, wie ein unaufgeräumtes Zimmer oder schmutziges Geschirr zu bemerken.« Ich glaube, daß die Fähigkeit, sich in die Köpfe anderer zu versetzen, einen integralen Teil des rechtshemisphärischen, visuellen Lernstils ausmacht. Die bekannte Autistin Temple Grandin spricht sogar von der Fähigkeit, in die Köpfe von Tieren zu kriechen.

Diese Gabe der Einfühlsamkeit ist ein zwiespältiges Unterfangen, weil sie in der Schule zusätzlich für Ablenkung sorgt. So neigt Ines zum Beispiel dazu, eher auf die Gereiztheit ihrer Mathemathiklehrerin zu achten, wenn diese eine Auseinandersetzung mit ihrem Ehemann hatte, als auf die Divisionsaufgabe an der Tafel.

Einige extrem rechtshemisphärische Kinder scheinen fast übernatürliche Fähigkeiten der Vorhersage und Vorausahnung zu besitzen. Zacharias ist mit acht Jahren ungewöhnlich gut darin, den Ausgang von Buch- und Filmhandlungen zu erraten. »Ich kann Dinge schon vorher sehen«, meint er. »Es ist wie ein Video. Ich sehe Dinge, bevor sie passieren.« Wenn ich Kinder während einer intensiven Übungsstunde belohnen will, spiele ich manchmal ein »Ratespiel« mit ihnen. Ich sage ihnen, daß ich eine Zahl zwischen Null und Zehn niederschreibe. Sie haben drei Versuche, die Zahl zu erraten. Ich kenne viele Kinder, die meine Zahl beim ersten oder zweiten Versuch zwanzig- oder dreißigmal hintereinander erraten können, so daß mich diese Fähigkeit mittlerweile nicht mehr erstaunt.

Der visuell-räumliche Denktyp verfügt auch über eine scharfe Intuition, denn die Fähigkeit zu intuitivem Denken oder zum »Ausfüllen von Lücken« ist das, was der visuelle Denker von klein auf entwickelt hat. Für diese Beobachtung liefert Ronald D. Davis, Legastheniker und Gründer der *Davis Dyslexia Foundation*, ein überzeugendes Argument, wenn er in seinem Buch *Legasthenie als Talentsignal* schreibt, daß das Denken in Bildern in der schwindelerregenden Geschwindigkeit von 32 Bildern pro Sekunde abläuft. »Dies ist etwas schneller als die Bewußtseinsspanne, die, wie gesagt, eine 25stel Sekunde beträgt, aber langsamer als die unterschwellige Wahrnehmung, deren Grenze bei einer 36stel Sekunde liegt. Das bildhafte Denken fällt also in den Bereich der unterschwelligen Wahrnehmung.« Davis schließt daraus, daß der rechtshemisphärische, visuelle Denktyp oft Gedanken haben dürfte, die ihm nicht bewußt sind. »Jetzt können wir auch verstehen, was *Intuition* ist, denn bildhaftes Denken und intuitives Denken sind dasselbe. Man nimmt das Produkt des Denkprozesses wahr, aber nicht seinen Ablauf. Man weiß die Antwort, ohne zu wissen, warum es die Antwort ist.«

Ich vermute, daß sehr rechtshemisphärisch veranlagte Menschen nicht nur geschärfte Sinne für Berührung, Geschmack, Geruch, Gehör und Sehvermögen haben, sondern daß auch ihre Intuition, ihre Fähigkeit, Menschen zu »durchschauen«, geschärft ist. Spielen Sie also nie Poker mit diesen Kindern!

ADD und verwandte Phänomene

Legasthenie

Unser neuer Ansatz zum Verständnis von Hyperaktivität eröffnet uns auch eine neue Perspektive in bezug auf die Legasthenie. Ebenso wie Hyperaktivität betrifft Legasthenie einen großen und anscheinend wachsenden Teil der Bevölkerung. Als die Legasthenie vor fünfzig Jahren das erstemal diagnostiziert wurde, war die Definition enger gefaßt und beschrieb ein Individuum, das beim Lesen und Schreiben von Buchstaben, Zahlen und Texten zu Umkehrungen neigte. Zu dieser Zeit wurde der Anteil der Legastheniker auf zwei bis fünf Prozent geschätzt. Heute reichen Schätzungen von fünf bis dreißig Prozent, wobei die meisten Experten einen Wert um zwanzig Prozent annehmen – ein bedeutsamer Teil der Bevölkerung.

In den letzten Jahren ist Legasthenie neu definiert worden und bezeichnet heute eine spezifische Verzögerung in der Informationsverarbeitung, die sich als Problem beim Lesen, Schreiben und Buchstabieren äußert. Sally E. Shaywitz von der Yale University, Kinderärztin und Neurologin, bezeichnet sie als eine Schwierigkeit beim Erlernen von Phonemen, d.h. den Bausteinen der Sprache, den kleinsten Lauteinheiten (das Wort »Mut« enthält z.B. drei Phoneme). Shaywitz zufolge setzt sich beispielsweise die englische Sprache aus 44 Phonemen zusammen. Bevor Wörter richtig identifiziert, verstanden oder aus dem Gedächtnis abgerufen werden können, müssen sie in diese Lauteinheiten zerlegt werden. Legastheniker haben Probleme, diese Phoneme zu erlernen und zusammenzufügen.

Dem Durchschnittskind, das kein Legastheniker ist, fällt es leicht, diese Laute zu lernen. Diese Kinder sind in der Lage, Phoneme in einer sequentiellen Weise zusammenzusetzen, um Wörter zu bilden. Ist ein Kind jedoch Legastheniker, liegt offenbar ein Defizit in jenem Teil des Gehirns vor, der mit der Abfolge von Lauten zu tun hat.

Man erkennt jetzt, daß auch Legastheniker sehr rechtshemisphärisch und räumlich orientiert sind. Diese Personen haben die Fähigkeit, Dinge aus mehreren Perspektiven zu sehen, was ein Segen sein kann, wenn sie Architekten sind, aber ein Fluch, wenn sie versuchen, zu lesen, zu schreiben und zu buchstabieren. Ronald Davis schreibt in *Legasthenie als Talentsignal,* daß Menschen auf zwei verschiedene Weisen denken, die er »verbale Begriffsbildung« und »nonverbale Begriffsbildung« nennt. Er stellt fest: »In der Zeit, in der sich der Aspekt der Legasthenie als Lernbehinderung herausbildet – meist im Alter von drei bis dreizehn Jahren – muß der potentielle Legastheniker vorwiegend ein nonverbaler Denker sein, also in Bildern denken.« Für den Legastheniker, der beim Lesen mentale Bilder formt, können Wörter, die kein Bild erzeugen (wie zum Beispiel *das* und *für*), ein Alptraum sein. Am Beispiel eines legasthenischen Kindes, das den Satz liest: »Das braune Pferd sprang über die Steinmauer und rannte durch die Weide«, zeigt Davis, daß Wörter wie *braun, Pferd, sprang* und *Steinmauer* ein Bild hervorrufen, der Legastheniker jedoch im selben Satz die Orientierung verliert, weil er über *das, und* und *die* stolpert. Durch diese kleinen Wörter werden die Bilder vor seinem geistigen Auge ausgelöscht, und die Buchstaben beginnen auf der Seite zu verschwimmen.

Legastheniker erleben eine Verzögerung beim Übertragen von Wörtern in Bilder; umgekehrt kommen sie ins Stolpern, wenn sie von diesen manchmal reichen, dreidimensionalen Bildern zu Symbolen auf einer Buchseite springen. Wie Thomas G. West in seinem wunderbaren Buch *In the Mind's Eye* betont, haben Legastheniker außergewöhnliche räumliche Fähigkeiten, die es ihnen ermöglichen, Dinge aus vielen Blickwinkeln zu sehen. Jeder

Stärke des Gehirns korrespondiert jedoch eine Schwäche. In diesem Fall ist es die mangelnde Fähigkeit, Wörter in ihre Bestandteile zu zerlegen. Linkshemisphärische Kinder, die hauptsächlich in Wörtern denken und gerne vom Teil zum Ganzen gehen, haben beim Lesen einen enormen Vorteil gegenüber rechtshemisphärischen Schülern. Das linkshemisphärische Kind hat nur zwei Möglichkeiten bei der mentalen Verarbeitung von Wörtern: vor oder zurück. Das rechtshemisphärische Kind hat es dagegen mit einer schwindelerregenden Auswahl von Möglichkeiten zu tun: oben, unten, seitlich, in einem Winkel von 45 Grad, als Spiegelbild und so weiter.

John Philo Dixon erwähnt einen interessanten Aspekt der Legasthenie in *The Spatial Child*, wo er die Schwierigkeit des Legasthenikers erörtert, ein *b* von einem *d* zu unterscheiden. Dixon meint, diese Verwechslung von links und rechts sei in gewissem Sinne ein »natürliches Anpassungsphänomen«, das er folgendermaßen begründet: »Im Verlauf der Evolution war es von entscheidender Bedeutung, daß jedes Tier lernte, daß der Löwe, der nach links läuft, derselbe Löwe ist, der vorher nach rechts gelaufen war. Andernfalls hätten unsere tierischen Vorfahren denselben Löwen als zwei verschiedene Dinge wahrgenommen und Erfahrungen, die sie mit dem linken Löwen gemacht hätten, nicht auf den rechten Löwen angewendet. Es gibt Anhaltspunkte dafür, daß unser Gehirn – als Ergebnis dieser Notwendigkeit der Evolution – räumliche Information sowohl »realitätsgetreu« als auch seitenverkehrt kodiert. In der Welt der Dinge bedeutet das eine wertvolle Anpassungsleistung. In der Natur ist ein Löwe ein Löwe, ganz gleich, aus welcher Richtung man ihn betrachtet. Beim Lesen allerdings ist ein *b* nicht ein *d*. Wenn ein Kind Buchstaben eher als räumliche Objekte denn als Symbole behandelt, sind Verwechslungen von links und rechts ganz natürlich.«

Dixon meint, daß Leseschwierigkeiten das Ergebnis mangelhafter Lateralisation des Gehirns seien. Ein schlechter Leser benutzt zum Beispiel sowohl die linke als auch die rechte Hemisphäre, anstatt sich größtenteils auf die linke verbale Hemisphäre zu verlassen. Dieses Kind wirft wahrscheinlich eher mit der rechten Hand, hüpft aber auf dem linken Fuß. Ein hoher Prozentsatz legasthenischer Kinder weist diese Dominanzüberkreuzung oder Ambidextrie auf. Viele Experten stimmen darin überein, daß mangelhafte Lateralisation und Verwechslungen von links und rechts eng miteinander verbunden sind.

Legastheniker, besonders jene, die extrem rechtshemisphärisch sind, weisen viele der Merkmale hyperaktiver Kinder auf: Sie sind intelligent und haben geschärfte Sinne. Eine dieser Formen von besonderer Empfindsamkeit ist zweifellos die Hypersensitivität für Licht. Grelles Licht auf einer Buchseite kann Legasthenikern die Wörter verschwommen oder beweglich erscheinen lassen, was das Lesen mitunter zu einer verzweifelten Aufgabe macht. Das Kind kann Schwierigkeiten haben, Buchstaben und Wörter zu identifizieren, es wird Wörter oder ganze Zeilen überschlagen und wahrscheinlich beim Lesen schnell ermüden.

Legasthenie und Hyperaktivität überschneiden sich aber nicht immer, wie Hallowell und Ratey in *Zwanghaft zerstreut* darlegen: »Was ersteres betrifft, ADD tritt häufiger bei Legasthenikern auf als bei der Bevölkerung im allgemeinen. Umgekehrt kann von einem gehäuften Auftreten von Legasthenien bei der ADD-Population nicht die Rede sein. Anders ausgedrückt, für den Legastheniker ist die Wahrscheinlichkeit, daß er auch ADD hat, höher als für den durchschnittlichen Menschen; für den ADD-Kranken indes ist die Wahrscheinlichkeit, daß er auch Legastheniker ist, nicht höher als für den durchschnittlichen Menschen.«

Autismus

Tessa war ein rätselhaftes Kind. Im Alter von neun Jahren erschien sie, ein Einzelkind, eigentlich ganz »normal«. Sie war hübsch und blond und immer sehr gepflegt, wobei sie ungefähr drei Jahre älter aussah, als sie war. Tessa legte aber auch einige verblüffende Eigenheiten und Verhaltensweisen an den Tag. Wenn sie sprach, war ihre Stimme auf unheimliche Weise mono-

ton, tief und ausdruckslos. Ihre Entwicklung schien nur sehr verzögert abzulaufen. In einem Intelligenztest betrug ihr IQ nur 80. Als ich ihre Mutter fragte, was Tessa Spaß mache, sagte sie, das Mädchen lebe in einer Phantasiewelt. Sie spiele mit ihren Puppen oder mit imaginären Spielkameraden; diese Phantasiespiele seien unglaublich kompliziert und ausgetüftelt und wiesen für ein so junges Kind ungewöhnlich anspruchsvolle Dialoge auf. Viel Zeit verbrachte Tessa auch damit, sich in ritualhafte Handlungen zu vertiefen. Sie sagte Reime auf, schaukelte sich hin und her, ging in ihrem Zimmer im Kreis herum oder machte mit ihren Händen Bewegungen in der Luft.

Tessa hatte ein beispielloses visuelles Gedächtnis. Ihre Mutter staunte, daß Tessa sich an Orte erinnern konnte, die die Familie besucht hatte, als sie drei Jahre alt war, daß sie sie bis ins kleinste Detail beschreiben konnte, bis hin zu den Farben der Teppiche oder dem Geruch der Blumen im Zimmer. Tessa war auch ein extrem sensitives Kind. Sie spürte, wenn sich ein Gewitter näherte, noch bevor sich Gewitterwolken gebildet hatten. Ihre Mutter sagte, Tessa könne die Elektrizität in der Luft fühlen. Bei Ausbruch des Gewitters würde sie sich in ihrem Zimmer verkriechen und unter Kissen verstecken, weil der Donnerschlag zu schmerzhaft für sie sei.

Die Arbeit mit Tessa war mit nichts anderem zu vergleichen. Ich bemerkte sofort, daß sie mich mit prüfenden Augen beobachtete, mich in einer Weise musterte, wie ich noch nie gemustert worden war. Ich fühlte mich sehr unbehaglich dabei; ich hatte das deutliche Gefühl, daß sie mich analysierte, daß sie herauszufinden versuchte, ob sie mir trauen könne. Offensichtlich war sie mit dem, was sie sah, einverstanden, denn sie erlaubte mir, mit ihr zu arbeiten. Ich stellte fest, daß ihr Textverständnis hervorragend war, solange ich ihr vorlas. Sie selbst las jedoch gestelzt und langsam. Sie schien zu versuchen, die Wörter in Bilder umzusetzen, und quälte sich damit ab, Laute herauszubekommen. Ihre Mutter sagte mir, daß der Erziehungsberater der Schule ohne großen Erfolg versucht hätte, Tessa das Lesen mit einem Phonischen Ansatz beizubringen. Ich stellte fest, daß Tessa zwar völlig unfähig war, Wörter in der Reihenfolge ihrer Buchstaben zu visualisieren, sich aber alle Buchstaben und Klänge ohne Reihenfolge merken konnte. Das Wort Leuchtturm wurde so zum Beispiel zu Teulchtrum.

Nach nur einer Stunde mit Tessa war ich mir ziemlich sicher: Tessa war nicht nur ein rechtshemisphärischer, visueller Lerntyp, sondern sie war auch, wie ich ihrer Mutter mitteilte, höchstwahrscheinlich autistisch. Zwar bin ich kein Experte für Autismus, aber die Anzeichen waren offensichtlich. Tessa bekommt nun die besondere Hilfe, die sie braucht. Ihre Mutter versicherte mir, daß sie alles tun werde, was nötig sei, damit ihre Tochter ihre tatsächlichen Möglichkeiten ausschöpfen könne. Die Beharrlichkeit dieser Frau rettete wahrscheinlich das Leben ihres Kindes.

Autismus befindet sich auf dem äußersten rechten Ende des Gehirnkontinuums; er ist die ausgeprägteste Form von Hypersensitivität und Rechtshirn-Dominanz. Ronald Davis geht von derselben Prämisse aus, wenn er sagt: »Als Kind war ich Autist. Autismus ist wie eine Superlegasthenie mit weitaus stärkerer Desorientierung, die jedoch nicht wie bei der Legasthenie durch optische, sondern durch akustische Reize ausgelöst wird.« Davis meint, daß die Sinne dieser Personen von Eindrücken so überflutet werden, daß sie sich in sich selbst zurückziehen, um zu überleben. Autisten nehmen so viele Reize aus ihrer Umwelt auf, daß sie diese nicht mehr bewältigen und verarbeiten können. Wenn Autisten zwanghaft auf- und abgehen oder sich hin- und herwiegen, kann man das als einen Versuch deuten, Ordnung in das von ihnen wahrgenommene Chaos zu bringen.

Temple Grandin ist vielleicht die bekannteste Autistin. Sie hat über das Verhalten von Tieren promoviert und mehrere faszinierende Bücher über Autismus geschrieben. In ihrem neuesten Werk *Ich bin die Anthropologin auf dem Mars* schreibt sie beredt über ihre übersteigerte Hypersensitivität. So erinnert sie sich, daß sie es als Kind verabscheute, umarmt zu werden, und nennt die Umarmung eine »riesige, alles umspülende Flutwelle der Stimulation, und ich reagierte wie ein wildes Tier«. Grandin berichtet auch, daß laute Geräusche ihr tatsächlich Schmerz bereiteten; das Geräusch eines Föns erschien ihr wie das eines startenden Düsenflugzeugs.

Autisten sehen die Welt fast ausschließlich in Bildern. Grandin beschreibt ihren Verarbeitungsstil folgendermaßen: »Worte sind für mich so etwas wie eine Zweitsprache. Ich übersetze sowohl gesprochene als auch geschriebene Worte in vertonte farbige Kinofilme, die in meinem Kopf wie ein Video ablaufen. Wenn jemand mit mir spricht, werden seine Worte augenblicklich in Bilder umgewandelt. Sprachlich denkenden Menschen fällt es oft schwer, dieses Phänomen zu verstehen.« Während es linkshemisphärischen Personen schwerfällt zu begreifen, wie jemand in Bildern denken kann, nahm Grandin immer an, ihr visueller Verarbeitungsstil sei die Norm. Erst als Erwachsene erkannte sie, daß sie »anders« war.

Jetzt veröffentlicht sie umfangreiche Schriften über die besonderen Stärken von Autisten und beklagt, daß die Defizite häufig zu sehr betont und die Entwicklung der Fähigkeiten vernachlässigt würden. »Beispielsweise zeigt sich eine künstlerische Begabung häufig in einem frühen Alter. Bei Versammlungen haben mir Eltern, Lehrer und Menschen mit Autismus erstaunliche Zeichnungen von sehr jungen Kindern gegeben. Autistische Kinder, die nicht älter als sieben Jahre sind, zeichnen manchmal in dreidimensionaler Perspektive.« Autistische Teenager und Erwachsene müssen auf ihren Stärken aufbauen und ihre Interessen einsetzen. Sie sollten ermutigt werden, Fähigkeiten auf Gebieten wie Computerprogrammierung, Motorreparatur und Grafik zu entwickeln. Grandin selbst nutzte ihre räumliche Vorstellungskraft, um ein Drittel aller Anlagen zur Viehhaltung in den USA zu entwerfen.

Andere Autisten, die aus ihrem selbstauferlegten Exil herauskommen, offenbaren ihr rechtshemisphärisches Genie durch andere Arten räumlicher Fähigkeiten, durch ein wunderbares visuelles Gedächtnis oder in künstlerischen Begabungen. In diesem Zusammenhang muß ich an den komischen Kauz denken, den Dustin Hoffman in dem Film *Rain Man* spielte, einen Menschen, der voller Zwänge und Rituale steckt, aber ein ganzes Telefonbuch auswendig lernt. Die Psychologieprofessorin Ellen

Winner vom *Boston College* erörtert Autismus und »Savants« in ihrem Buch *Hochbegabt.* Über Autisten heißt es: »Sie haben ein exzellentes visuell-räumliches Vorstellungsvermögen, was sich zum Beispiel an ihrer Fähigkeit zeigt, verborgene Formen in Bildern zu erkennen, und an den hohen Punktwerten, die sie in zwei Bereichen von IQ-Tests – beim Blockdesign und der Objektverknüpfung – erreichen. Sie glänzen auch häufig bei Puzzles, die sie zusammensetzen können, ohne das Gesamtbild zu Rate zu ziehen.«

Winner beschreibt »Savants« als extreme Fälle hochbegabter Kinder mit besonders ausgeprägten Stärken und Schwächen. Wie Autisten hätten auch sie »hohe visuell-räumliche Fähigkeiten und schwere Defizite in der linkshemisphärischen Sprachfunktion«. Sie stellt fest, daß die außerordentlichen Begabungen gewöhnlich unter vier allgemeine Kategorien fallen: Musik (die meisten sind Pianisten), bildende Kunst (typisch sind realistische Zeichnungen), die Berechnung kalendarischer Daten und verblüffende Leistungen im Kopfrechnen. Zu jeder bemerkenswerten Stärke gibt es jedoch eine dazugehörige Schwäche. Im Falle von Autisten und »Savants« sind das typischerweise die Sprachbeherrschung und tiefgreifende zwischenmenschliche Probleme.

Manisch-depressive Erkrankung

Manisch-depressive Menschen (heute spricht man auch von einer bipolaren Störung) weisen ebenfalls rechtshemisphärische Merkmale auf. Ärzte, die die feineren Anzeichen dieser Störungen nicht kennen, könnten die bipolare Störung durchaus mit Hyperaktivität verwechseln. Eine Person mit Hyperaktivität kann zwar auch unter Stimmungsumschwüngen leiden, diese Höhen und Tiefen sind aber längst nicht so ausgeprägt – oder so lähmend – wie jene, die mit der manisch-depressiven Erkrankung einhergehen. John Ratey und Catherine Johnson, bezeichnen die bipolare Persönlichkeit in *Shadow Syndromes* als einen Charakter, der »sich erfreut an dem Getümmel und den Freuden des Lebens«. Diese Menschen zeigen extreme Stimmungsumschwünge, die durch tiefe, starke Gefühle der Depression, gefolgt von Perioden der Euphorie, gekennzeichnet sind.

Ich habe während meiner Arbeit ungefähr ein Dutzend Schüler kennengelernt, bei denen die Diagnose bipolare Störung gestellt worden war. Ihre Stimmungsumschwünge waren extrem. Dabei waren viele hochbegabt auf den Gebieten der Kunst und des kreativen Schreibens. An ihren »guten« Tagen arbeiten sie großartig und können wunderbare Skulpturen oder außergewöhnliche Gedichte erschaffen. Zu anderen Zeiten werden sie von tiefer Depression – sogar von Selbstmordgedanken – und von Unproduktivität gequält. Ihre Gabe ist zugleich auch ihr Fluch.

Schizophrenie

Auch auf der linken Seite des Gehirnkontinuums können wir erstaunliche Extreme finden. Der Psychologe George Dorry weist auf das Beispiel des Schizophrenen hin, dessen linke Hemisphäre so stark ausgeprägt ist, daß er in einem »Wortsalat« spricht. Der Schizophrene hat nicht immer die Kontrolle über seine kognitiven Fähigkeiten und überschreitet manchmal die Grenze zwischen Realität und Irrealität. Er kann sich zwar oft angepaßt verhalten, aber wenn seine Neurochemie überstimuliert ist oder aus dem Gleichgewicht gerät, kann er, wie Dorry sagt, »im Gespräch willkürlich Worte auswerfen und schneller sprechen als ein New Yorker Taxifahrer.«

Der Zusammenhang zwischen Hochbegabung und Hyperaktivität

Alle Kinder sind auf irgendeine Weise begabt, auch wenn die Standarddefinition des hochbegabten Kindes besagt, daß es sich bei ihm um einen Menschen handelt, der (gemessen am Stanford-Binet Intelligenz-Test der *American Psychological Association*) einen Intelligenzquotienten von mehr als 136 hat. Ungefähr ein Prozent der Bevölkerung entspricht dieser Definition.

Wir gewinnen erst allmählich eine Vorstellung von der beachtlichen Überschneidung zwischen der Gesamtheit der Schüler, die als hochbegabt gelten, und der Gruppe der Kinder mit der Diagnose ADD. Während meiner ersten Jahre als Lehrer arbeitete ich fast ausschließlich mit hochbegabten Kindern, deren Leistungen nicht ihren Begabungen entsprachen. Damals hatten die meisten von uns noch nichts von der Aufmerksamkeitsstörung mit Hyperaktivität gehört. Ich probierte viele verschiedene Methoden aus und entdeckte, daß visuelle Lerntechniken außergewöhnlich gut bei den meisten hochbegabten Kindern funktionierten.

Seit 1990 kamen allmählich ganz andere Kinder zu mir. Klienten und Kinderärzte fingen an, meinen Namen an besorgte Eltern von Kindern mit dieser neuen Sache, ADD genannt, weiterzugeben. Ich war mit dieser Störung nicht vertraut, aber ich war neugierig auf diese neue Art Kind. Ich brauchte nicht lange, um herauszufinden, daß meine Lehrmethoden bei diesen Kindern genauso wirkungsvoll waren wie bei den hochbegabten Kindern. Ich entdeckte, daß hyperaktive Kinder denselben Perfektionismus und dieselben übersteigerten sensorischen Merkmale haben wie rechtshemisphärische, begabte Schüler. Ich stellte die Hypothese auf, daß bei hochbegabten Kindern eher Hyperaktivität diagnostiziert würde, und daß umgekehrt die Wahrscheinlichkeit bei Kindern mit der Diagnose Hyperaktivität größer sei, daß sie begabt sind. Das heißt nicht, daß alle hochbegabten Kinder das Aufmerksamkeitsdefizit-Syndrom haben oder daß alle aufmerksamkeitsgestörten Kinder hochbegabt sind, aber es macht deutlich, daß es eine *signifikante Überschneidung* zwischen diesen beiden Gruppen gibt.

Neuere Forschungen bestätigen meine Hypothese. Eine Untersuchung weist darauf hin, daß bei hochbegabten Kindern mit größerer Wahrscheinlichkeit irrtümlich ADD diagnostiziert wird. Mit anderen Worten: Viele begabte Kinder sind zwar geistig und körperlich aktiv, aber sie sind nicht *hyper*aktiv, auch wenn sie so bezeichnet werden. Auch Dorry hat bei seinen klinischen Beobachtungen einen Zusammenhang zwischen Begabung und Hyperaktivität festgestellt und erklärt, daß hyperaktive, aufmerksamkeitsgestörte Kinder oft überdurchschnittlich intelligent seien. Ebenso sei es möglich, daß hochbegabte Kinder mehr Merkmale aufwiesen, die der Aufmerksamkeitsstörung mit Hyperaktivität ähnelten.

Mein Programm funktioniert außerordentlich gut bei begabten Schülern – unter einem Vorbehalt: sie müssen zumindest *etwas* rechtshemisphärisch veranlagt sein. Sie können herausfinden, ob Ihr begabtes Kind mit diesem Programm Erfolgschancen hat, indem Sie sich fragen: Ist mein Kind jetzt schon gut in der Schule? Wenn ja, hat es wahrscheinlich eine dominante linke oder zwei gleichwertige Hemisphären, und Sie werden dieses Buch vermutlich nicht lesen. Wenn Ihr begabtes Kind sein Leistungspotential jedoch nicht ausschöpfen kann, ist die Wahrscheinlichkeit groß, daß es rechtshemisphärisch und visuell begabt ist und daß das Schulsystem ihm nicht gerecht wird.

Bei rechtshemisphärischen Kindern mit einem IQ von 125 oder mehr, die frustriert und schlecht in der Schule sind, werden Sie innerhalb kurzer Zeit gute Ergebnisse erzielen. Dies sind die Kinder, mit denen ich am liebsten arbeite, weil man auf diese Weise schon innerhalb kurzer Zeit durchschlagende Erfolge erzielen kann. Am schwierigsten ist die Arbeit mit diesem Programm bei einem Kind mit einem IQ von 120 oder mehr, das extrem linkshemisphärisch ist. Es kommt selten vor, daß eines dieser Kinder besonderen Nachhilfeunterricht braucht, und wenn das der Fall ist, liegen die Gründe dafür oft eher in familiären oder psychischen Problemen. Ich kann diesen Kindern nur minimale Hilfe anbieten und überweise sie deshalb an einen Lehrer, der auf das Einüben und Wiederholen von Lernstoff spezialisiert ist.

Vor kurzem hatte ich ein wunderbares Erlebnis. Ich war zu Gast bei einer Klasse hochbegabter Schüler, die von einem ausgezeichneten, rechtshemisphärisch orientierten Lehrer unterrichtet wurde. Dies ist die Art von Unterricht, die wir an der Schwelle zum 21. Jahrhundert zunehmend fördern müssen. Es geht darum, die Stärken dieser Kinder zu nutzen, anstatt sie als lernbehindert abzustempeln und auf ihren Schwächen herumzureiten. Vielleicht sind dies die Kinder, die uns aufgrund ihrer innovativen Kraft, ihrer Kreativität und ihrer holistischen Denkfähigkeiten in das neue Jahrtausend führen werden.

3.

Der Konflikt zwischen der Traditionsschule und rechtshemisphärischen Kindern

»Mangel an Aufmerksamkeit gibt es, seit Lehrer Schülern Dinge beizubringen versuchen, für die sie selbst kein Interesse haben. In den meisten Fällen sollte man es nicht als Lernbehinderung, sondern als *Lehr*behinderung bezeichnen.«

Ronald D. Davis, *Legasthenie als Talentsignal*

»Für unsere Gesellschaft und die ganze Welt werden Bilder immer wichtiger. Aber viele unserer Institutionen, besonders unsere Schulen, haben dies noch nicht erkannt.«

Thom Hartmann, *Beyond ADD*

»Die Qualen, die ein Kind erlebt, das versucht, sich dem von Sprache beherrschten Unterricht anzupassen, können sich nur diejenigen vorstellen, die selbst unter der ›Alice im Wunderland‹-Erfahrung gelitten haben, der Erfahrung, sich an einem Ort zu befinden, wo nichts einen Sinn ergibt.«

John Philo Dixon, *The Spatial Child*

Warum sind wir mit einer Krise der Erziehung konfrontiert? Ich möchte behaupten, daß das traditionelle Schulsystem selten Wert auf kreatives, kritisches Denken gelegt hat. Überspitzt gesagt, haben die Schulen immer Absolventen hervorgebracht, die zwar gut im »Wiederkäuen« von Gelerntem sind, denen aber Problemlösungsfähigkeiten fehlen. Die Kinder lernen eher, Autoritäten anzuerkennen als sie in Frage zu stellen. Deshalb fehlt ihnen oft die Fähigkeit, Zusammenhänge zu durchschauen und neue, schöpferische Gedanken zu entwickeln. Die traditionelle

Schule, die den Wert von Ordnung, Übung und Wiederholung betont, leistete wahrscheinlich anständige Arbeit, als die Kinder noch eher linkshemisphärisch, weniger hyperaktiv und nicht so überreizt waren. Das Problem ist, daß Schüler heute *grundlegend anders* sind. Unsere Klassenräume werden von einer neuen Generation rechtshemisphärischer, visuell orientierter Kinder überschwemmt. Während unser Schulsystem in der Regel mit denselben Lehrmethoden operiert, die vor Jahrzehnten modern waren, fällt es Schülern immer schwerer, auf diese Weise zu lernen. Im selben Maße, in dem unsere Kultur visueller wird und die Hemisphärendominanz sich nach rechts verlagert, verbreitert sich die Kluft zwischen Lehrern und Schülern. Unsere Unterrichtsmethoden passen nicht mehr zu dem Denkstil vieler Kinder.

Betrachtet man die Geschichte der Pädagogik, so muß man leider feststellen, daß das traditionelle Schulsystem mit dem Ziel gegründet wurde, eine Gesellschaft pflichtbewußter, gehorsamer Fußsoldaten heranzuziehen. Thom Hartmann legt dies überzeugend in seinem Buch *Beyond ADD* dar. Er versetzt uns in das Preußen des frühen 19. Jahrhunderts, das berühmt für seine erbarmungslose und tüchtige Armee war – bis die preußische Armee durch Napoleon ihre Niederlage erlitt. Dies erschütterte die Führer Preußens so sehr, daß sie sich fragten, warum ihre Soldaten so schwach geworden seien. Der Philosoph Johann Gottlieb Fichte klagte in seinen *Reden an die deutsche Nation* das preußische Schulsystem an und sagte, die Schulen hätten es versäumt, gefolgsame Schüler auszubilden. Er behauptete, aus dreisten, undisziplinierten Schülern würden ungehorsame und rebellische Soldaten werden.

Im Jahre 1819 begründete der preußische König ein allgemeines, verbindliches Schulsystem. Es hatte das Ziel, pflichtbewußte Kinder heranzuziehen, die Befehlen folgen und später siegreiche Soldaten werden würden. Diese Strategie war zunächst auch erfolgreich. Während der nächsten fünf bis sechs Jahrzehnte wurde Preußen zu einer führenden industriellen und militärischen Macht, die von anderen Ländern beneidet wurde. Regierungen aus der ganzen Welt entsandten ihre Vertreter, die untersuchen sollten, was Preußens Erfolg ausmachte. Auch Horace Mann, einer der einflußreichsten Vertreter der amerikanischen Pädagogik, wurde nach Preußen geschickt. Als er zurückkehrte, schwärmte er davon, wie Preußens diszipliniertes Schulsystem Amerika helfen könne, soziale Mißstände zu beseitigen, den »Wilden Westen« zu zähmen und die Arbeiterschaft zu motivieren. So sollte das von Preußen entlehnte Erziehungsmodell in Amerika ganz in den Dienst des wirtschaftlichen Aufschwungs gestellt werden. Bezogen auf deutsche Verhältnisse wäre es eine Untersuchung wert, herauszufinden, inwiefern das traditionelle Schulsystem nicht auch die Entstehung des Nationalsozialismus und seinen Führerkult begünstigt hat.

Sicherlich sind nicht alle Schulen und Lehrer einseitig auf die Betonung traditioneller, linkshemisphärischer Fähigkeiten ausgerichtet, doch den Lehrerberuf wählen häufig Personen mit einer entsprechenden Veranlagung. Charlotte ist eine Grundschullehrerin und die am stärksten linkshemisphärisch veranlagte Persönlichkeit, die ich je getroffen habe. Sie war fasziniert von einem Vortrag, den ich über unterschiedliche Lernstile hielt, weil sie immer angenommen hatte, daß jeder auf die gleiche Weise lernt.

Charlotte erzählte mir von der Leidenschaft, mit der sie Listen erstellen und ihr Haus ebenso wie ihre Schulklasse tadellos in Schuß halten würde. Sie gab zu, nicht sehr kreativ zu sein, meinte aber auch, daß sie Pünktlichkeit, Sauberkeit und Zuverlässigkeit mindestens so wichtig fände. Auch träume sie nie in farbigen Bildern und ihre Träume seien keine Symbole für das, was in ihrem Leben passiere. Sie war erstaunt darüber, daß es tatsächlich Menschen gibt, die durch Visualisieren buchstabieren können. Sie sagte, sie könne sich nie das von einem Wort bezeichnete Bild vorstellen. Sie könne nur buchstabieren, indem sie Wörter in phonetische Einheiten von jeweils zwei bis vier Buchstaben aufteile. Charlotte war sprachlos, als ich 27 mit 29 im Kopf multiplizierte.

Charlottes Leseverständnis war durchschnittlich: sie ging langsam vor und wiederholte die Wörter im Kopf. Sie benutzte die Phonische Methode, um ihre Sonderschüler lesen zu lehren. Diese Methode, bei der die Schüler Beziehungen zwischen Lauten und Buchstaben erlernen, um sich Wörter zu erarbeiten, erschien ihr sinnvoll. Es war ihr ein Rätsel, warum viele ihrer Schüler diesen Ansatz nicht begriffen. So fällt es linkshemisphärischen Menschen häufig schwer, von der eigenen Denkweise abzusehen und die Dinge aus der Perspektive eines anderen zu betrachten. Ihnen fehlen räumliche Fähigkeiten, so daß sie den Lernstil eines rechtshemisphärischen Kindes oft nicht zu verstehen vermögen, und sich auch nicht vorstellen können, daß man die Welt auch anders auffassen kann.

Ich glaube, es gibt eine Menge Charlottes, die unsere Kinder unterrichten; das Schulsystem ist ein bequemer Ort für »Linkshirner«. Als Schüler fühlten sie sich wohl in ihrer Klasse und gediehen im linkshemisphärischen Unterricht mit seiner Betonung von Ordnung und Regeln. Sie schätzen die Vorhersehbarkeit und Vertrautheit der schulischen Umgebung und blühen auf, wenn sie ihre Unterrichtsstunden vorbereiten, Schönschrift und Hausaufgaben korrigieren. Sie möchten sich dem System gegenüber, das sie früher so reich belohnte, dankbar erweisen.

Es sei kein Zufall, meint George Dorry, daß vorwiegend Frauen im Lehrberuf arbeiten: denn Frauen wiesen häufiger eine linkshemisphärische, linguistische Form der Intelligenz auf. Dies läßt sich bis in die Grundschule zurückverfolgen, wo – wie gut belegt ist – die Mädchen sprachliche Fähigkeiten viel früher als die Jungen entwickeln.

Rechtshemisphärische Menschen scheuen dagegen eher vor dem Lehrerberuf zurück. Sie assoziieren die Schule häufiger mit negativen Erlebnissen. Deshalb wollen sie auf keinen Fall Teil eines Systems werden, das ihnen das Gefühl gab, unfähig zu sein. Rechtshemisphärische Menschen, die dennoch Lehrer werden, tun dies gewöhnlich, um das System zu verändern. Sie entscheiden sich für die Pädagogik aus der Sicht eines Missionars, der geschehenes Unrecht korrigieren will. Oft werden sie jedoch durch die Rigidität, den Papierkram und die Erziehungspolitik desillusioniert und wechseln vielleicht sogar in andere Berufe.

Meine Erfahrungen mit dem Unterricht an staatlichen Schulen begannen im Jahre 1972, als ich – eifrig und idealistisch – eine Stelle an einer High School in New Jersey annahm. Ich erwarb schnell den Ruf eines energischen, aber innovativen Lehrers. Beispielsweise gab ich meinen Philosophieschülern nicht etwa eine Reihe von Referaten auf, sondern veranstaltete eine lebhafte Debatte über die Unterschiede zwischen den Theorien von Sigmund Freud und C.G. Jung. Ich freute mich, daß meine Schüler diese Herausforderung mit solch großer Begeisterung und Energie annahmen.

Ich erinnere mich, daß ich von mir dachte, das Zeug zu einem guten Lehrer zu haben. Mein Vorgesetzter war offensichtlich anderer Meinung. Mein Erfolg, das Interesse der Schüler für Philosophie geweckt zu haben, wurde nicht bemerkt. Statt dessen ermahnte er mich, weil ich den Eltern ein Informationsblatt einen Tag zu spät gegeben hatte. Mein größter Fehler in den Augen meines Vorgesetzten war vielleicht, daß ich gute Beziehungen zu meinen Schülern unterhielt, die mich oft auch wegen persönlicher Probleme wie der Scheidung der Eltern oder Ärger zu Hause um Rat fragten. Mein Verhalten war zwar immer freundlich und hilfsbereit, aber es wurde von meinem Vorgesetzten als »berufswidrig« angesehen und schien ihm geeignet, die Distanz, die zwischen Schüler und Lehrer einzuhalten sei, zu untergraben. Weil ich anders war, wurde angenommen, ich sei »schwierig«. Mein einjähriger Lehrvertrag wurde nicht verlängert.

Da die meisten Lehrer linkshemisphärische Menschen sind und dazu neigen, so zu lehren, wie sie lernen, ist es nur folgerichtig, daß sie linkshemisphärische, lineare Intelligenz belohnen werden. Beweise dafür gibt es in der heutigen Literatur über aufmerksamkeitsgestörte Kinder und andere Lernbehinderungen in Hülle und Fülle. Thom Hartmann stellt zutreffend fest, daß Lehrer noch immer vor der Klasse dozieren und Lektüren aufgeben – also linkshemisphärische Lehrmethoden anwenden –, obwohl unsere Kinder von Geburt an darauf konditioniert werden, durch visuelle Mittel zu lernen. In manchen Situationen könnten Lehrer ebensogut eine fremde Sprache sprechen – sie werden von den Kindern nicht verstanden. »Bis unsere Kinder wieder lernen, akustische Information gut zu verarbeiten (unwahrscheinlich, da in jedem Haushalt ein Fernseher steht), oder bis unsere pädagogischen Institutionen einen alternativen, mit visuellen Mitteln arbeitenden Unterricht anbieten (unwahrscheinlich angesichts leerer Kassen), werden wir eine Menge von Kindern haben, die scheinbar einfach nicht lernen können. Die Diagnose ADD wird immer häufiger gestellt werden.«

Es gab eine Zeit, vielleicht vor einer Generation, als man noch häufig Schüler der Mittel- und Oberstufe fand, die ihre Lehrer bewunderten und respektierten. Heutzutage ist das leider eine seltene Ausnahme. Ich beobachte, daß eine wachsende Zahl von Schülern sagt, sie hätten keine Beziehung zu ihren Lehrern. Das trifft nicht nur auf schlechte Schüler und Schulabbrecher zu, sondern gilt auch für ausgezeichnete Schüler. Ich arbeite mit vielen Jugendlichen, die gute Noten haben, und sie sind fast ohne Ausnahme ein zynischer Haufen. Kein Tag vergeht, ohne daß ich Kommentare höre, wie »Meine Lehrer sind alle verrückt«, »Ich habe noch nie einen Lehrer getroffen, der nicht ein völliger Trottel ist«, oder »Warum bringen sie uns nicht etwas bei, *irgend etwas*, das nicht ein Haufen sinnloser Scheiße ist?«. Dies sind 17 Jahre alte Zyniker, die gute Noten bekommen – nicht weil sie die Schule mögen, sondern weil sie einen guten Notendurchschnitt brauchen, um studieren zu können oder eine Lehrstelle zu bekommen. Viele von ihnen wollen einfach ihre Eltern nicht enttäuschen.

Ich muß ehrlich sagen, daß ich in all den Jahren der Arbeit mit begabten, rechtshemisphärischen und unkonzentrierten, hyperaktiven Kindern selten gehört habe, daß ein Kind oder ein Jugendlicher seine Erlebnisse in der Schule als nützlich, interessant oder fröhlich beschrieben hat: ein ziemlicher Wandel von einer Generation zur nächsten. Für viele Schüler meiner Generation waren die Schuljahre eine wunderbare, bereichernde Zeit, die in ihnen die Freude am Lernen weckte. Dies waren die Schüler, die später studierten und ihr ganzes Leben lang nicht aufhörten zu lernen. Es ist ein vernichtendes Urteil für unser Erziehungssystem, daß es jetzt von denselben Schülern, die in ihm Ausgezeichnetes leisten, als wertlos angesehen wird.

4.

Grundregeln für die Arbeit mit dem hyperaktiven Kind

»Sehen Sie Ihr Kind nicht als...	Sehen Sie es als...
hyperaktiv	*energisch*
impulsiv	*spontan*
zerstreut	*kreativ*
Tagträumer	*phantasievoll*
unaufmerksam	*offen für neue Eindrücke*
unberechenbar	*flexibel*
streitsüchtig	*unabhängig*
störrisch	*engagiert*
reizbar	*sensibel*
aggressiv	*selbstbewußt*
unkonzentriert	*einzigartig*«

Thomas Armstrong, *The Myth of the ADD Child*

Jetzt, da Sie ein klares Bild von den besonderen Eigenschaften des rechtshemisphärischen hyperaktiven Kindes haben, wenden wir uns jener Form von Arbeit zu, die seine Begabungen optimal fördern soll. Der Vorzug dieses Programms liegt in seiner Einfachheit. Sie müssen kein ausgebildeter Pädagoge sein, um mit Ihrem Kind zu Hause zu üben und ihm zu helfen, seine Fähigkeiten zu entdecken. Sie können dieses Buch auch dem Lehrer oder der Lehrerin Ihres Kindes oder einem Nachhilfelehrer zeigen und ihn oder sie bitten, diese Methoden mit Ihrem Kind auszuprobieren. Zwar lernen alle Kinder mit der ihnen eigenen Geschwindigkeit, aber wenn Ihr Kind einen visuellen, rechtshemisphärischen Lernstil hat und Sie ein paar Grundregeln beachten, können Sie greifbare Ergebnisse schon innerhalb einiger Wochen erzielen.

Üben Sie keinen Druck aus

Wir möchten alle nur das Beste für unsere Kinder, und deshalb würden wir sie gerne antreiben, damit sie ihre Potentiale auch bestmöglich verwirklichen. Aber bei hyperaktiven Kindern hat zu viel Druck die unbeabsichtigte Auswirkung, daß sie sich schließlich verweigern. Andreas und David sind gute Beispiele dafür, was passieren kann, wenn sehr sensible, rechtshemisphärische Kinder von wohlmeinenden Eltern und Lehrern bedrängt werden.

Andreas ist ein netter blonder Junge von sieben Jahren. Für sein Alter ist er ziemlich klein und zart. Er besucht die zweite Klasse, und trotz aller Bemühungen seiner Lehrerin, trotz seiner Intelligenz, kann der Junge noch nicht lesen. Andreas hat eine sehr engagierte Mutter, die ihn ständig wegen seines Erinnerungsvermögens und seiner Intelligenz lobt und alle ihre Freunde darauf hinweist, was für ein begabtes Kind er sei. Andreas empfindet die Prahlerei seiner Mutter jedoch als Druck, seiner »Begabung« gerecht zu werden. Als intelligenter Junge ist er geschickt darin, Wege zu finden, das Lesen und andere Aufgaben, die er vielleicht nicht perfekt erledigen wird, zu umgehen. Er sagt sich, daß er ja nicht versagen könne, wenn er etwas gar nicht erst versuche.

Ich habe Andreas mehrere Monate lang einmal wöchentlich unterrichtet und ihn mit Hilfe der visuellen Methode, die ich später in diesem Kapitel beschreiben werde, lesen gelehrt. Ich versuchte nicht, ihm Laut-Buchstabe-Beziehungen beizubringen, sondern machte mir sein wunderbares Gedächtnis zunutze. Er hat gelernt, daß Lesen Spaß machen kann und beherrscht es jetzt ziemlich gut. Leider ist die Geschichte damit nicht zu Ende, denn der Druck seiner Mutter verlagerte sich nun einfach auf andere Gebiete. Sie bedrängt ihn ständig, mit seinen Hausaufgaben fertig zu werden, perfekte Ergebnisse in Rechtschreibtests zu erzielen und die meisten Tore seiner Fußballmannschaft zu schießen. Andreas kann die hohen Erwartungen seiner Mutter nicht erfüllen.

Mit elf Jahren geht Andreas so weit, in einem Brief seinen Selbstmord anzukündigen und das geladene Gewehr seines Vaters mit in sein Schlafzimmer zu nehmen. Seine Mutter greift ein, bevor er sich Schaden zufügen kann, schreit ihn an, weil er an so etwas Törichtes denke und schließt alle Waffen im Haus weg. Als ich ihn später frage, warum er sich umbringen will, antwortet Andreas: »Dieses Leben macht mich einfach fertig. Egal, was ich tue, es ist ihr nicht gut genug. Ich bin immer der Verlierer.«

David ist neun Jahre alt. Er bringt ein Zeugnis nach Hause, auf dem er nur eine Zwei und sonst lauter Einsen hat. Anstatt seine Leistung anzuerkennen, sagt sein Vater: »Was ist mit der Zwei? Würdest du dir noch etwas mehr Mühe geben, könntest du nur Einsen haben. Du mußt dich einfach mehr anstrengen.« David reagiert darauf, indem er im nächsten Halbjahr nur schlechte Noten nach Hause bringt. Als ich ihn darauf anspreche, zuckt er mit den Achseln und sagt: »Wenn mein Vater mich wegen einer Zwei kritisiert, was kann ich dann noch erwarten? Ich könnte genausogut nur Sechsen bekommen. Sie werden das gleiche sagen, nur noch lauter. Wenigstens mache ich mir dann keine Hoffnungen, die doch wieder enttäuscht werden.« Was David damit sagt, ist: Wenn es dir nicht gelingt, daß dein Vater stolz auf dich ist, kann er sich genausogut deiner schämen. Sei der Beste darin, der Schlechteste zu sein.

Einer meiner hyperaktiven Schüler, der sechzehnjährige Ben, haßt die Schule. Ben schrieb dieses bittere und schmerzliche Gedicht darüber, was es heißt, mit dieser Diagnose zu leben.

Der Ausgestoßene

Ich war immer der Ausgestoßene,
Der, über den man sich lustig macht,
Der, der als letzter gewählt wird,
Der, der vom Lehrer isoliert wird,
Der, der als erster vertrieben wird,
Der, der nie geliebt wird,

Ich habe seit der Geburt den gehaßt, der ich war,
Ich habe immer gewußt, ich bin anders,
Ich würde immer der letzte sein, der geliebt wird,
Jeder wußte es,
Aber niemanden kümmerte es jemals,
Ich habe mich immer vor der Wahrheit versteckt,
Ich wollte nie allein sein,
Ich wollte nie auf der Strecke bleiben,
Ich habe die Welt da draußen immer gehaßt,
Ich kann die Gegenwart eines anderen nicht aushalten,
Ich bin niedergeschlagen worden,
Aber ich bin nie aufgestanden, um zurückzuschlagen,
Ich habe immer die andere Wange hingehalten,
Den Staub abgewischt,
Nur um wieder niedergeworfen zu werden.
Ich habe beschlossen,
Daß der einzige Weg, zu entkommen,
Diesem schweren Leben zu entfliehen,
Ist, es zu beenden ...
Ein ganzes Leben lang übersehen zu werden,
Ist vernichtend,
Es ist schrecklich für ein Kind,
Mit dieser Last zu leben,
Es hat lange gedauert,
Diesen Problemen ins Gesicht zu sehen.
Jetzt bin ich wütend auf die, die meinen Weg durchkreuzten,
Und werde jeden, der es wieder tut, vernichten.

Welch ein Zorn! Ben, Andreas und David sind extreme Beispiele dafür, was Pauschalurteile und elterlicher Druck Kindern antun können, besonders Kindern, die so sensibel und intelligent sind wie diese. Es gibt zwar Kinder, die gut mit Druck zurechtkommen und die Herausforderung genießen, die darin liegt, etwas Neues auszuprobieren, erst Mißerfolg zu haben und diesen dann zu überwinden. Aber unter Menschen mit ADD sind sie selten zu finden.

Jacqulyn Saunders und Pamela Espeland schreiben in ihrem Buch *Bringing Out the Best* über die lähmenden Auswirkungen des Perfektionismus: »Viele hochbegabte Kinder verwechseln ihre Fähigkeit mit dem Wert ihrer Person und bestimmen diesen Wert durch ihre Leistungen. Sie werden zu Perfektionisten – zu

Gefangenen ihres eigenen Erfolgs, für die nur das Beste gut genug ist.«

Wenn Sie mit Ihrem Kind üben, sollte Ihnen von Anfang an klar sein, daß es schon ein Perfektionist ist und sich selbst äußerst hart beurteilt. Zwang wird bei diesen Kindern nicht funktionieren und auch nicht das Aufzeigen jeden Fehlers. Es mag schwierig sein, aber Sie sollten alle Erwartungen, die Sie in Ihr Kind setzen, zurückstellen. Es ist sehr einfühlsam und haßt es, Sie zu enttäuschen. Die Versagensangst kann übermächtig werden, wenn es spürt, daß Ihre Erwartungen zu hoch sind. Es wird eher aufgeben, als das Risiko eingehen, etwas zu versuchen und Sie zu enttäuschen.

Thomas West bemerkt, daß Personen mit Legasthenie und anderen Lernbehinderungen in der Jugend und dem frühen Erwachsenenalter oft eine Krise durchmachen. Sie kämpfen mit dem inneren Konflikt zu wissen, daß sie große Talente, aber auch beträchtliche Schwierigkeiten haben. Natürlich sind es die Schwierigkeiten, denen die ganze Aufmerksamkeit gilt. »Dieses Gefühl kann bei Hochbegabten besonders stark sein«, schreibt West. »Sie fühlen den schmerzhaften Konflikt zwischen ihrem Wissen, daß sie, zumindest auf einigen Gebieten, wirklich Hervorragendes leisten können, und der Tatsache, daß ihre Fähigkeiten und beurteilte Leistung auf anderen Gebieten eindeutig schwach sind. Sie fühlen, daß sie etwas zu geben haben, wissen aber nicht, wie sie es erreichen können, daß ihre Arbeit akzeptiert wird. Allzuoft können die besonderen Begabungen von ihren Mängeln und unerklärlichen Schwierigkeiten völlig überdeckt werden. Und die ganze Zeit über legen ihre Lehrer und Eltern dieses verwirrende Bild nur als Dummheit, Faulheit oder mutwillige Widerspenstigkeit aus.«

Um den Druck auf Ihr Kind möglichst gering zu halten, sollten Sie sich ganz ungezwungen verhalten, wenn Sie mit dem Programm beginnen. Sie könnten vorschlagen: »Tommi, warum setzen wir uns nicht heute abend nach dem Essen hin und lesen etwas Besonderes – nur du und ich?« Sie könnten eine Belohnung versprechen, vielleicht ein Lieblingsspiel Ihres Kindes, wie Tischfußball oder ein Mühlespiel. Ihre freundliche und beiläufige Art wird ihm zu verstehen geben, daß es keinen festen Plan und keine Erwartungen gibt.

Schließlich sollten Sie – wann immer Sie können – betonen, wie sehr Sie Ihr Kind lieben, ganz gleich was passiert. In *Bringing Out the Best* gibt es ein Spiel, das ich besonders ansprechend finde. Es heißt »Ich-habe-dich-lieb-weil«, und es kann überall gespielt werden, auch in Wartezimmern und auf langen Autofahrten. Die Autorinnen raten: »Fangen Sie an, indem Sie Ihrem Kind sagen: ›Weißt du, warum ich dich liebhabe? Ich habe dich lieb, weil ....‹ Setzen Sie etwas Passendes ein. Dann ist Ihr Kind dran und dann wieder Mutter oder Vater. Die Gründe zum Liebhaben sollten ein weites Spektrum abdecken – von Sommersprossen bis Schwimmengehen, bis hin zu guten Kenntnissen im Rechnen oder Lesen. Sie können auch ruhig Quatsch machen: ›Ich habe dich lieb, weil der Himmel blau ist‹ ist kindgemäßer Humor, aber es besagt auch, daß Ihr Kind es wert ist, geliebt zu werden, einfach weil es ein Teil der Schöpfung ist, wie der Himmel.

»Das Spiel ist zu Ende, wenn Sie sagen: ›Ich habe dich lieb, weil du ... bist.‹ Jetzt setzen Sie den Namen Ihres Kindes ein.«

Benutzen Sie positive Verstärkung

Belohnen Sie besonders am Anfang Anstrengungen, nicht Ergebnisse. Die Ergebnisse werden später kommen, wenn das Selbstvertrauen Ihres Kindes und seine Lernbegeisterung gestiegen sind. Loben Sie immer, kritisieren Sie Ihr Kind nicht. Wenn Ihr Kind einen Fehler macht, gehen Sie darüber vorläufig hinweg, so schwer es Ihnen auch fällt. Die Zeit, Fehler (sanft) zu korrigieren, ist gekommen, wenn es die Aufgabe beendet hat, und Sie seine Bemühungen enthusiastisch gelobt haben.

Es gibt eine richtige und eine falsche Art zu loben. Versuchen Sie verallgemeinernde Feststellungen zu vermeiden wie: »Ich bin so stolz auf dich«, »Du bist solch ein Genie!« oder »Du wirst bald das klügste Kind deiner Klasse sein«. Diese Kommentare sind zwar gut gemeint, könnten aber von Ihrem Kind als zusätzlicher Druck mißverstanden werden. Es ist viel besser, genau das zu bestätigen, was Ihr Kind gut macht: »Ich finde es toll, daß du dich so gut konzentrieren kannst«, »Du gibst dir wirklich große Mühe mit dieser Mathematikaufgabe«, »Ich wette, du bist stolz, dieses schwere Wort buchstabieren zu können!«. Nehmen Sie sich selbst zurück und gönnen Sie Ihrem Kind den Erfolg. Dies wird seinen Drang, sich auszuzeichnen, dämpfen und Sie davon abhalten zu nörgeln. Ihr Kind sollte verstehen, daß es die Leistungen für sich selbst erreicht, nicht um Ihnen zu gefallen.

Lob ist besonders wichtig bei rechtshemisphärischen Kindern, die besonders intensiv fühlen. Linkshemisphärische Kinder haben eine weniger starke Neigung, Kritik zu verinnerlichen; sie werden logischer mit Korrekturen und Vorschlägen umgehen, ohne diese persönlich zu nehmen. Das rechtshemisphärische Kind, das emotionaler und empfindlicher ist, wird die Kritik unverhältnismäßig stark empfinden und unfähig sein, aus der Erfahrung zu lernen. Wenn Sie ihm zehn gute Merkmale seiner Arbeit nennen, dabei aber ein kleineres Gebiet nennen, auf dem Verbesserung nötig ist, wird es diese eine negative Bemerkung sein, an die es sich erinnert und die es unverhältnismäßig aufbauscht.

Setzen Sie sich hohe Ziele

Glauben Sie an die Fähigkeiten Ihres Kindes, und es wird für Sie Unglaubliches erreichen. Rechtshemisphärische Kinder lernen nicht Schritt für Schritt. Deshalb ist es möglich, auch schwierige Aufgaben mit überraschend guten Ergebnissen anzugehen, um das Selbstvertrauen aufzubauen. Sie könnten zum Beispiel Algebraaufgaben des siebten Schuljahres mit Ihrem Viertkläßler zu lösen versuchen. Sie könnten sagen: »Das ist *so* schwer. Es gibt fast keine Chance, daß jemand deines Alters das lösen kann, mach dir also nichts daraus, wenn es falsch ist. Die meisten Leute würden das sowieso falsch machen. Versuch es einfach mal. Niemand erwartet, daß du es beim ersten Mal kannst.«

Die meisten Schüler, besonders wenn sie rechtshemisphärisch veranlagt sind, lieben es, gefordert zu werden. Weit von dem Stereotyp entfernt, das ihnen anhaftet, sind die heutigen Kinder keine »Bummelanten«. Tatsächlich fand eine neue amerikanische Untersuchung heraus, daß sie sich *mehr* Herausforderungen in der Schule wünschen.

In einer landesweiten Untersuchung aus dem Jahre 1996 wurden dreizehnhundert Schüler über ihre Einstellungen zu Lehrern, Hausaufgaben und Disziplin befragt. Die Untersuchung der gemeinnützigen Einrichtung Public Agenda stellte fest, daß die *Hälfte* der Schüler sagt, ihre Schule fordere sie nicht dazu heraus, ihr Bestes zu geben. Dieses Verlangen nach einem Lehrplan, der härtere Anforderungen stellt, findet sich bei allen sozioökonomischen Gruppen, reich und arm, weiß und farbig, Vorstadt- und Citybewohnern. Jean Johnson, eine Autorin der Untersuchung, sagt, daß die Kinder selbst der Meinung seien, daß ihnen zu wenig abverlangt werde und daß sie mehr leisten könnten. Lehrer, die etwas forderten, würden höher geachtet, und die Kinder wünschten sich, zu mehr Leistung motiviert zu werden.

Seien Sie also nicht überrascht, wenn Sie feststellen, daß diese Technik fast immer funktioniert. Das Kind, das sich sträubte, selbst die seiner Klassenstufe entsprechende Arbeit zu tun, wird sich der Herausforderung einer kaum lösbaren Aufgabe stellen und Bemerkenswertes leisten.

Ein Grund, warum diese Strategie funktioniert, ist, daß Kinder mit ADD angesichts schwieriger Aufgaben hyperfokussieren können, was ihnen ermöglicht, zu visualisieren. Sie stolpern eher über leichtere Aufgaben, während derer ihre Aufmerksamkeit abschweift und sie die Fähigkeit zur Visualisierung verlieren. Aber wenn Ihr Kind erst einmal selbstsicher Aufgaben der siebten Klasse rechnet, wird es viel weniger eingeschüchtert sein, wenn es seine Lücken schließt, und den Mathematikstoff der vierten bis sechsten Klasse mit größerer Leichtigkeit angehen.

Der Unterricht hat Vorrang

Wir führen alle so ein verrücktes Leben, daß es schwierig ist, Zeit für die Dinge zu finden, auf die es wirklich ankommt. Aber wenn Sie zehn Minuten am Tag für Ihr Kind reservieren können, wird sich das bezahlt machen. Lassen Sie Ihre gewohnte Fernsehsendung nach dem Abendessen weg oder machen Sie die Übungen zu einem Teil der Gutenachtgeschichte.

Sie kennen den Rhythmus und das Temperament Ihres Kindes besser als irgend ein anderer Mensch. Wählen Sie eine Zeit, zu der es glücklich, tatkräftig und bereit ist, etwas Neues auszuprobieren. Wenn Ihr Kind um fünf Uhr nachmittags müde, hungrig und frustriert ist, ist das keine gute Zeit für eine Übung. Versuchen Sie möglichst, jeden Tag zur gleichen Zeit zu üben, um Ihrem Kind die Struktur und Beständigkeit zu geben, die es braucht, und machen Sie diese besondere Zeit zu einem Teil Ihres Tagesablaufs.

Suchen Sie sich einen ruhigen Ort

Es liegt auf der Hand, daß der ideale Ort für die Arbeit mit dem ADD-Kind möglichst wenig Ablenkung bieten sollte. Üben Sie zum Beispiel im Zimmer des Kindes oder in Ihrem Arbeitszimmer. Sorgen Sie dafür, daß Sie nicht durch Fernsehen, Telephon, Geschwister oder andere verlockende Zerstreuungen gestört werden. Probieren Sie verschiedene Orte aus, um zu sehen, welcher am besten ist. Die Arbeit mit Ihrem Kind ist Ihre höchste Priorität, handeln Sie also danach. Schalten Sie den Anrufbeantworter ein. Schicken Sie Brüder und Schwestern fort und machen Sie allen klar, daß niemand Sie und das Kind in dieser Zeit stören darf. Es sind nur zehn oder fünfzehn Minuten am Tag, machen Sie etwas daraus!

Bestehen Sie nicht darauf, daß Ihr Kind stillsitzt

Besonders wenn Ihr Kind auch hyperaktiv ist, muß es sich buchstäblich bewegen, um denken zu können. Es kann immer noch zuhören und lernen, auch wenn es zappelig ist oder sich im Zimmer bewegt. Einige Lehrer hyperaktiver Schüler geben ihnen zwei Stühle im Klassenraum, so daß sie zwischen diesen hin- und herwechseln können. Manchmal hilft eine körperliche Übung, wie Stretching oder ein kurzes Ballspiel, bevor man mit der Arbeit beginnt. Das hilft ihm, überschüssige Energie zu verbrauchen und sich besser zu konzentrieren.

Ich arbeite oft mit Kindern, die während der Stunden die Reise nach Jerusalem spielen oder unter den Tisch kriechen. Solange Ihr Kind aufmerksam ist, sollten Sie sich nicht auf einen Machtkampf wegen seiner Hyperaktivität einlassen. Sie werden vielleicht erstaunt feststellen, daß es tatsächlich aufnimmt, was Sie sagen, während es herumtobt.

Wählen Sie Lernstoff aus, der neu und interessant ist

Ich staune immer wieder über Kinder, die als unkonzentriert gelten und in der Schule Lehrervorträge, Lehrbücher und Arbeitsblätter hassen, während sie sich zu Hause über lange Zeit konzentrieren können, wenn sie Legosteine zusammenbauen. Wenn ein Kind die Arbeit interessant und wichtig findet, scheint es, daß es in Wirklichkeit gar kein Aufmerksamkeitsdefizit hat. Tatsächlich hat auch ein Kind mit äußerst hoher Ablenkbarkeit die Fähigkeit zu hyperfokussieren, wenn der Stoff es interessiert. Ihre Aufgabe ist es, Themen zu finden, die ihm Spaß machen: Wenn Ihr Kind von Haifischen fasziniert ist, nehmen Sie ein Buch über Haie, um lesen zu üben. Wenn es sich für Matchbox-Autos begeistert, benutzen Sie solche Autos, um einfache mathematische Konzepte zu veranschaulichen. Nur Ihre eigene Vorstellungskraft setzt Ihnen Grenzen!

Es ist wichtig, daß der Lehrplan für Kinder, die rechtshemisphärisch und/oder aufmerksamkeitsgestört sind, nicht nur sachgemäß, sondern auch anregend ist. Es mag paradox erscheinen, aber Kinder mit dem Aufmerksamkeitsdefizit-Syndrom brauchen tatsächlich *mehr* Stimulation, um zu lernen, als das durchschnittliche Kind. Thomas Armstrong sagt in *The Myth of the ADD Child*, daß diese Kinder nicht überstimuliert, sondern *zu wenig stimuliert* seien: »(ADD-Kinder) scheinen mehr Stimulation durch die Umgebung zu brauchen als die Durchschnittsperson, und wenn sie diese nicht bekommen, machen sie sich ihre eigene Stimulation (d.h. durch Hyperaktivität).« Der beste Lehrplan für das rechtshemisphärische Kind enthält praktische, Erfahrungen vermittelnde Aktivitäten, wie Modelle bauen, Dinge messen, oder die Durchführung wissenschaftlicher Experimente und Exkursionen. Denken Sie daran: Lernen geschieht nicht nur im Klassenzimmer.

Geben Sie Ihrem Kind zuerst einen Überblick

Diesen Punkt sollten Sie besonders beachten. Dem holistischen, rechtshemisphärischen Kind wird es viel leichter fallen, eine Aufgabe in Angriff zu nehmen, wenn es weiß, wohin die Reise geht. Denken Sie daran, wie diese Kinder laufen lernen. Anstatt den langweiligen Prozeß von Versuch und Irrtum durchzumachen, wird das Kind eher monatelang andere beim Laufen beobachten und dann plötzlich aufstehen und selber die ersten Schritte tun. Auf die gleiche Weise kann es sich Sportarten aneignen. Es beobachtet, wie andere Kinder schwimmen oder Eishockey spielen, und springt dann sofort ins kalte Wasser oder aufs Eis. Es lernt nicht radfahren, indem man ihm sagt: »Stelle deinen linken Fuß auf dieses Pedal, nun den rechten Fuß auf dieses Pedal, tritt jetzt nach unten und dann nach oben.« Es springt auf das

Fahrrad und fährt, und erst später findet es heraus, wie die Gangschaltung und die Bremsen zu bedienen sind. Achten Sie mal darauf!

Barbara Meister Vitale beschreibt ein anschauliches Beispiel dafür in ihrem Buch *Lernen kann phantastisch sein*. Sie erzählt von einigen Kindern, die Puzzles nicht gut zusammensetzen konnten und große Probleme mit der Auge-Hand-Koordination haben sollten. »Ich beobachtete, daß diese Kinder einen ausgesprochen starken Bewegungsdrang besaßen. Sie waren hier und da, oben und unten, drinnen und draußen. Auf die Ränder ihrer Arbeitsbögen kritzelten sie nichts lieber als kleine Bilder. Sie hatten viel Spaß. Nur Puzzles konnten sie nicht zusammenfügen. Also nahm ich das Puzzle und setzte es für ein Kind zusammen. Ich bat es, ein Teil herauszunehmen, zur Seite zu legen und wieder einzusetzen. Damit hatte es keine Probleme. Daraufhin kippte ich das ganze Puzzle auf den Tisch und das Kind setzte es problemlos wieder zusammen. Und warum? Weil ich ihm zuvor das vollständige, zusammengesetzte Bild gezeigt habe.«

Jacqulyn Saunders und Pamela Espeland schreiben in ihrem Buch *Bringing Out the Best* über ganzheitliches Lernen: »Stellen Sie sich den Skilehrer vor, der Kindern das Skifahren beibringt, indem er sie zuerst üben läßt, die Skiausrüstung anzuziehen. Wenn sie das können, dürfen sie mit dem Lift fahren. Danach wird auf der Stelle geübt, wie man Bögen fährt und anhält. Erst dann dürfen die Kinder einen richtigen Hang hinunterfahren – vorausgesetzt, sie haben sich nicht schon in die Skihütte verzogen, um dort Videospiele zu machen. Die wenigen Kinder, die durchhalten, erleben vielleicht nie, wie schön Skifahren sein kann.«

Ihr rechtshemisphärisches Kind muß das Ziel kennen, bevor Sie ihm eine Landkarte und Anweisungen für den Weg aushändigen. Wenn Sie ein Modellflugzeug bauen, zeigen Sie ihm am besten eine Abbildung des fertigen Modells, *bevor* Sie ihm die Anleitung geben, die jeden einzelnen Schritt beschreibt (viele rechtshemisphärische Kinder brauchen die Anweisungen sowieso nicht). Füllen Sie eine Flasche mit Wasser, um den Begriff Volumen zu veranschaulichen, bevor Sie es mit einer Formel verschrecken. Diese holistische Lehrmethode paßt zu dem Denkstil rechtshemisphärischer Menschen.

Humor ist wichtig

Es überrascht mich nicht, daß Forscher herausgefunden haben, daß in intakten Familien gelacht wird ... viel gelacht wird. Wir neigen dazu, das Leben manchmal zu ernst zu nehmen, wenn wir den täglichen Belastungen durch Arbeit und Haushalt gegenüberstehen und außerdem ein anstrengendes Kind zu erziehen haben. Es ist ganz normal, daß Sie niedergeschlagen sind, wenn Sie ein Kind haben, das unglücklich ist und schlechte Leistungen in der Schule hat. Denken Sie jeden Tag daran, das Leben etwas aufzuhellen, nach lustigen Situationen Ausschau zu halten und mit Ihrem Kind herzlich zu lachen. Rechtshemisphärische, begabte und aufmerksamkeitsgestörte Kinder haben oft einen hochentwickelten Sinn für Humor, »kapieren« Witze und Wortspiele, die anderen Kindern zu hoch sind. Lachen Sie während Ihrer Übungssitzungen ausgiebig, um Ihrem Kind zu helfen, sich zu entspannen, sein Streben nach Perfektion zu vergessen und das Zusammensein mit Ihnen zu genießen.

Kinder finden es komisch, daß ich mich kleide wie sie und ihre Sprache und Angewohnheiten imitiere, anerkennend einen Handschlag mit ihnen austausche, wenn sie etwas gut gemacht haben, oder mich über mich selbst lustig mache, weil ich so »cool« bin. Sie müssen zwar nicht so weit gehen und wieder zum Teenager werden, aber Humor und eine kindgerechte Ausdrucksweise sind gute Mittel, um das Eis zu brechen. Ihr Kind merkt daran, daß dies *nicht* dieselbe alte Lehrmethode ist, die es gewöhnt ist.

Lachen ist wirklich die beste Medizin. Großzügige Dosen von Gelächter können erwiesenermaßen das Immunsystem stärken und uns ein größeres Wohlgefühl verschaffen. Es ist sicher einer der besten Wege, die ich kenne, um eine intensivere Beziehung zu dem Kind herzustellen.

Erklären Sie Ihrem Kind, wie es visualisieren kann

Auf Grund meiner Erfahrungen mit ADD-Kindern und (rechtshemisphärischen) Pseudo-ADD-Kindern bin ich überzeugt, daß alle diese Kinder visuelle Lerntypen mit erstaunlichen Gedächtnisfähigkeiten sind. Dr. Armstrong meint deshalb: »Man kann Schülern helfen, Dinge vor ihrem geistigen Auge wie auf einer »inneren Tafel« zu sehen (bei einigen ADD-Kindern könnte es vielleicht eher so etwas wie ein mentaler Bildschirm sein). Die Kinder können auf diesem Bildschirm Wörterlisten, das kleine Einmaleins, mathematische Formeln oder anderen Lernstoff unterbringen.« Wenn ein Kind erst einmal dieses Konzept verstanden hat, kann es eine Stärke (sein visuelles Gedächtnis) nutzen, anstatt zu versuchen, eine Schwäche (auditive Verarbeitung) zu kompensieren.

Für ein rechtshemisphärisches Kind ist die Wirklichkeit eine zufällige Reihe von meist farbigen Bildern, die in extremen Fällen ohne Geräusch ablaufen. Ich finde es faszinierend, daß das gleiche Kind, das sich nicht an die Worte des Lehrers über den Zweiten Weltkrieg erinnern kann, jede Einzelheit einer Fernsehsendung über Dinosaurier wiedergeben kann. Das Kunststück besteht darin, diese angeborene visuelle Fähigkeit auf Gebiete wie Mathematik, Lesen und sequentielles Arbeiten anzuwenden.

Um Ihrem Kind das Gefühl zu vermitteln, was visualisieren bedeutet, bitten Sie es, die Augen zu schließen und in seinem Kopf einen Film ablaufen zu lassen. In diesem Film (nicht in der Wirklichkeit) führt es eine Folge von Aufgaben, die Sie ihm schildern, aus. Geben Sie ihm die Anweisungen langsam, damit es Zeit hat, sie in ein Bild umzuwandeln. Die Anweisungen könnten lauten: »Steh vom Tisch auf. Geh hinunter zum Auto. Öffne und schließe die Fahrertür dreimal und die Beifahrertür einmal. Komm wieder hoch. Geh zum Kühlschrank und hole eine Packung Milch. Gieß dir Milch ein. Und vergiß nicht, mir eine Limonade zu holen. Bring beide Gläser zum Tisch. Stell sie hin. Geh in dein Zimmer. Bring die Sportzeitung und schlage Seite dreizehn auf.« Wenn Ihr Kind den Film »abspielen« oder die Anweisungen wiederholen kann, visualisiert es. Beachten Sie, daß es sich auch *akustische, sequentielle* Anweisungen (eine Achillesferse für Personen mit ADD) perfekt merken kann, *wenn es sich die nötige Zeit nimmt, diese in ein Bild zu verwandeln.* Dies ist eine äußerst wertvolle Fähigkeit für rechtshemisphärische Kinder und bildet die Grundlage für unsere zukünftige Arbeit.

Hier ist eine andere Übung, mit deren Hilfe Kinder verbale Instruktionen gut in mentale Bilder verwandeln können: Nehmen Sie eine Folge von Zahlen, wie »vier, sieben, drei, zwei«, und bitten Sie Ihr Kind, sich die Zahlen im Kopf vorzustellen und Ihnen in umgekehrter Reihenfolge zu nennen: »zwei, drei, sieben, vier«. Wenn Sie die Zahlen langsam nennen und Ihrem Kind genug Zeit zum Visualisieren geben, fallen vier Zahlen den meisten rechtshemisphärischen Schülern ziemlich leicht. Wenn Ihr Kind dies mit vier Zahlen beherrscht, versuchen Sie es mit fünf Zahlen und so weiter. Lassen Sie Ihr Kind dann Ihnen einige Zahlen nennen, um zu sehen, wie gut *Sie* es können! Machen Sie so lange weiter, bis einer einen Fehler macht. Einige sehr rechtshemisphärische Jugendliche können mit sieben oder acht Zahlen anfangen und schaffen bis zu zwanzig oder mehr Zahlen, wenn diese in Vierergruppen genannt werden.

Ihr rechtshemisphärisches Kind sollte seine linkshemisphärischen Freunde bei diesem Spiel übertreffen können, denn wenn es fokussiert, hat es die Fähigkeit, Bilder für längere Perioden im Kopf zu behalten. Es wird Ihrem Kind Spaß machen, diese Fähigkeit Gleichaltrigen und Lehrern, die dieses besondere Talent noch nicht kennen, zu demonstrieren.

5.
Rechtschreibung

Es empfiehlt sich, die Rechtschreibung als erstes Übungsgebiet zu wählen. Der Grund dafür ist einfach: Das Kind wird innerhalb kurzer Zeit enorme Fortschritte machen. Das gibt ihm nicht nur Selbstvertrauen und macht das Lernen zu einem Vergnügen. Das Kind bekommt auch eine Ahnung davon, wie es sein visuelles Gedächtnis auf anderen Gebieten zu seinem Vorteil einsetzen könnte.

Wenn Sie mit Ihrem rechtshemisphärischen und/oder aufmerksamkeitsgestörten Kind die Rechtschreibung üben, sollten Sie alle Regeln, die wir in der Schule gelernt haben, vergessen. Unser Schulsystem ist auf linkshemisphärische Kinder ausgerichtet, die einen auditiven Lernstil haben. Mit anderen Worten: Diese Kinder können Konsonanten und Vokale in der richtigen Reihenfolge von links nach rechts Lauten zuordnen, um Wörter zu bilden.

Wenn die Kinder im traditionellen Unterricht die Beziehungen zwischen Lauten und Buchstaben erlernen sollen, kämpfen die rechtshemisphärischen Kinder damit, auf diese Weise zu buchstabieren. Hyperaktive Kinder können Konsonanten bis zu einem gewissen Grad unterscheiden, aber es fehlt ihnen gewöhnlich die Fähigkeit, ihr Gehör fein genug einzustellen, um geringe Lautunterschiede zwischen Vokalen wahrzunehmen. Ich selbst kann den Unterschied zwischen dem kurzen *i* in dem Wort *Trick* und dem kurzen *e* in dem Wort *Treppe* nicht hören. Aber ich kann Konsonanten und einige der langen Vokale wie das *o* in *Oma* oder das *u* in *Wut* hören. Es besteht ein unmittelbarer Zusammenhang zwischen der schlechten Leistung eines Schülers bei Anwendung der Phonischen Methode und seiner guten Leistung beim Visualisieren ganzer Wörter.

Aufmerksamkeitsgestörte Kinder verfügen über eine »räumliche« Informationsverarbeitung. Das macht sie anfällig für Inversionen (Umkehrung von Buchstaben). Es ist nicht ungewöhnlich, daß sie ihren Namen als perfektes Spiegelbild schreiben. Das wäre in Ordnung, wenn Ihr Kind Chinesisch lernte, aber es macht andere Sprachen zu einer echten Herausforderung. Wenn ein Kind auf räumliche und visuelle Weise denkt, schreibt es seinen Namen vielleicht auch in einem Kreis oder Quadrat. Seine Fähigkeit, dreidimensional zu visualisieren, ermöglicht es ihm, ein Wort wie *Tag* in der Vorstellung zu drehen, es von oben, von unten oder als Spiegelbild zu sehen. Diese Fähigkeit ist zwar für Künstler und Architekten von Vorteil, kann aber zum Alptraum werden für Kinder, die versuchen, Wörter zu fixieren und von links nach rechts auf einem Blatt Papier zu reproduzieren. Ich glaube, daß dies der Kern des Phänomens ist, das Legasthenie genannt wird.

Setzen Sie Farben ein

In der Schule schreibt man gewöhnlich mit weißer Kreide auf einer schwarzen Tafel. Für rechtshemisphärische Kinder gehen wir innovativer vor und machen ausgiebigen Gebrauch von Farben. Sydney Zentall, Professorin für Sonderpädagogik an der Purdue University, hat festgestellt, daß Farbe die Aufmerksamkeit von hyperaktiven Kindern erregen und ihre Fähigkeit, von einer Vorlage abzuschreiben, verbessern kann. Sie hat außerdem beobachtet, daß hyperaktive Kinder viel aufmerksamer reagieren, wenn Buchstaben, die sie auf einem Bildschirm sehen, farbig sind. Nachdem ich diese Technik seit Jahren bei rechtshemisphärischen und begabten Kindern angewandt habe, kann ich bestätigen, daß Farbe *tatsächlich* einen erheblichen Unterschied ausmacht.

Lassen Sie uns unsere erste Rechtschreibstunde mit weißem, unliniertem Papier und Buntstiften, Wachsmalstiften oder Filzstiften beginnen. Wählen Sie ein Wort, das etwas schwieriger ist als das, was Ihr Kind gegenwärtig buchstabieren kann.

Schreiben Sie das Wort – zum Beispiel *Fotografie*. Anstatt das ganze Wort in einer einzigen Farbe zu schreiben, helfen Sie Ihrem Kind zu visualisieren, indem Sie das Wort in Silben aufteilen und eine andere Farbe für jede Silbe wählen. *Fo* könnte rot, *to* blau, *gra* gelb und *fie* grün geschrieben werden. Schreiben Sie das Wort in großen Buchstaben, die die ganze Seite ausfüllen.

Halten Sie das Blatt mindestens dreißig Zentimeter von Ihrem Kind entfernt hoch. Leiten Sie es an, das Wort zu betrachten, bis es dieses in seinem Kopf sehen kann. Es kann nur die Buchstaben sehen, oder es kann das Wort *und* ein Bild dessen, was es repräsentiert, sehen. Beides wird seiner Fähigkeit zu buchstabieren nützen. Einige Kinder ziehen es vor, die Augen zu schließen oder das Wort anzusehen und dann wegzusehen, bis sie wissen, wie das Wort aussieht. Es ist wichtig, das Kind bei diesem Schritt nicht zu drängen. Sagen Sie ihm, es solle sich soviel Zeit nehmen, wie es brauche, um ein Bild oder einen Schnappschuß des Wortes im Kopf zu haben. Die Verarbeitungszeit darf nicht kürzer als zwanzig Sekunden sein.

Wenn Ihr Kind Zeit gehabt hat, sich das Wort vorzustellen, drehen Sie das Blatt um. Bitten Sie Ihr Kind, das Wort *laut* zu buchstabieren. Wir beginnen mit dem mündlichen Buchstabieren, weil das Kind sonst beim Schreiben nach unten blickt, was für das Abrufen eines Bildes aus dem Gedächtnis nicht optimal ist. Ihr Kind wird am Anfang viel eher Erfolg haben, wenn es laut buchstabiert.

Wenn Ihr Kind diese Aufgabe erfolgreich bewältigt hat, bitten Sie es, das Wort rückwärts zu buchstabieren. Wenn Sie ein wirklich rechtshemisphärisches Kind haben, werden Sie erstaunt feststellen, daß es rückwärts genauso oder zumindest fast so leicht buchstabieren kann wie vorwärts. Viele meiner Schüler können Wörter wie *Existentialismus* und *Computertomographie* vorwärts und rückwärts buchstabieren, ohne irgend etwas auszulassen.

Wenn Sie erst einmal die Aufmerksamkeit Ihres Kindes gewonnen haben, ist es leicht, mit anderen Wörtern weiterzumachen und etwas Abwechslung in das Buchstabieren zu bringen. Dabei können Sie Fragen stellen wie: »Wieviele *o's* sind in dem Wort *Fotografie* enthalten?«, oder »Wieviele *f's*?«, »Dieses Wort hat zehn Buchstaben. Welches ist der siebte Buchstabe?« Zeigen Sie immer wieder Ihr Erstaunen, wenn Ihr Kind fähig ist, die richtige Antwort zu geben. Lassen Sie es wissen, daß viele Kinder, die die besten Noten in der Schule bekommen, niemals so lange Wörter behalten könnten. Dies spricht den Perfektionismus Ihres Kindes an und seinen Wunsch, der Beste zu sein, und kann auch den widerwilligsten Schüler schon nach der ersten Übung begeistern.

Auf diese Weise zu buchstabieren ist für rechtshemisphärische hyperaktive Personen nichts Besonderes, auch wenn linkshemisphärische Menschen es für etwas verrückt halten mögen. Der visuelle Lerntyp erinnert sich schlichtweg daran, wie Wörter aussehen. Er hat ein ausgezeichnetes Gedächtnis, gleichzeitig ist jedoch seine Fähigkeit zur auditiven Verarbeitung eingeschränkt. Demselben Kind, das *Kollaboration* vorwärts und rückwärts buchstabieren kann, wird es schwerfallen, nach dem Gehör zu buchstabieren.

Einige glückliche Menschen haben die Fähigkeit, sowohl nach dem Wortbild als auch nach dem Gehör buchstabieren zu können. Den meisten wird aber entweder die Fähigkeit der extrem rechtshemisphärischen Person zum Visualisieren fehlen oder das feinere Gehör der linkshemisphärischen Person.

Nachdem Sie mit Ihrem Kind das Buchstabieren einzelner Wörter geübt haben – vielleicht an drei oder vier Tagen der Woche – gehen Sie zu leichteren Wörtern über, wobei Sie deren Zahl erhöhen. Bei einem typischen Drittkläßler könnten Sie zum Beispiel in unterschiedlichen Farben schreiben:

- schnell
- Treppe
- wohnen
- spielen

Benutzen Sie dieselbe visuelle Technik wie bereits beschrieben und beobachten Sie, wie Ihr Kind auf seinen Erfolgen aufbaut. Wiederum *ist es wichtig, Ihrem Kind zu sagen, daß es nicht versuchen soll, ein Wort zu buchstabieren, bevor es dieses »sehen« kann.* Rücken Sie nie von diesem Prinzip ab. Wenn das Kind kein Bild des Wortes bekommt, ist es wahrscheinlich abgelenkt und visualisiert nicht.

Der nächste Schritt beim Buchstabieren besteht darin, Ihr Kind mehrere Wörter aus einem Lieblingstext auswählen zu lassen. Weisen Sie Ihr Kind an, die Wörter zu unterstreichen, zu betrachten und vorwärts und rückwärts zu buchstabieren.

Nach etwa sechs Sitzungen des visuellen Buchstabierens aus einem Text ist Ihr Kind so weit, daß es das Wort seinem visuellen Gedächtnis entnehmen und zu Papier bringen kann. Nehmen Sie ein ansprechendes Buch, wie etwa *Der kleine Hobbit*, und unterstreichen Sie mehrere Wörter, jedes etwa acht oder neun Buchstaben lang. Bitten Sie Ihr Kind, zunächst ein Wort nach dem anderen anzusehen, und dann alle auf einmal. Sagen Sie: »Kannst du sie alle sehen? Wenn ja, dann schreibe sie.«

Es ist wichtig, daß Sie Ihr Kind anweisen, das Wort immer weiter zu visualisieren und »sich das Bild vor Augen zu führen«, bevor es jeden Buchstaben schreibt. Visuelles Buchstabieren ist eine erworbene Fähigkeit und wird sich bei Ihrem rechtshemisphärischen Kind so schnell entwickeln, daß es bald offensichtlich wird, daß dies viel besser funktioniert als die altmodische Methode, mühsam Laute aneinanderzureihen. Es ist verblüffend zu sehen, wie ein Kind, das Rechtschreibung haßt und die Hälfte der Wörter beim Diktat falsch schreibt, plötzlich gute Noten bekommt und sich tatsächlich darauf freut, neue und schwerere Wörter zu lernen!

In diesem Stadium ist es nicht länger notwendig, das Kind rückwärts buchstabieren zu lassen. Dies ist ein Mittel, das in einem frühen Stadium des Lernprozesses angewendet wird, um die Schüler dazu zu bringen, sich stärker auf das visuelle Abbild zu konzentrieren. Ein Kind kann erst dann mit Leichtigkeit rückwärts buchstabieren, wenn es die Wörter wirklich sieht. Es ist auch eine neue Fähigkeit, die das Selbstvertrauen eines Kindes fördern kann und ihm zeigt, daß es zumindest auf diesem Gebiet besser als viele andere ist.

Rechtschreibspiele

Da die meisten rechtshemisphärischen Kinder ehrgeizig sind, Sinn für Humor haben und Neuigkeiten lieben, werden Sie viel erreichen, wenn Sie Rechtschreibspiele mit ihnen machen. Buchstabieren muß keine stumpfsinnige Plackerei sein!

Nehmen Sie ein gutes Buch, ein Wörterbuch oder eine Enzyklopädie. Entscheiden Sie im voraus, wie lang die Wörter sein sollen, in Abhängigkeit von der Leistungsfähigkeit Ihres Kindes. Wählen Sie ein Wort aus, das Ihr Kind buchstabieren soll. Lassen Sie es entweder das Wort abschreiben oder auf der Buchseite betrachten. Die Zeit spielt keine Rolle. Dann kann es versuchen, das Wort laut aus dem Gedächtnis zu buchstabieren, vorwärts und rückwärts. Geben Sie ihm einen Punkt, wenn es richtig vorwärts buchstabiert, und einen Punkt, wenn es richtig rückwärts buchstabiert. Zählen Sie die Punkte. Lassen Sie das Kind dann ein Wort aussuchen, das *Sie* buchstabieren sollen (Es kann ruhig schwerer sein, wenn Sie dem Kind einen Vorsprung geben wollen). Dies ist nicht nur ein lustiges Spiel für Ihr Kind, sondern es wird Ihnen auch ein gutes Gefühl dafür geben, wie visuell und rechtshemisphärisch *Sie* sind. Für viele Eltern ist das eine ganz neue Entdeckung.

Ich spiele dieses Rechtschreibspiel oft mit dem vierzehnjährigen Tim, einem künstlerisch außerordentlich begabten Jungen, der hervorragende Computergraphiken erstellt, aber beharrlich behauptete, er beherrsche die Rechtschreibung nicht. Er kam wegen der Diagnose Hyperaktivität und aufgrund schlechter Schulleistungen zu mir.

Eines Tages beschlossen Tim und ich, Städtenamen nach dem Zufallsprinzip dem Atlas zu entnehmen. Ich mußte *Helsinki* vorwärts und rückwärts buchstabieren. Er buchstabierte *Shigatse* (Tibet) mit Leichtigkeit sowohl vorwärts als auch rückwärts.

Der Punktestand war 2:2 unentschieden. Tim war in diesem Spiel so gut, daß wir beschlossen, zwei Wörter auf einmal zu buchstabieren, dann drei, dann vier und so weiter. Das Spiel ging so lange, bis wir beide bei fünf Wörtern angekommen waren, darunter die Namen unbekannter sibirischer Dörfer und einsamer türkischer Weiler. Ich mußte ihn nicht gewinnen lassen; Tim schlägt mich immer, weil er rechtshemisphärischer ist, als ich je hoffen könnte zu werden. Aber auf diese Weise hatten wir statt einer banalen Übungsstunde eine halbe Stunde lang Spaß, und Tim hat dabei nicht nur Buchstabieren und Visualisieren geübt, sondern obendrein auch seine Geographiekenntnisse erweitert.

Ein anderes lustiges und pädagogisch sinnvolles Buchstabierspiel geht folgendermaßen: Tom ist 16 Jahre alt und geht in die zehnte Klasse. Er ist schlecht in Rechtschreibung und hat eine Liste von zwanzig Wörtern, die er sich innerhalb weniger Tage einprägen muß. Die Wörter reichen von *Versammlung* bis *Xenophobie*. Wir haben die Liste für diese Übung vor uns, aber wir brauchen keine Stifte oder Papier. Alles spielt sich in unseren Köpfen ab.

Tom wählt ein Wort aus der Liste aus (es ist *Kakophonie*, aber ich weiß das nicht) und sagt mir, es habe zehn Buchstaben. Ich darf nur drei oder viermal raten. »Hat es ein *a*?«, frage ich. Er antwortet: »Ja, es gibt ein *a*. Es ist der zweite Buchstabe.« Meine nächste Frage lautet: »Hat dieses Wort ein *n*?« Er antwortet: »Ja, es gibt ein *n*, und es ist der achte Buchstabe.« Ich rate richtig, daß das Wort *Kakophonie* ist und bekomme zwei Punkte dafür, daß ich es ohne falsche Vermutungen geraten habe.

Jetzt bin ich dran, ein Wort für Tom auszusuchen. Ich nehme *Mammographie* und sage Tom, daß das Wort zwölf Buchstaben hat. Der erste Buchstabe, den er rät, ist *u*, und ich antworte, daß das Wort kein *u* enthalte. Seine zweite Vermutung aber lautet *a*, und ich sitze in der Falle. »Ja, es gibt zwei *a's*, eines an der zweiten Stelle und eines an der achten Stelle.« Tom weiß jetzt, daß das Wort *Mammographie* ist und gibt mir triumphierend die Antwort. Er bekommt einen Punkt statt zwei, weil er einmal falsch geraten hat. Ich lasse ihn das aber wettmachen, und er bekommt den zweiten Punkt, nachdem er das Wort rückwärts buchstabiert hat, was ihm mühelos gelingt. Nach 15 oder 20 Minuten dieses Spiels hat Tom seine Wortliste gelernt, und in der Schule bekommt er im Test die beste Note.

Eine Variante dieses Spiels, die mit gutem Erfolg bei jüngeren Kindern angewandt werden kann, besteht darin, eine Reihe von Hinweisen zu geben, die ihnen helfen, die Wörter zu visualisieren. Der zwölfjährige Robert hat zum Beispiel eine Liste von 15 Wörtern zu lernen, die im Schwierigkeitsgrad von *Wertschätzung* bis *Verwaltung* reichen. Nachdem ich *Verwaltung* ausgewählt habe, sage ich: »Okay, Robert, ich denke an ein Wort mit zehn Buchstaben, das mit einem großen Buchstaben anfängt. Es hat einen Vokal an zweiter Stelle, und es hat einen Vokal an drittletzter Stelle, und es endet mit einem langen Buchstaben, der einen Schwanz hat. Was ist es?«

Robert hat nur eine Chance, das Wort zu raten, er muß meine akustischen Angaben interpretieren, um es zu identifizieren. Wenn er dann das richtige Wort herausgefunden hat, bitte ich ihn, es vorwärts und rückwärts zu buchstabieren. Sie können sich bei diesem Spiel abwechseln und die Schwierigkeit entsprechend ihren jeweiligen Fähigkeiten variieren. Während ich zum Beispiel Robert drei oder vier Hinweise zu jedem Wort gebe, muß er mir nur einen geben. Weil Robert aber von Natur aus sehr ehrgeizig ist und weiß, daß er mich bei diesem Spiel schlagen kann, wird er alles daran geben und besonders gut aufpassen – obwohl er als aufmerksamkeitsgestört gilt und sein Lehrer sagt, er könne sich im Unterricht nicht konzentrieren.

Auch die folgenden Übungen helfen Kindern, deren Stärken auf dem visuellen und dem kinästhetischen Gebiet liegen, die Rechtschreibung zu üben.

1. Lassen Sie Ihr Kind Wörter mit dem Finger auf einem Tisch oder auf einer Tafel nachfahren. Es soll die Wörter laut sagen, während es sie nachschreibt.
2. Stellen Sie einen »Buchstabierbaum« her, indem Sie einen kleinen Zweig in einem Blumentopf mit Gips befestigen. Jedesmal, wenn Ihr Kind neue Wörter gelernt hat, schneiden Sie Kreise, Blätter oder Blumen aus, schreiben jeweils ein Wort

darauf und hängen es an den Baum. Stellen Sie den Baum als Dekoration in das Zimmer Ihres Kindes.

3. Helfen Sie Ihrem Kind mit der folgenden Übung, die Form der Wörter besser zu visualisieren: Lassen Sie es Wörter in Druckbuchstaben auf ein Blatt Papier schreiben. Dann bitten Sie es, die Wörter zu umranden. Es sollte die Form der Umrandung ebenso wie die Buchstaben darin betrachten.
4. Bitten Sie Ihr Kind, Wörter auf einer Schreibmaschine oder einer Computertastatur zu tippen. Vergewissern Sie sich, daß jedes Wort richtig geschrieben ist, dann drucken Sie die Liste aus. Das ist nicht nur eine Rechtschreibübung, sondern lehrt oder verstärkt Fähigkeiten im Umgang mit der Tastatur.
5. Spielen Sie mit Ihrem Kind »Magisches Quadrat«, wobei Sie eine Fläche mit neun Quadraten, drei Quadrate senkrecht und drei Quadrate waagerecht, auf ein Blatt Papier malen. Ein Spieler schreibt jeweils den Buchstaben X, der andere jeweils ein O in die Quadrate. Sie wechseln sich gegenseitig ab. Ziel ist es, als erster eine vertikale, horizontale oder diagonale Linie aus drei der eigenen Buchstaben zu haben. Sie können einen blauen Stift nehmen und Ihr Kind einen roten. Anstatt Buchstaben schreibt nun jeder von Ihnen jeweils ein eigenes Wort in die Quadrate. Sie werden sehen, wie Ihr Kind sowohl beim ursprünglichen Spiel als auch beim Buchstabieren Punkte macht!

Das spontane, freie Schreiben von Texten

Um das freie Schreiben erster Texte zu fördern, wird heutzutage ein Ansatz empfohlen, den ich als Kind sicher auch begrüßt hätte. Dabei kommt es zunächst weniger auf das richtige Schreiben der Wörter an als auf einen freien und kreativen Ausdruck, unbelastet von Rechtschreibregeln. Die Befürworter dieser Methode haben sicher die besten Absichten: Wenn ein Erstkläßler einen Stift in die Hand nimmt und den Mut aufbringt, den ersten Satz seines Lebens zu schreiben, reitet man nicht auf Rechtschreibfehlern herum.

Wendet man diese Methode bei rechtshemisphärischen Kindern nach den Anfängen des Schreibens kleiner Geschichten jedoch auch weiterhin an, kann das verheerende Folgen haben. Da rechtshemisphärische Kinder ein solch gutes Gedächtnis haben, wird es ihnen möglicherweise schwerfallen, die richtige Schreibweise zu erlernen – zum Beispiel *Pferd* zu schreiben, nachdem sie sich an *Fert* gewöhnt haben. Selbst wenn sie die richtige Schreibweise wieder gelernt haben, kann es immer noch passieren, daß sie zu *Fert* zurückkehren, zumal wenn sie unter Druck stehen wie bei einem zeitlich begrenzten Test.

Eltern und Lehrer müssen ein Gleichgewicht zwischen der Ermutigung zum freien Ausdruck und dem Erlernen der Rechtschreibregeln finden, wenn das Kind seine Schreibfertigkeiten erwirbt. Schreibt Ihr Kind erst einmal voller Selbstvertrauen, können Sie korrekte Rechtschreibung auf zweierlei Weise einführen: Ermutigen Sie erstens Ihr Kind, nach der Rechtschreibung unbekannter Wörter zu fragen, bevor es sie zu schreiben versucht. Wenn es – zweitens – immer noch Fehler machen sollte, loben Sie es zunächst für seinen Eifer und seine großartigen Ideen, und bemerken Sie dann ohne Druck: »Falls du es das nächste Mal wissen willst: *so* wird *Pferd* geschrieben. Es ist ein ziemlich schweres Wort.«

6.

Lesen

Michael ist sieben Jahre alt, und das Lesenlernen fällt ihm schwer. Trotz eines IQs von gut 130 kann er anscheinend die Bedeutung all dieser seltsamen Symbole auf dem Papier nicht verstehen. Er denkt, er sei dumm, denn er sieht, daß alle anderen Kinder im Klassenzimmer laut lesen. Um sich selbst vor der Enttäuschung eines Fehlschlags zu schützen, schaut er gelangweilt drein. Er gähnt häufig während des Unterrichts, sieht sich im Zimmer um und sucht nach anderen Ablenkungen.

Michael ist typisch für viele rechtshemisphärische hyperaktive Kinder, für die das Lesen, besonders das Vorlesen, eine enorme Quelle der Frustration und Beschämung darstellt. Sie stehen vor der Herausforderung, Wörter zu sehen, sie in ihrem Kopf in Bilder zu verwandeln und dann zu verbalisieren. Weil sie leicht abgelenkt werden und Information nicht sequentiell verarbeiten, können ihre Augen vor oder hinter das zu lesende Wort springen. Deshalb lesen sie nicht flüssig, sondern abgehackt. Sie übersehen »kleine« Wörter, lassen Zeilen aus und sind normalerweise schlechte mündliche Leser. Aber dieselben Kinder können außergewöhnlich gute stille Leser sein, wenn sie erst einmal das Konzept verstanden haben, wie Wörter in mentale Bilder umgesetzt werden.

Barbara Meister Vitale schreibt in *Lernen kann phantastisch sein* über unsere traditionelle Lehrmethode: »Unser Leseunterricht wendet sich meistens an die linke Hemisphäre. Er ist logisch und geradlinig. Aus einzelnen Teilen, nämlich Lautsequenzen, wird das Ganze, das Wort, gebildet.

Aber wie wirkt sich dieses Vorgehen auf einen Schüler aus, der vom Ganzen zum Teil geht, der nicht lernt, indem er sich zunächst die einzelnen Laute einprägt, sondern das ganze Wort hören muß, um seine Bestandteile erfassen zu können? Er lernt bis zur dritten Schulklasse einzelne Buchstaben – aber nicht das Lesen. Hier beginnt die Karriere der Schulversager.«

Weist spätes Lesenlernen auf zukünftige Mißerfolge voraus? Wenn Sie schon in heller Aufregung sind, weil Ihr Kind im ersten oder zweiten Schuljahr Probleme mit dem Lesen hat, mag es Sie beruhigen zu erfahren, daß es keinen Zusammenhang zwischen frühem Lesenlernen und hohem IQ und/oder späterer akademischer Laufbahn gibt. Viele Spätentwickler trösten sich damit, daß Albert Einstein in seinen ersten Schuljahren ziemlich unbeständige Leistungen zeigte. Einige Autoren und Forscher vermuten, daß dieser große Mann Legastheniker war. Thomas G. West schreibt: »Einstein fiel es schwer, Fakten, Wörter und Texte zu lernen und zu behalten, aber er hat der Welt neue Erkenntnisse vermittelt. Es dauerte lange, bis er sprach, aber schließlich hörte ihm die ganze Welt zu.«

George S. Patton, einer der berühmtesten Militärstrategen der amerikanischen Geschichte, war ein später Leser, und es spricht einiges dafür, daß er als Kind Legastheniker war. Als Patton im Jahre 1903 zur Vorbereitung auf die Militärakademie in das *Virginia Military Institute* eintrat, mußte er eine Verpflichtung zur Einhaltung der dort geltenden Regeln ablesen, und sein Vater fragte sich, wie er es geschafft hatte, richtiges Lesen vorzutäuschen. Trotz Pattons schlechter Leistungen in Lesen, Rechtschreibung und Grammatik wurde er später ein einflußreicher und gefragter Militärstratege.

Der große Dichter William Butler Yeats lernte ebenfalls erst spät lesen. Seine Handschrift war katastrophal, er war ein schlechter Vorleser, fand stilles Lesen völlig verwirrend und lernte niemals richtige Rechtschreibung.

Solche Anekdoten legen die Vermutung nahe, daß viele berühmte Menschen erst spät lesen lernten. Man könnte fragen, ob es wirklich so entscheidend ist, *wann* Ihr Kind lesen lernt. Der Pädagoge Carlton Washburn führte in den dreißiger Jahren eine berühmt gewordene Untersuchung mit Kindern durch, die staatliche Schulen in Winnetka, Illinois, besuchten. Er verglich Klassen von Kindern, die schon im ersten Schuljahr mit der offiziellen Lehrmethode im Lesen unterrichtet wurden, mit solchen, die erst im zweiten Schuljahr lesen lernten. Jene Kinder, die früh anfingen, hatten in dem Lesetest, der zur Überprüfung ihrer Fortschritte eingesetzt wurde, zunächst einen Vorsprung. Als die Kinder die vierte Klasse erreicht hatten, konnte man jedoch keinen Unterschied mehr feststellen. Die aufschlußreichsten Ergebnisse der Untersuchung stammen aus einem späteren Jahr, als die Versuchspersonen bereits in der Mittelstufe waren. Dabei wußten die Untersucher nicht, welche der Kinder in der ersten Klasse und welche in der zweiten Klasse lesen gelernt hatten. Die Beobachter wurden angehalten, alle Merkmale des Leseverhaltens der Schüler zu beachten. Die Untersuchung kam zu einem hochinteressanten Ergebnis: Die Jugendlichen, die erst später lesen gelernt hatten, waren begeistertere, spontanere Leser als die, die früh Leseunterricht erhalten hatten.

Diese Ergebnisse werden auch von pädagogischen Untersuchungen aus anderen Ländern gestützt. David Elkind schreibt in *Das gehetzte Kind*: »In der Sowjetunion werden Kinder erst mit sieben Jahren eingeschult, und dennoch sind die russischen Kinder alles andere als intellektuell benachteiligt. Frühes Lesenlernen ist folglich keine notwendige Voraussetzung, um ein begeisterter Leser zu werden, und auch mit dem späteren Erfolg im Beruf hat es nichts zu tun.«

Elkind hebt hervor, daß es unter Umständen sogar nachteilige langfristige Auswirkungen auf die schulischen Leistungen und die Lernbegeisterung der Kinder haben kann, wenn sie gezwungen werden, früh zu lesen. So würden manche Kinder, die unter Druck lesen lernen, bevor sie überhaupt die dafür erforderlichen Fähigkeiten entwickelt haben, längerfristig Lernprobleme entwickeln. Er führt aus: »Es schien fast, als wäre das Lesen ihnen mit viel Mühe und Anstrengung aufgezwungen worden, ohne daß sie den Wert dessen, was sie lernten, einschätzen konnten. Sie waren apathisch und in sich gekehrt; Kinder, die geistig zu sehr beansprucht werden, sind das sehr häufig.«

Als wir noch nicht meinten, jedes Kind müsse so früh wie möglich gefördert werden und im ersten Schuljahr schon lesen können, lernten die meisten rechtshemisphärischen Kinder mit etwa acht Jahren lesen. Das war die ihrer Entwicklung gemäße Zeit. Man machte nicht so ein Geschrei um ein Kind, das erst im dritten Schuljahr lesen lernte. Vielleicht wurde in unserer früheren Agrargesellschaft mehr Wert auf die technischen Fertigkeiten der Kinder und ihre Fähigkeit gelegt, räumliche Aufgaben zu lösen. Kinder, die spät lesen lernten, wurden nicht so schnell als »langsam«, »lernbehindert« oder als »Spätentwickler« abgestempelt.

Ich habe festgestellt, daß die meisten rechtshemisphärischen Kinder im allgemeinen in der dritten Klasse lesen können. Dabei spielt die Lehrmethode keine Rolle. Wahrscheinlich haben sie sich bis dahin einen ausreichenden visuellen Wortschatz angeeignet. Wieso vollzieht sich in der dritten Klasse dieser Wandel? Ich habe es selbst erlebt und Geschichten von bemerkenswerten »Heilungen« von Leseschwierigkeiten gehört, die während dieses wichtigen Jahres stattfanden. Meist kommt es zu einer enormen Verbesserung, wenn das Vorlesen in den Hintergrund tritt und der Schüler mehr still liest. Ich glaube, daß der Schüler schließlich die Bedeutung dieser Fähigkeit begreift. Er erkennt, daß er das Lesen auf keinen Fall umgehen kann und findet heraus, wie »der Code zu knacken ist«.

Sie können feststellen, ob Ihr Kind wirklich eine Lernbehinderung wie Legasthenie hat, wenn Sie abwarten, was im dritten Schuljahr passiert. Wenn es nach diesem Jahr noch nicht liest, dann haben Sie wahrscheinlich ein Kind, dessen Lernstil so von der Norm abweicht, daß es als legasthenisch oder lernbehindert bezeichnet werden kann.

Phonische Methode versus Ganzwortmethode

»Warum schreiben wir *Phonetik* nicht einfach so, wie wir es hören?«
Mark Lowry's Fun Stuff

Es gibt heute wahrscheinlich kaum eine größere Kontroverse innerhalb der Pädagogik als die Debatte, ob unsere Kinder mit Hilfe der Phonischen Methode oder der Ganzwortmethode lesen lernen sollten. Bei der traditionellen Phonischen Methode werden Wörter in Laute gegliedert, die Ganzwortmethode dagegen wird von sogenannten progressiven Pädagogen befürwortet, die den Kindern zuerst Freude am Lesen und Textverständnis vermitteln möchten, um später Details (wie Rechtschreibung und Grammatik) hinzuzufügen. Mit meiner Meinung verärgere ich wahrscheinlich beide Seiten: Ich glaube, daß die traditionelle Phonische Methode der beste Ansatz für Schüler ist, die linkshemisphärisch sind oder beide Hemisphären gleichermaßen einsetzen können. Für die meisten Kinder mit Hyperaktivität oder Legasthenie stellt die Phonische Methode jedoch eine linkshemisphärische Lösung für ein rechtshemisphärisches Problem dar. Sie hätte bei solch berühmten rechtshemisphärischen Legasthenikern wie Edison, Einstein oder da Vinci nicht funktioniert, und sie wird auch bei den meisten rechtshemisphärischen Kindern von heute keinen großen Erfolg haben. Auf der anderen Seite hat die Ganzwortmethode, die in der Theorie wunderbar erscheint, in der Praxis kläglich versagt. Sie war einmal eine pädagogische Entdeckung und kommt nun aus der Mode, während das Pendel wieder in Richtung traditioneller Methoden schwingt.

Viele Experten sind der Ansicht, es gäbe nur eine richtige Lehrmethode für alle Kinder, und zwar die Phonische Methode. Diese Methode erzielte bei früheren Generationen gute Ergebnisse, da viel mehr Kinder Information sequentiell und auditiv verarbeiteten. Sie paßt aber nicht mehr zu dem visuell orientierten Denkstil der Kinder des 21. Jahrhunderts. Je stärker bei einem Kind die rechte Hirnhälfte dominiert, desto weniger Erfolg wird die Phonische Methode bei ihm haben. Menschen, die nicht über das Gehör lernen, haben Probleme, feine Lautunterschiede (besonders bei Vokalen) herauszufiltern und können deshalb Wörter nur schwer in Laute gliedern.

Dennoch meinen viele Fachleute, die Phonische Methode sei für die meisten Kinder die beste Lehrmethode und sehen darin *die* Methode der Wahl, um Legasthenie und andere Leseschwierigkeiten zu bekämpfen. Die Kinderärztin Sally E. Shaywitz empfiehlt beispielsweise eine starke Dosis der Phonischen Methode für Kinder zwischen vier und sechs Jahren, um Legasthenikern zu helfen. Dieser Ansatz erkennt und nutzt die Stärken dieser Kinder jedoch nicht. Ihnen wird vielmehr das Gefühl vermittelt, minderwertig zu sein, weil die Anleitungen der Lehrer für sie keinen Sinn ergeben. So passiert es irrtümlicherweise schnell, daß diese Kinder als lernbehindert angesehen werden.

Sicher wird die Phonische Methode bei einem erheblichen Arbeitsaufwand einige Fortschritte erbringen, besonders wenn das Kind Einzelunterricht erhält. Aber es ist nicht sinnvoll, sie als Methode der Wahl bei Leseschwierigkeiten rechtshemisphärischer Kinder einzusetzen, weil sie an einem Schwachpunkt der Kinder ansetzt. Wenn ein Kind, das willkürlich und bildhaft denkt, nach einer Methode lernen soll, die sequentiell und lautorientiert vorgeht, ist es von Anfang an im Nachteil. Erfolge sind nicht ausgeschlossen, aber es ist vernünftiger, gleich eine einfachere Methode anzuwenden, die besser zu seiner Denkweise paßt. Wenn man die Phonische Methode bei rechtshemisphärischen Kindern einsetzt, ist das so, als lehre man ein blindes Kind Skilaufen, indem man es an der Hand hält. Es mag zwar am Fuße des Berges ankommen, aber es täte besser daran, aus seinem bemerkenswert guten Gehör Kapital zu schlagen, um selbständig Skilaufen zu lernen. Es »hört« die feinen Veränderungen der Schneebeschaffenheit, indem es sich auf die Geräusche der Stimme des Lehrers und der Skier einstellt. Nach demselben Prinzip können Kinder lesen und schreiben lernen, wenn wir Methoden benutzen, die ihre natürlichen visuellen Fähigkeiten erschließen.

Die Befürworter der Ganzwortmethode haben zwar die Nachteile der Phonischen Methode erkannt, aber das Heilmittel ist in vieler Hinsicht schlimmer als die Krankheit. Der Ganzwortmethode zufolge ist die Richtigkeit einzelner Wörter nicht so wichtig gegenüber der Freude am Lesen selbst. Dieser permissive Ansatz gestattet es Kindern, Wörter falsch auszusprechen und falsch zu buchstabieren. Den Befürwortern dieser Methode kommt es darauf an, daß sich die Kinder Textverständnis aneignen und den Wert des Lesens begreifen. Dies sind löbliche Ziele; die Gefahr der Ganzwortmethode liegt meiner Ansicht nach jedoch darin, Lesen tendenziell zu einem Ratespiel zu machen. Schüler werden aufgefordert, ein unbekanntes Wort ohne Hilfe des Lehrers herauszubekommen. In diesem Fall wird das ausgezeichnete Gedächtnis des rechtshemisphärischen Kindes zu einem Fluch. Es sieht die ersten Buchstaben des neuen Wortes, wagt eine Vermutung und rät falsch. Jetzt assoziiert sein photographisches Gedächtnis die Buchstaben auf der Seite mit dem falschen Wort. Wenn der Lehrer eingreift und ihm das richtige Wort sagt, speichert sein Gehirn dieses richtige Wort zusätzlich zu der falschen Information. Wenn es das nächste Mal auf dasselbe Wort trifft, wird es wahrscheinlich wieder mit der falschen Bezeichnung herausplatzen, besonders wenn es unter Druck steht. Ich habe dies immer wieder bei visuell begabten rechtshemisphärischen Schülern beobachtet. So wie Verbindungen im Gehirn durch richtiges Buchstabieren und richtiges Aussprechen verdrahtet und verstärkt werden, werden auch falsche Informationen verstärkt, die schwer auszulöschen sind. Bei rechtshemisphärischen Lesern kommt es darauf an einzugreifen, *bevor sie einen Fehler machen.*

Problematisch an der Ganzwortmethode und ihrem Unterricht ist außerdem, daß das Kind oft nicht genug Zeit bekommt, den Stoff zu verarbeiten. Wenn es sich gedrängt fühlt oder zu viele Wörter auf einmal aufnehmen muß, bleibt nicht genug Zeit zum Visualisieren übrig. Das Kind wird die Wörter nicht behalten können.

Schließlich machen die Befürworter der Ganzwortmethode denselben Fehler wie die Befürworter der Phonischen Methode: Sie glauben, daß eine Methode am besten für *alle* Kinder sei. Meine jahrelangen Erfahrungen sagen mir, daß einige Kinder besser auf die Phonische Methode und andere besser auf die Ganzwortmethode ansprechen. Bei rechtshemisphärischen Schülern beginne ich oft mit einem visuellen Ansatz, der jegliches Raten ausschließt. Ich sorge dafür, daß ich alle neuen Wörter zuerst lese. Wenn der Schüler dann Fortschritte gemacht hat, füge ich eine Dosis der Phonischen Methode als letzten Schliff hinzu. So sollten die heutigen rechtshemisphärischen Kinder unterrichtet werden.

Vorlesen

Schulen schätzen das Vorlesen in der Klasse, weil es – zumindest oberflächlich – den Lehrern anzeigt, wie gut ein Kind liest. Der Grundgedanke dabei ist, daß ein Kind, das auf dem ihm angemessenen Niveau laut und flüssig lesen kann, den Stoff auch verstanden hat. Nichts könnte von der Wirklichkeit weiter entfernt sein. Lautes Lesen hat sehr wenig mit stillem Lesen zu tun und taugt deshalb nicht als ein Maßstab für die Lesefertigkeit bei rechtshemisphärischen Kindern. Denken Sie daran, daß lautes Vorlesen, wenn es auch von unserem Schulsystem hochgeschätzt wird, kaum eine Fertigkeit ist, von der die meisten von uns im Erwachsenenleben ausgiebigen Gebrauch machen. Es kommt vielmehr darauf an, wie gut wir still lesen können.

Nicht genug, daß unsere Schulen das laute Lesen so hoch einschätzen, sie steigern die Beschämung und die Verzweiflung eines Kindes mitunter noch, weil es sich bloßgestellt sieht. Erinnern Sie sich an Michael, den Siebenjährigen, der mit der Phonischen Methode nicht zurechtkam und in der ersten Klasse nicht lesen lernte. Kinder wie Michael fühlen sich schon unbehaglich, wenn sie den Eltern oder der Lehrerin laut vorlesen sollen. Stellen Sie sich die Demütigung vor, die sie empfinden, wenn sie vor Gleichaltrigen lesen sollen. Darum kann das Lesen in der Gruppe so katastrophale Folgen haben. Michael liest überaus langsam, stolpert über Wörter und errötet, wenn er Fehler macht. Er ist verlegen und beschämt; er wünscht sich an einen anderen Ort. Nervös versucht er, so schnell wie möglich mit dem Lesestück fertig zu werden. Aber die Eile macht das Problem nur noch schlimmer. Michael steht erst am Anfang seiner Schulzeit, aber er denkt jetzt schon, daß er das Lesen um jeden Preis meiden muß.

Um Ihr Kind wieder zu motivieren, sollten Sie ein Buch aussuchen, mit dem es vertraut ist und das etwa ein oder zwei Jahre unter dem augenblicklichen Niveau der Klasse liegt. Bitten Sie Ihr Kind vorzulesen, soweit es das kann, benutzen Sie dabei *langsam* Ihren Finger als einen visuellen Anhaltspunkt, damit Sie die Geschwindigkeit kontrollieren können. Zeigen Sie genau unter die Wörter, die Ihr Kind lesen soll.

Diese Methode lenkt die Augen Ihres Kindes auf jeweils nur ein Wort, so daß es nicht vor- oder zurückspringt. Noch wichtiger ist, daß der Leseprozeß verlangsamt wird und Zeit zum Visualisieren bleibt. Wenn Ihr Kind sehr rechtshemisphärisch ist, sieht es wahrscheinlich nicht nur das Wort vor seinem geistigen Auge, sondern es sieht auch ein Bild dessen, was es repräsentiert. Prüfen Sie von Zeit zu Zeit nach, um sicher zu sein, daß es beides sieht – also nicht nur das Wort *Hund*, sondern auch ein Bild des schwarzen Foxterriers des Nachbarn. Wenn es kein Bild sehen sollte, schlagen Sie ihm behutsam vor, die Augen zu schließen und das Wort und den Hund im Geist zu visualisieren. Wenn es rechtshemisphärisch ist, wird ihm dies normalerweise leichtfallen. Wie schon erwähnt, haben rechtshemisphärische Leser deshalb auch Probleme mit Wörtern wie *von, obwohl* und *dann:* Es gibt keine korrespondierenden Bilder zu diesen Wörtern.

In *Legasthenie als Talentsignal* bezeichnet Ronald D. Davis diese kleinen Wörter als »Auslösewörter«; sie haben eine abstrakte Bedeutung oder eine Anzahl verschiedener Bedeutungen. In unserer Sprache gibt es mindestens zweihundert dieser lästigen kleinen Artikel, Bestimmungsworte und Pronomen. Sie lassen visuell denkende Menschen stolpern, weil sie weder ein visuelles Objekt noch eine Handlung symbolisieren. Davis hat Legasthenikern helfen können, diese Auslösewörter zu meistern, indem er einen interessanten visuell-kinästhetischen Ansatz anwandte: Er ließ Schüler bleistiftdünne Schlangen aus Ton rollen, daraus Wörter formen und diese Wörter dann visualisieren. Auch selbstgeformte Tonmodelle halfen den Kindern, sich ein Wort vorzustellen. Ein kreatives Kind kann zum Beispiel das Wort *und* darstellen, indem es aus Ton ein Kind formt und dann ein zweites Kind hinzufügt, das die Hand des ersten hält. Um das Wort *der* darzustellen, könnte ein Schüler drei Früchte formen, eine Banane, eine Orange und einen Apfel, und dazu einen Tonpfeil, der von dem Wort *der* auf den Apfel weist. Davis hat festgestellt, daß diese Methode dem visuellen Lerntyp hilft, Bilder für Wörter zu finden, die vorher nicht visualisiert werden konnten.

Lesen sollte Spaß machen. Anstatt also bei Ihrem Kind auf »Konzentration« zu bestehen (was die meisten Kinder mit Anstrengung und Langeweile assoziieren), bitten Sie es, gut aufzupassen, besonders auf diese nervtötenden Auslösewörter, die es leicht stolpern lassen. Dieser nächste Schritt ist sehr wichtig: Fordern Sie das Kind auf, Schwierigkeiten mit einzelnen Wörtern zu benennen, *damit Sie das Wort für es lesen können.* Es kann Ihnen sagen, daß es mit dem Wort Probleme hat, oder Sie greifen ein, wenn Sie merken, daß es mit einem Wort kämpft. Dies bewirkt dreierlei: das Kind verliert die Angst, schwere Wörter raten zu müssen; es platzt nicht mit dem falschen Wort heraus, das sich dann womöglich in seinem Gehirn festsetzt; und es hilft Ihrem Kind, schwierigere Wörter in seinem visuellen Gedächtnis zu speichern, während Sie diese vorlesen.

Da Michael schon nach ein bis zwei Fehlern die Mitarbeit verweigert, lese ich alles zuerst vor und wähle dann zufällig Wörter oder Satzteile für ihn zum Lesen aus. Liest Michael dann ein Wort falsch, korrigiere ich ihn nicht, sondern tue so, als hätte ich nicht richtig gehört. Wenn der Satz zum Beispiel heißt: »Ich mag Bären«, und Michael liest, »Ich mag Beeren«, werfe ich ein: »Du sagtest *Bären*, nicht wahr, Michael?« Er antwortet: »Klar ... das hab ich doch gesagt. Bären heißt das.«

Ich konfrontiere Michael zwar nicht mit seinem Fehler, aber er weiß trotzdem, daß er das Wort falsch gelesen hat. Diese einfache Methode, ein Kind das Gesicht wahren zu lassen, ist sehr wichtig beim Arbeiten mit solchen Kindern. Einige Eltern und Erzieher haben mich wegen dieses, Konfrontation vermeidenden Ansatzes kritisiert und argumentiert, er würde den Schüler in seinem Perfektionismus bestärken. Ich sehe Perfektionismus nicht als etwas, das man einem Kind abgewöhnen muß – oder kann; er ist vielmehr ein wesentlicher Teil der Persönlichkeit, egal, wie sehr wir uns wünschen, dies zu ändern. Perfektionismus kann sogar den schulischen Erfolg fördern, wenn man ihn richtig nutzt. Dabei kommt es darauf an, daß der Schüler seine Versagensangst überwindet und auf seinen Erfolgen aufbaut.

Am Ende Ihrer Übungsstunde, nachdem Sie die Leistung Ihres Kindes und seine Fortschritte gelobt haben, gehen Sie die Liste der Wörter, die Ihr Kind nicht selber gelesen hat, noch einmal durch. Das verstärkt sein visuelles Gedächtnis und die richtige Aussprache der Wörter. Sie könnten sagen: »Jetzt sehen wir uns die Wörter, die ich dir vorgelesen habe, noch einmal an. Schau zu, wenn ich auf das Wort zeige und hör zu, wenn ich es lese.« Es ist nicht nötig, daß Ihr Kind das Wort liest oder wiederholt. Es sollte aber aufmerksam sein.

Am nächsten Tag beginnen Sie damit, den am Tag zuvor gelesen Abschnitt zu wiederholen. Nun lassen Sie Ihr Kind aber den Abschnitt *alleine* lesen, einschließlich der schwierigen Wörter, die Sie am Tag zuvor selbst gelesen hatten. Sie werden erstaunt sein, was es kann! Ihr Kind wird sogar die schwersten Wörter selbstbewußt lesen, da es sie seinem wunderbaren visuellen Gedächtnis entnehmen kann. So bauen Sie, Schritt für Schritt, seinen visuellen Wortschatz auf und werden dabei feststellen, daß Sie Ihr Kind noch nie so flüssig haben lesen hören.

Fahren Sie mit einem neuen Abschnitt im selben Buch fort, wobei Sie wieder die Wörter vorlesen, die Ihrem Kind schwerfallen. Führen Sie eine fortlaufende Liste der neuen Wörter, die Ihr Kind gelernt hat, und zeigen Sie ihm diese von Zeit zu Zeit, um ihm seinen Erfolg vor Augen zu führen. Vielleicht finden Sie es auch hilfreich, einen Textmarker zum Hervorheben solcher Wörter zu benutzen, mit denen Ihr Kind anfangs Probleme hatte und die es anschließend beherrschte. Immer wenn Sie eines dieser neuen Wörter in einem anderen Kontext sehen, sei es in einem anderen Buch oder sei es auf der Straße, zeigen Sie es Ihrem Kind. Das wird seine Leistungen fördern und die Bedeutung des Lesens im Alltagsleben unterstreichen.

Es ist nicht notwendig, länger als fünf bis zehn Minuten pro Tag mit Ihrem Kind zu üben. Längere Zeiten können sogar zu schlechteren Leistungen führen. Diese Art des Lesens ist für rechtshemisphärische und konzentrationsschwache Kinder sehr schwierig, da sie ein intensives Fokussieren erfordert. Fünf bis zehn Minuten Übung mit der richtigen Technik sind viel wertvoller als zwei Stunden mit der falschen.

Denken Sie daran, daß Ihr langfristiges Ziel darin besteht, die Stärke Ihres Kindes – sein visuelles Gedächtnis – zu fördern, um eine Schwäche in der Lautwahrnehmung zu kompensieren. Wenn Ihr Kind rechtshemisphärisch ist, werden Sie beide durch große Fortschritte belohnt werden. Einer der Gründe, warum ich weiterhin Einzelunterricht gebe, ist, daß man auf diese Weise schnell beachtliche Erfolge erzielen kann.

Nach seinen ersten Erfolgserlebnissen wurde Michael ein eifriger Leser. Bevor ich die Arbeit mit ihm aufnahm, war er getestet worden: Er kannte das Wortbild von kaum fünf Wörtern. Nach gerade einem Dutzend Übungsstunden entsprach sein Niveau dem der zweiten Klasse nach dem ersten Halbjahr. Er konnte Sätze lesen wie »Der Hund bellte die ganze Nacht hindurch.« Zwar kann er Wörter noch immer nicht in Laute gliedern und auf diese Weise entziffern, aber seine Eltern und Lehrer helfen ihm, indem sie ihm unbekannte Wörter vorlesen. Wenn er sie nur einmal gesehen hat, kann Michael sie sich einprägen.

Seit er von dem Druck befreit ist, Wörter erraten zu müssen, kann Michael sich entspannen, er paßt besser auf und ist in der Lage, das Lesen zu genießen. Seine begeisterten Eltern berichten, daß er sie nun bittet, ihm vorzulesen. Und sogar abends im Bett wirft er mit einer Taschenlampe unter der Decke einen heimlichen Blick in seine Lieblingsgeschichten!

Stilles Lesen

Rechtshemisphärische Kinder mit ADD mögen zwar Schwierigkeiten damit haben, laut zu lesen, sie verfügen jedoch über eine kompensierende Stärke, auf der man aufbauen kann: Sie können Texte ausgezeichnet still und schnell lesen. Darüber hinaus können sie visuelle Information hervorragend und oft mit großer Geschwindigkeit verarbeiten. Es ist faszinierend zu sehen, wie ein extrem rechtshemisphärischer Schüler sich beim Vorlesen quält, beim stillen Lesen aber ausgezeichnete Leistungen erbringt. Das liegt daran, daß Lesen mit Textverständnis und Textverständnis mit Visualisieren zu tun hat, einer Stärke des rechtshemisphärischen Menschen.

Das linkshemisphärische Kind, das einen Text fließend lesen kann, hat die Fähigkeit, die Wörter auf dem Blatt zu entziffern und mündlich wiederzugeben, aber seine mündlichen Leseleistungen gehen selten mit gutem Verständnis einher. Um wirklich zu verstehen, was es liest, muß das linkshemisphärische Kind leise und langsam lesen und die Wörter sorgfältig in seinem Kopf aufsagen. Sein Verständnis wird besser, wenn es bewußt liest, jedes Detail auskostet, zwischen Abschnitten innehält und über den Sinn des Gelesenen nachdenkt. Kinder mit diesem Lernstil tun gut daran, sich ausgiebige Notizen zu machen (sie können im allgemeinen gut schreiben) und die Informationen, zum Beispiel in einem Notizbuch oder auf Karteikarten, gut geordnet festzuhalten.

Das rechtshemisphärische Kind geht mit dem Lesen ganz anders um. Sein Stil verlangt, daß es schnell liest, die Schlüsselwörter auf einer Seite überfliegt, um ein detailliertes Bild im Kopf zu entwickeln. Das rechtshemisphärische Kind scheut sich, Notizen zu machen und lernt besser, wenn es den Text mehrere Male überfliegt und den Stoff visualisiert. Sein Gedächtnis ist sein Notizbuch. Beim ersten Lesen erhält es eine kurze Skizze des Textes; bei späteren Durchgängen werden die lebendigen Details wie mit Pinselstrichen eingesetzt. In vieler Hinsicht könnte man sagen, daß das rechtshemisphärische Kind *unter idealen Bedingungen* einen Vorteil in bezug auf das Textverständnis hat, weil es viel besser visualisieren kann.

Sie sollten aber daran denken, daß Ihr Kind leicht ablenkbar ist. Dies ist der Visualisierung und dem Textverständnis abträglich. Es hat nicht die Fähigkeit des linkshemisphärischen Schülers, Geräusche zu ignorieren. Deshalb kämpft es in einer lebhaften Klasse oft damit, sich Bilder vorzustellen, die zu den Wörtern gehören. Alle Ablenkungen – ein Schüler spitzt seinen Bleistift, eine Arbeit wird übergeben, der Sekundenzeiger auf der Uhr – sind viel interessanter!

Der 13 Jahre alte Richard geht in die siebte Klasse. Dieser sehr intelligente und kreative Junge ist Legastheniker mit einer leichten Konzentrationsstörung und Hyperaktivität. Er zehrt ständig an den Nerven seiner Lehrer, weil er so unruhig ist. Richard bekommt Förderunterricht, in dem er täglich phonetische Übungen machen muß und mit Arbeitsblättern eingedeckt wird. Der ständige Drill nimmt ihm jeden Mut und bestärkt in ihm die Überzeugung, dumm zu sein. Man sagt Richard wiederholt, wenn er das Gelesene besser verstehen wolle, müsse er langsamer und sorgfältiger lesen. Was Richard jedoch wirklich braucht, ist genau das Gegenteil: Er muß das Tempo steigern. (Mehr über die Schnellesemethode später in diesem Kapitel.)

Meine Aufgabe ist es, bei Richard einen »schnelleren Gang« einzuschalten und ihn zu überzeugen, daß sein Textverständnis besser werden wird, wenn er den Text rasch überfliegt. Ich wähle ein Buch, das seiner Klassenstufe entspricht, eine Detektivgeschichte oder einen Artikel aus einer Sportzeitung. Wenn Richard auf ein Wort stößt, das er nicht kennt, soll er es aus dem Kontext herausfinden oder mich fragen, was es bedeutet.

Ich bitte ihn, sich vorzustellen, sein Kopf sei ein Fernsehbildschirm; beim Lesen solle er in seinem Kopf ein klares Bild empfangen. Wenn sich das Bild nicht sofort einstelle, solle er aufhören zu lesen und weggucken, dann zum Text zurückkehren und sich bemühen, »den Schnee vom Bildschirm zu bekommen.« Solange er visualisiert, liest er auch. Ich fordere ihn auf, so schnell wie möglich zu lesen und dabei das Bild unbedingt im Kopf zu behalten. Wenn Richard schnell liest, hyperfokussiert sein wacher Geist auf den Text und hat weniger Gelegenheit, abzuschweifen.

Während Richard liest, schaue ich ihm über die Schulter und stelle gelegentlich Fragen zum Text, um zu prüfen, ob er diesen versteht. Und er schafft es! Ich freue mich, als Richard den Text mehrmals verschlingt und jedesmal ein schärferes Bild bekommt. Er hat eine natürliche Fähigkeit, schnell zu lesen, und als er versteht, was es heißt, beim Lesen zu visualisieren, geht ihm ein Licht auf. Nach fünf Übungsstunden kann Richard ein Buch von 150 Seiten in nur neunzig Minuten lesen und versteht den Text genau. Sogar sein mündliches Lesen bessert sich, obwohl das nie eine seiner Stärken sein wird. Richard entwickelt eine Vorliebe für das Lesen. Er ist ein erstklassiges Beispiel dafür, was passiert, wenn wir das visuelle Potential des rechtshemisphärischen Kindes nutzen, anstatt es brachliegen zu lassen.

Auch Sie können die Fähigkeit Ihres Kindes, still zu lesen, verbessern. Beginnen Sie, indem Sie ihm vorlesen. Sagen Sie Ihrem Kind, es solle Ihre Worte in geistige Bilder verwandeln. Vielleicht bitten Sie es, sich eine Fernsehserie oder einen Film vorzustellen, der in seinem Kopf abläuft. Wenn es das Konzept der Visualisierung verstanden hat, sagen Sie ihm, daß dies beim Lesen genauso möglich ist: Es sollte auch dann ein Bild in seinem Kopf haben. Es mag vielleicht nicht so detailliert sein wie das Bild, das es sieht, wenn Sie ihm vorlesen, aber es sollte trotzdem ein Bild werden.

Dann geben Sie dem Kind ein Buch, das es interessiert. Sagen Sie: »Wir werden jetzt still lesen. Das kannst du in deinem Kopf tun. Dabei sprichst du die Wörter nicht aus.« Schwierige Wörter sollten Sie sich vorher gemeinsam ansehen. Sagen Sie zum Beispiel: »Ich möchte gerne, daß du diesen Abschnitt liest. Diese Wörter könnten dir auffallen. Dies ist *elektrisch*, dieses Wort ist *berühmt*, und dieses bedeutet *teuflisch*.« So wird Ihrem Kind der Druck genommen, schwere Wörter entziffern zu müssen, und das visuelle Gedächtnis wird gefördert, ohne daß es sich die falschen Wörter einprägt.

Fordern Sie das Kind auf, Ihnen zu sagen, wenn es das Bild irgendwann beim Lesen verliert. Dann können Sie ihm für kurze Zeit vorlesen. Wenn es das Bild wieder im Kopf hat, kann es selbst weiterlesen. Überprüfen Sie seinen Fortschritt regelmäßig, indem Sie es nach Details zu dem Bild fragen.

Dieser Vorgang erleichtert es Ihrem Kind, die Verbindung zwischen Lesen und Visualisieren herzustellen. Sagen Sie ihm immer wieder: »Wenn du kein Bild in deinem Kopf hast, liest du nicht.« Sogenannte kleine Wörter wie *der, von* und *das* werden unwichtig. So sieht das Lesen aus, das den angeborenen Fähigkeiten Ihres Kindes entspricht. Es kann seine lebhafte Vorstellungskraft nutzen, die es im Geist an jeden Ort bringt, an dem es sein möchte.

Weitere Leseübungen

Die folgende Übung ist sehr gut für Schüler geeignet, die gerade anfangen, lesen zu lernen. Wie so viele meiner Übungen hat sie die Form eines Spiels. Zuerst schreiben Sie acht, zehn, zwölf oder mehr Wörter auf ein unliniertes Blatt Papier in einer Anordnung wie dieser:

Zahl		lernen
Feuer		dann
morgen	o	Tier
Monat		heute
leben		Hand

Malen Sie einen kleinen Kreis in die Mitte des Blattes, geben Sie Ihrem Kind einen Stift und nennen Sie dann eines der zehn Wörter deutlich mindestens zweimal. Das Kind hat nun die Aufgabe, eine Linie von dem Kreis zu dem richtigen Wort zu ziehen. Während es über die Aufgabe nachdenkt, stellen Sie Ihrem Kind Fragen wie: »Wie lang ist das Wort?«, »Was meinst du, mit welchem Buchstaben es anfängt?«, »Auf welche/welchen Buchstaben endet das Wort?«. Dies zwingt das Kind, das ganze Wort anzusehen, anstatt nur den ersten Buchstaben zu beachten und dessen Aussprache zu erraten.

Es ist wichtig, Wörter auszuwählen, die sich in Länge und Klang etwas ähneln. Sie sollten aber immer einige Wörter einbeziehen, die für Ihr Kind leicht zu unterscheiden sind. Fangen Sie mit einem solchen an, um ihm einen guten Start zu ermöglichen.

Viele Kinder mögen Computerprogramme, bei denen sie Punkte für richtige Antworten bekommen. Deshalb wähle ich ein ähnliches Belohnungssystem, bei dem eine bestimmte Anzahl von Punkten für jede richtige Antwort und ein Bonus bei ausschließlich richtigen Lösungen gegeben werden. Sie können Ihrem Kind zum Beispiel 50 Punkte für jede richtige Antwort geben und 500 Bonuspunkte, wenn alle Antworten richtig sind. Man kann dann die Anforderungen steigern, wobei Ihnen beim Aussuchen der Wörter keine Grenzen gesetzt sind. Wichtig ist, einfache Wörter wie *zu, für* und *von* mit einigen langen, schwierigen Wörtern wie *Existentialismus, Klaustrophobie* und *stilvoll* zu mischen. Loben Sie Ihr Kind ausgiebig, wenn es eines der schwierigen Wörter, die Sie nennen, richtig identifiziert. Sagen Sie ihm, daß diese Wörter eigentlich erst in der Oberstufe oder auf der Hochschule gebraucht werden.

Ein Vorteil dieses Spiels liegt darin, das Kind dazu zu bringen, das ganze Wort anzusehen und seine phonetischen Fähigkeiten anzuwenden, um einzelne Wörter zu erkennen. Nachdem das Kind es erkannt hat, wiederhole ich das Wort gewöhnlich mehrmals und sage zum Beispiel: »Wie klug von dir, daß du weißt, daß *Klaustrophobie* mit *Kl* anfängt und ein *ph* hat, das wie ein *f* klingt.« Wahrscheinlich wußte das Kind das in Wirklichkeit gar nicht, sondern hörte nur das *K* und fand das Wort dann heraus, weil es das längste auf der Liste war. Auf diese Weise demonstrieren Sie Ihrem Kind aber, wie Sie Wörter erkennen, und es lernt etwas über die Beziehungen zwischen Lauten und Buchstaben. Außerdem kann Ihr Kind dann lernen, ohne viele Fehler zu machen.

Wenn Ihr Kind sich auf einzelne Wörter konzentrieren kann, können Sie damit anfangen, es ein Wort oder zwei voraus schauen zu lassen, um sein Auge zu üben und flüssigeres Lesen zu fördern. Zeigen Sie mit einem Stift direkt unter zufällig ausgewählte Wörter, die Ihr Kind lesen soll. Nehmen Sie sowohl kurze als auch lange Wörter. Gehen Sie ziemlich schnell von einem Wort zum nächsten. Sie könnten fünf bis zehn Wörter pro Seite bei insgesamt zwei oder drei Seiten nehmen. Die Geschwindigkeit wird variieren, aber Sie sollten Ihrem Kind immer zwei bis fünf Sekunden Zeit lassen, damit es das Wort im Geist entschlüsseln und laut sagen kann. Meistens wird Ihr Kind das Wort sogar schneller erkennen können.

Als nächstes sagen Sie Ihrem Kind, daß Sie auf ein Wort zeigen werden und daß es das Wort lesen soll, das *unmittelbar darauf folgt*. Wenn es damit gut zurechtkommt, versuchen Sie, es das Wort lesen zu lassen, das zwei Wörter entfernt ist. Diese Übung schult sein Auge darin, von einem Wort zum nächsten zu gleiten und gibt ihm die Fähigkeit, die gedruckte Seite still und flüssig zu überfliegen.

Die folgende Übung ist sowohl zum lauten als auch zum stillen Lesen geeignet: Nehmen Sie eine unbekannte Seite aus einem Buch, das dem Leistungsstand Ihres Kindes entspricht oder etwas schwerer ist. Überfliegen Sie die Seite zuerst selbst, um Wörter zu entdecken, die Ihrem Kind schwerfallen könnten. Schreiben Sie diese in kleinen Buchstaben auf ein Blatt Papier. Die Wörter sollten den gedruckten Wörtern im Aussehen möglichst ähnlich sein. Wenn der Text dem Leistungsstand Ihres Kindes entspricht, sollten weniger als zehn Wörter auf Ihrer Liste sein.

Bevor Sie Ihrem Kind das Buch geben, gehen Sie mit ihm die Liste durch und zeigen dabei auf jedes Wort, während Sie es vorlesen. Abschließend gehen Sie an den Anfang zurück und lassen Ihr Kind die ganze Liste vorlesen, während Sie darauf zeigen. Es macht nichts, wenn es zwei oder drei Versuche benötigt, bevor es alles richtig liest. Springen Sie ein, wenn es zögert. Es ist von größter Wichtigkeit, daß das Kind diese Wörter alle kennt, bevor Sie fortfahren.

Als nächstes lassen Sie das Kind den Text selbst lesen, entweder still oder laut. Sagen Sie ihm vorher: »Es gibt keine Wörter auf dieser Seite, die du nicht lesen kannst.« Bei lautem Lesen achten Sie darauf, daß Ihr Kind nicht zu schnell vorgeht. Dann merkt es, daß es eine gute Chance hat, alle Wörter fehlerlos zu lesen!

Sollte das Kind immer noch Probleme mit den von Ihnen zuvor ausgewählten Wörtern haben, prüfen Sie nach, ob diese so aussehen wie in dem Buch. Sie können die Wortliste auch mit einer Schreibmaschine oder dem Computer erstellen. Wenn Sie in Blockschrift schreiben oder die Buchstaben zu groß sind, kann Ihr Kind den Zusammenhang mit den gedruckten Wörtern nicht erkennen.

Wenn es die erste Seite richtig gelesen hat, gehen Sie auf den nächsten zwei oder drei Seiten genauso vor. Denken Sie daran, daß Ihr Kind beim Lesen leicht ermüdet. Achten Sie deshalb auf Anzeichen, die darauf hindeuten, daß die Konzentration nachläßt und es keine Lust mehr hat. Am Ende der Übung wiederholen Sie noch einmal die ganze Wortliste. Auch wenn Sie eine beeindruckende Liste von dreißig oder vierzig Wörtern für fortgeschrittene Leser aufgestellt haben, wird Ihr Kind sich wahrscheinlich an die meisten erinnern, besonders wenn Sie darauf geachtet haben einzugreifen, bevor es über ein Wort stolpert und falsch liest.

Schnelles Lesen

Wenn Autoren von Schnell-Lesekursen unzufriedenen Kunden ihr Geld zurückerstatten müßten, wären die meisten dieser Kunden wahrscheinlich linkshemisphärische Menschen. Rechtshemisphärische Menschen können die Methode des schnellen Lesens fast ausnahmslos und ausgezeichnet erlernen. Ich entdeckte dies zufällig, als ich mich auf mein Hochschulexamen in Pädagogik vorbereitete. Als ich eines Abends für eine Abschlußprüfung am nächsten Tag paukte, war ich sehr überrascht, daß mein Textverständnis durch schnelles Lesen sogar *besser* wurde. Wenn ich den Text einmal las, hatte ich einen allgemeinen Überblick. Mußte ich mir Einzelheiten merken, überflog ich den Text drei- oder viermal.

Ich stellte verblüfft fest, daß ich ein Buch von vierhundert Seiten in nur einer Stunde lesen, und drei oder viermal innerhalb von zwei bis drei Stunden überfliegen konnte. Nach dem dritten Mal hatte ich den Text gespeichert und konnte ihn genau wiedergeben. Zu dieser Zeit nahm ich an, ich sei eine »Abnormität« aufgrund dieser Fähigkeit. Meine Arbeit mit rechtshemisphärischen Kindern hat mir aber gezeigt, wie viele andere »Abnormitäten« es gibt und welch großen Anwendungsbereich diese Lesetechnik hat.

Ich bin davon überzeugt, daß die Zahl der Analphabeten stark zurückgehen würde, wenn rechtshemisphärische Kinder mit diesen Methoden schon in der Grundschule unterrichtet würden. Analphabeten sind nicht selten das Produkt von Lehrern, die bei Schülern, die rechtshemisphärische, visuelle Lerntypen sind, unpassende Lehrmethoden anwenden. Diese Kinder werden schon im Vorschulalter zum Lesen gedrängt, obwohl ihr Gehirn noch nicht darauf vorbereitet ist. Sie versagen und sind frustriert. Förderprogramme empfehlen fälschlicherweise, die Kinder sollten langsamer lesen, was das Problem nur verstärkt. In ihrem Buch *Strong-Willed Child or Dreamer?* schreiben Dana Scott Spears und Ron L. Braund über Lehrmethoden für verschiedene Lerntypen: »Viele Eltern nehmen an, eine langsamere, Schritt für Schritt vorgehende Präsentation wäre die Lösung für Verständnisprobleme bei einem Kind. Aber nach einem Fehlschlag wird eine langsamere Präsentation den für Langeweile anfälligen Tagträumer eher frustrieren als ihn weiterbringen.«

Rechtshemisphärische Kinder müssen zwar beim lauten Lesen langsamer werden, beim stillen Lesen gilt für sie jedoch das Gegenteil. Das Vorlesen ist eine ganz andere Fertigkeit und sollte anders unterrichtet werden. Beim Vorlesen ist es äußerst wichtig, daß das Kind langsam vorgeht und jedes einzelne Wort betont. Es kommt nicht in erster Linie auf das Textverständnis an. Beim stillen Lesen ist dies aber das Hauptziel. Rechtshemisphärische Lerntypen sind nicht darauf angewiesen, jedes Wort zu lesen und im Kopf zu wiederholen, wie es linkshemisphärische Personen tun müssen, um den Text gut zu verstehen. Ihr Verstand funktioniert schnell und visuell. Sie können schnell lesen, sobald sie einige hundert Wörter visuell erfassen können. Wenn Ihr Kind innerhalb eines Schuljahres lesen gelernt hat, sollte man ihm das Schnellesen beibringen.

Sagen Sie ihm, es solle die Seite überfliegen – *schnell lesen!* – und durch die Wörter ein Bild entstehen lassen. Um die optimale Geschwindigkeit für Ihr Kind zu bestimmen, lassen Sie es zuerst mit seinem üblichen Vorlesetempo lesen, diesmal allerdings still. Sagen Sie ihm, es solle die Wörter dabei nicht mit dem Mund bilden, sondern im Kopf lesen. Besonders wenn Sie mit einem aufmerksamkeitsgestörten Kind arbeiten, werden Sie oft bemerken, daß es dazu neigt, vom Lesestoff abzuschweifen. Dadurch können sich andere Gedanken und Bilder einschleichen und das Bild, das der Text hervorrufen soll, stören.

Als nächstes sagen Sie Ihrem Kind, daß Sie sehen wollen, ob es besser lesen und vor allem den Text besser verstehen kann, wenn es etwas schneller liest. Sagen Sie ihm, es solle sich nicht um die kleinen Wörter kümmern, sondern den Text schnell überfliegen und nur dann langsamer werden und Wort für Wort lesen, wenn es denkt, daß etwas Wichtiges in der Geschichte passiert. Eine gute, von mir oft benutzte Technik besteht darin, den Text vorher anzusehen. Wenn das Kind dann liest, stelle ich ihm spezielle Fragen zu dem Text. Ich könnte zum Beispiel fragen, wie die Personen heißen, welche Kleidung sie tragen, wie die Umgebung aussieht und welche Tageszeit es ist. Dabei geht es darum, die Aufmerksamkeit des Lesers auf den Text zu richten und möglicherweise zurückzulenken, wenn sie abschweift. Denken Sie daran, daß Sie es entweder mit einem hyperaktiven Kind oder mit einem rechtshemisphärischen Kind mit übersteigerter Sensitivität zu tun haben. Es ist sehr schnell abgelenkt, besonders wenn es schon seit längerem Probleme mit dem Lesen hat. Es wird sich wahrscheinlich oft entziehen wollen, bis es erste Erfolge erlebt hat. Ihre Aufgabe ist es, diese Erfolge herbeizuführen.

Besonders am Anfang Ihrer Leseübungen sollten Sie folgendes beachten: Das Wichtigste ist, Erfolge zu erreichen, ganz gleich, was Sie dafür tun müssen. Es kommt darauf an, Ihrem Kind bei der ersten Übung zum Schnellesen klarzumachen, daß sein Bild im Kopf durch schnelleres Lesen besser wird. Erklären Sie ihm, daß stilles Lesen *wirkliches* Lesen sei, während lautes Lesen hauptsächlich eine Möglichkeit für Erwachsene sei, zu überprüfen, wie gut ein Kind liest. Erläutern Sie in Worten, die Ihr Kind versteht, daß das mündliche Lesen kein genauer Gradmesser seiner Leseleistung ist. Sein Leben lang wird es zumeist still lesen, und seine Fähigkeit auf diesem Gebiet wird auf lange Sicht viel wichtiger sein.

Dieses Leseprogramm umfaßt praktisch alle Aspekte des Lesens und paßt besser zu dem Lernstil des rechtshemisphärischen Kindes als irgendeine andere heute gebräuchliche Methode. Es handelt sich um einfache Methoden der Förderung, die nicht über längere Zeit angewandt werden müssen. Die beschriebenen Techniken können nicht nur bei Grundschülern, sondern auch bei älteren Schülern sowie in den meisten Fächern, einschließlich Naturwissenschaften, Geschichte, Erdkunde und Sozialwissenschaften, eingesetzt werden. Oberschülern, die dieselben Lesetechniken in bestimmten Fächern anwenden, empfehle ich das gleiche:

1. in kurzen Abschnitten lernen,
2. den Lernstoff zuerst schnell lesen, nach wichtigen Begriffen suchen,
3. den Stoff mehrmals lesen, die Details hinzufügen,
4. immer darauf achten, daß beim Lesen ein Bild entsteht.

Damit Sie mit diesem Programm bei Ihrem Kind Erfolg haben, sollten Sie ein *Vorbild für gute Lesegewohnheiten* sein. Verbannen Sie den Fernseher aus Ihrem Wohnzimmer und halten Sie statt dessen eine gute Auswahl an Lesestoff für Erwachsene und Kinder bereit. Sprechen Sie regelmäßig mit Ihrem Kind über das Buch, das Sie – und Ihr Kind – gerade lesen. Reservieren Sie vor dem Schlafengehen etwas Zeit, um der ganzen Familie eine Geschichte oder ein Gedicht vorzulesen. Treten Sie einem Buchklub bei. Besorgen Sie Ihrem Kind einen Leserausweis der Bibliothek und besuchen Sie diese regelmäßig, um Bücher für Ihr Kind und sich selbst auszuleihen. Viele Bibliotheken bieten besondere Veranstaltungen für Kinder an. Wenn Ihr rechtshemisphärisches Kind erst einmal Ihre Begeisterung für das Lesen übernimmt, wird es merken, daß Bücher seine lebhafte Vorstellungskraft anregen und ihm geistige Freiheit verschaffen.

7.
Mathematik

Ich habe viele Kinder gekannt, die mit dem Einmaleins kämpften, beim Kopfrechnen versagten und so einfache Aufgaben wie 2 + 5 nicht lösen konnten. Aber nach nur wenigen, gezielten Unterrichtsstunden konnten diese rechtshemisphärischen hyperaktiven Kinder komplizierte Additions- und Multiplikationsaufgaben (74 x 3 oder 156 + 398) *im Kopf* lösen. Der Grund für das Versagen vieler intelligenter Schüler im Mathematikunterricht liegt in der Unterrichtsmethode: Übung, Wiederholung und Zeitdruck bei Klassenarbeiten. Es wird angenommen, alle Kinder würden am besten lernen, wenn man Regeln immer wieder einübt. Aber in Wirklichkeit funktioniert diese Methode nur bei linkshemisphärischen oder bihemisphärischen Schülern.

Die traditionellen Unterrichtsmethoden übergehen die größten Stärken des rechtshemisphärischen Kindes: die Fähigkeit, Bilder hervorzurufen und zu speichern. Kopfrechnen ist eigentlich unproblematisch, wenn der Zeitdruck wegfällt. Karten mit Rechenaufgaben oder Aufgaben, die an der Tafel stehen, sind visuelle Hilfsmittel für Kinder mit einem rechtshemisphärischen Lernstil. Sie werden jedoch zum Alptraum für Kinder mit ADD, wenn schnelle Verarbeitung verlangt wird, die nicht zu ihrem Lernstil paßt. Drängen Sie einen visuellen Lerntyp zur Eile, und er kann nicht mithalten.

Einige Schulen, zum Beispiel Montessori-Schulen, nutzen den Tastsinn mit Techniken wie dem Zählen von Geldmünzen und dem Rechnen mit Hilfe des Abakus. Solche Lehrmittel können rechtshemisphärischen Kindern mathematische Konzepte viel besser nahebringen als das Lösen unzähliger Rechenaufgaben auf dem Papier oder das Auswendiglernen. Aber auch die innovativeren Methoden verwenden gewöhnlich sehr viele Wiederholungen und Klassenarbeiten, bei denen die Kinder unter Zeitdruck stehen. Weil dies nicht ihrem Lernstil entspricht, assoziieren rechtshemisphärische Kinder Mathematik mit negativen Erfahrungen und mit Versagen. Wenn sie aber die einfachen Rechenaufgaben der ersten Schuljahre hinter sich bringen können, sind ihre Leistungen bei abstrakteren und schwierigeren Konzepten der Geometrie und der Differential- und Integralrechnung oft ausgezeichnet.

Die Stärke vieler hervorragender mathematischer Talente ist die Intuition, während einfache Rechenaufgaben immer ihre Schwäche bleiben. Es kommt bei diesen Kindern darauf an, ihr Interesse und ihre Begeisterung für schwierigere mathematische Konzepte – negative Zahlen, Quadratzahlen, Quadratwurzeln, Potenzen und Kubikwurzeln – zu wecken, *bevor* sie gezwungen sind, mathematische Grundlagen zu lernen. Wenn sie erst einmal ein gutes Verständnis für Mathematik entwickelt haben und die Konzepte sie faszinieren, sind sie eher bereit, sich Grundlagen wie einfache Division oder Multiplikation als Mittel zum Zweck anzueignen.

Rechtshemisphärische Kinder haben ein starkes Bedürfnis zu verstehen, *warum* sie etwas lernen. Schon früh fragen fast alle: »Warum tue ich das?« Es genügt dann nicht zu sagen: »Du wirst das schon noch verstehen.« Die Frage nach der Relevanz des Lernstoffs ist überaus wichtig, besonders nach der Relevanz für ihr Alltagsleben. Wenn Sie Ihrem Kind Taschengeld geben und es ein Sparbuch anlegen lassen, ist das ein guter Anfang. Ermutigen Sie es, für einen besonderen Wunsch zu sparen. Kaufen Sie zusammen im Supermarkt ein. Zeigen Sie ihm die Preise verschiedener Artikel, und fordern Sie es auf, Ihnen zu helfen, sparsam einzukaufen. Lassen Sie es Obst und Gemüse abwiegen, so daß es herausfindet, wieviel die Weintrauben aufgrund des Kilopreises kosten. Vergleichen Sie, wieviel eine kleine und eine große Packung Cornflakes kosten. All das wird die mathematischen

Fertigkeiten Ihres Kindes verbessern und ihm zeigen, wie wichtig Mathematik in unserem Leben ist.

Sie können sicher auch in anderen Bereichen Beispiele für Anwendungen im »richtigen Leben« finden. In der Geometrie kann Ihr Kind die Berechnung von Umfang und Fläche begreifen, wenn Sie zum Beispiel einen Zaun um Ihr Grundstück errichten oder ein Baumhaus bauen. Erfinden Sie eine Aufgabe zur Berechnung des Volumens einer Flasche Coca Cola. Kinder mögen Textaufgaben, wie zum Beispiel die Frage, wie weit ein Zug in einer Stunde bei einer bestimmten Geschwindigkeit fahren oder ein Flugzeug fliegen kann. Auch Kochen eignet sich wunderbar, um Mathematik lebendig zu gestalten. Das Abmessen in Tassen oder Löffeln hilft dem Kind, Konzepte wie Bruchrechnung, Volumen und Multiplikation zu verstehen.

Der zwölfjährige Tom ist in der sechsten Klasse und kommt im Mathematikunterricht nicht mit, obwohl er sehr intelligent ist und einen IQ von 135 hat. Er ist das einzige Kind wohlhabender Eltern. Tom ist schlank und sportlich. Bei Gleichaltrigen ist er sehr beliebt, aber nicht bei den Lehrern. Er ist der geborene Anführer und wird von vielen Klassenkameraden verehrt. Aber manchmal läßt er seine unterdrückte Wut über seine schlechten Schulleistungen an »sicheren« Zielen wie Gleichaltrigen mit körperlichen oder geistigen Behinderungen aus. Als ich ihn kennenlernte, sagte er mir sofort, er hasse Mathe und verstehe nicht, warum er dieses Fach lernen solle. Er ist zwar intelligent genug, die meisten mathematischen Konzepte zu verstehen, hat aber Mühe mit einfachen Rechenaufgaben, wie 64 : 8 oder 9 x 7.

Zuerst nehme ich Tom den Bleistift aus der Hand. Wenn er sich darauf konzentriert, Zahlen aufzuschreiben, kann er nicht visualisieren. Wenn er sich sträubt, Stift und Papier beiseite zu lassen, überrede ich ihn, indem ich sage: »Fast jeder kann Matheaufgaben auf dem Papier rechnen. Aber ich glaube, das Besondere an dir – und an Kindern wie dir – ist, daß sie gut im Kopf rechnen können. Laß es uns versuchen.« Ich fange mit der Zahl 8 an. An dieser Zahl ist nichts Besonderes – ich hätte auch 12, 16 oder sogar 114 nehmen können – aber weil Tom denkt, er sei schlecht in Mathe, und Angst vor den Aufgaben hat, fange ich mit einer leichten Zahl an.

Dann sage ich: »Okay, Tom, wir machen jetzt etwas Kopfrechnen. Du brauchst nichts zu schreiben und auch nichts an den Fingern abzuzählen. Entspanne dich einfach, nimm dir Zeit und löse die Aufgaben im Kopf.« Ich gebe ihm mündliche Anweisungen, meistens zwei oder drei Schritte auf einmal, mit einigen Sekunden Pause zwischen den Rechnungen. Ich sage ihm: »Teile 8 durch 2 ... addiere jetzt 3 dazu .... als nächstes verdoppelst du diese Zahl.«

Tom gibt mir die richtige Antwort: 14; ich fungiere als Schreiber und schreibe 14 pflichtbewußt auf. Wir machen weiter: »Jetzt teilst du 14 durch 2 ... addierst 3 ... und quadrierst diese Zahl.« Da Tom nicht weiß, was »quadrieren« bedeutet, sage ich ihm, er solle die Zahl mit sich selbst malnehmen. Als er die richtige Antwort 100 nennt, schreibe ich diese Zahl auf und streiche die 14 durch.

Tom entspannt sich, denn dies ist relativ einfach für ihn. Er steht nicht unter Zeitdruck, die Rechnungen entsprechen seinem Kenntnisstand, und er ist nicht gezwungen, seine Lösungen leserlich niederzuschreiben. Sollte er mir eine falsche Antwort geben, würde ich das leichtnehmen: »Das war eine gute Antwort – du bist nahe dran. Laß uns noch einmal zurückgehen, um zu sehen, ob wir diesmal die richtige Zahl herausbekommen.« Wenn Tom dann noch Probleme hat, nehme ich einfachere Rechnungen und schreibe die Lösung jedes einzelnen Schrittes auf.

Weil Tom bis jetzt aber gut zurechtkommt, machen wir weiter: »Nimm 100 ... ziehe 12 ab ... und teile durch 2 ... und wieder durch 2.« Als Tom richtig antwortet, schreibe ich die 22 auf, und wir machen weiter: »Ziehe jetzt 5 ab ... und verdopple diese Zahl.«

Tom bekommt jetzt den Dreh heraus. Ich weiß, daß er visualisiert, denn er schreibt nicht und zählt auch nicht an den Fingern ab. Er beginnt zu lächeln und wartet schon gespannt auf die nächste Aufgabe. Nun soll er 34 mit 3 malnehmen, und als Tom mir die richtige Antwort 102 gibt, fahre ich fort: »Teile jetzt 102 durch 2 ... ziehe 3 ab ... und teile diese Zahl durch 2.« Als Tom mir die richtige Antwort 24 gibt, schreibe ich auch diese Zahl auf.

Diese mentale Mathematikübung schließt auditives, sequentielles Verarbeiten ein und prüft außerdem Toms Leistungsfähigkeit im Addieren, Subtrahieren, Multiplizieren und Dividieren. Das Schöne an dieser Übung ist, daß sie Tom zeigt, wie er eine Schwäche (auditive Verarbeitung) umgehen und in eine Stärke verwandeln kann, indem er seine bemerkenswerte Fähigkeit zur Visualisierung einsetzt. Diese Übung gibt Tom auch die Möglichkeit, seine visuellen Fähigkeiten zu nutzen, ohne dadurch gehemmt zu sein, Rechenschritte niederschreiben und vorweisen zu müssen. Ich habe festgestellt, daß es Kindern beim Schreiben schwerer fällt zu visualisieren, weil sie dann auf das Blatt Papier blicken müssen. Da so viele rechtshemisphärische Kinder Probleme mit der Feinmotorik haben, erfordert ihnen der Akt des Schreibens eine enorme Konzentration ab. Das vermindert ihre Fähigkeit, sich auf die eigentliche Aufgabe zu konzentrieren.

Tom macht diese Übung immer mehr Spaß, und er beeindruckt seine Eltern und Lehrer mit seinen Rechenkünsten. Sein Vater berichtet, eine von Toms Lieblingsbeschäftigungen auf langen Autofahrten sei jetzt »mentale Mathematik«. Er kann gar nicht genug davon bekommen! Dieser Erfolg gibt Tom den nötigen Schuß Selbstvertrauen, so daß er in der Schule den Mut hat, sich an schwereren Aufgaben zu versuchen. Sein gesteigertes Selbstwertgefühl führt auch dazu, daß er in der Schule und zu Hause viel umgänglicher ist. Er ist nicht mehr so oft wütend und läßt keine Frustrationen mehr an seinen Klassenkameraden aus. Sein Erfolg in Mathematik wirkt sich positiv auf alle anderen Aspekte seines Lebens aus.

Auch Sie können diese einfachen Kopfrechenaufgaben mit Ihrem rechtshemisphärischen aufmerksamkeitsgestörten Kind machen. Es ist eine ausgezeichnete Übung zum »Aufwärmen«, und wenn sie Ihrem Kind Spaß macht, können Sie diese Übung auch als Schlußpunkt verwenden.

Addition

Wenn Sie die zuvor beschriebene Übung zum Aufwärmen benutzt haben, um die Visualisierung anzuregen, gehen Sie zu einfachen Additionsaufgaben über. Ich fange immer mit der Addition an, ganz gleich, in welcher Klasse das Kind ist. Sie ist das einfachste Konzept und der fundamentalste Baustein der Mathematik. Später können Sie die Subtraktion als das Gegenteil der Addition angehen und die Multiplikation als ein Schnellverfahren der Addition.

Schreiben Sie eine Reihe von Zahlen in senkrechter Folge auf ein Blatt Papier, zum Beispiel:

$$\begin{array}{r} 5 \\ 5 \\ 3 \\ 2 \\ \underline{+\,1} \end{array}$$

Sagen Sie Ihrem Kind, es solle die Zahlen im Kopf addieren, *nicht auf dem Papier*. Wenn es auf diese Hilfe nicht verzichten will, betonen Sie, etwas Neues ausprobieren zu wollen, es käme nur auf einen Versuch an. Dabei sei es auch nicht wichtig, alles beim erstenmal richtig zu machen. Manchmal nehme ich einen Vergleich aus dem Sport: »Wenn du Matheaufgaben auf dem Papier rechnest, ist das so, als spieltest du auf einem fremden Sportplatz Fußball. Du kannst das zwar, aber deine Chancen stehen nicht so gut. Wenn du Rechenaufgaben im Kopf löst, hast du sozusagen einen Heimvorteil.«

Raten Sie Ihrem Kind davon ab, mit den Fingern zu rechnen, weil die Visualisierung auf diese Weise leicht behindert wird. Sagen Sie ihm, daß es nicht auf Schnelligkeit ankommt. Sie warten, bis es fertig ist. Seine Geschwindigkeit wird sich steigern, wenn sein Selbstvertrauen und seine Fähigkeit zu visualisieren zunehmen.

Wenn Ihr Kind einfache Additionen im Kopf rechnen kann, gehen Sie zu schwierigeren Aufgaben über, wie dem Addieren und Behalten zweistelliger Zahlen. Bitten Sie es, Zahlenkolonnen zu addieren, und fangen Sie mit Zahlen an, die auf 5 und 0 enden, zum Beispiel:

15
20
30
45
75
+ 15

Zeigen Sie Ihrem Kind, wie es die erste Ziffer des Ergebnisses der rechten Zahlenkolonne in die linke Kolonne überträgt. Steigern Sie allmählich den Schwierigkeitsgrad, indem Sie Zahlen nehmen, die auf andere Ziffern als auf 5 und 0 enden, bis Sie zu drei-, vier- und fünfstelligen Zahlen kommen.

Subtraktion

Die Subtraktion ist normalerweise etwas schwieriger als die Addition, weil es leichter ist, vorwärts zu zählen als rückwärts. Wenn es Ihnen gelingt, Ihrem Kind die Subtraktion zu veranschaulichen, haben Sie eine gute Ausgangsposition. Sie könnten zum Beispiel 14 Milchflaschen auf ein Blatt malen und jemanden drei davon austrinken lassen, also drei Flaschen durchstreichen. Jetzt bitten Sie Ihr Kind zu zählen, wie viele übrigbleiben. Das demonstriert dem Kind: 14 – 3 = 11 und gibt ihm auch eine gute Grundlage zur Lösung späterer Textaufgaben. Geben Sie Ihrem Kind mehr Zeit zur Lösung der Subtraktionsaufgaben, denn sie werden ihm nicht so leichtfallen wie die Addition. Eine andere Strategie besteht darin, Subtraktionsaufgaben als umgekehrte Additionsaufgaben darzustellen. Zum Beispiel: Welche Zahl plus 11 ist gleich 14?

Überfrachten Sie Ihr Kind am Anfang nicht mit zu vielen Aufgaben, denn dann ist es vielleicht schon zu Beginn eingeschüchtert und mutlos. Üben Sie an fünf bis zehn verschiedenen Aufgaben und belohnen Sie die guten, ernsthaften Anstrengungen Ihres Kindes. Denken Sie daran, daß praktisch alle rechtshemisphärischen Kinder den starken Wunsch haben, am besten abzuschneiden. *Sie sind nicht faul!* Wenn Ihr Kind desinteressiert erscheint oder »ungezogen« ist, hat es Angst zu versagen und will sein Gesicht wahren.

Versuchen Sie es mit einem visuellen Ansatz: Malen Sie kleine »Stöcke« hinter die Zahlen einer Subtraktionsaufgabe. Zum Beispiel:

14 11111111111111
<u>–3</u> 111

Gehen Sie jetzt wieder in die erste Zeile und bitten Sie Ihr Kind, von den Stöcken neben der oberen Zahl die Anzahl der Stöcke neben der unteren Zahl wegzustreichen:

14 11111111111~~111~~
<u>–3</u> 111

Jetzt kann Ihr Kind die übriggebliebenen Stöcke in der ersten Zeile zu der richtigen Antwort elf zusammenzählen.

Negative Zahlen

In den meisten Schulen lernen die Kinder erst etwa in der siebten Klasse negative Zahlen kennen. Ich finde aber, dieses Konzept kann Kindern ohne weiteres schon in der ersten Klasse nahegebracht werden. Um den Begriff der negativen Zahl einzuführen, könnten Sie das Beispiel der Zahlen auf einem Thermometer anführen. Zeigen Sie dem Kind ein Thermometer und sagen Sie: »Es sind 7 Grad unter 0, oder minus 7 Grad, und die Temperatur sinkt um 3 Grad. Es wird kälter, noch weiter weg von 0 Grad. Wie kalt ist es?« Sie könnten schreiben: -7 + -3. Ihr Kind sollte begreifen, daß das Addieren negativer Zahlen das Gleiche ist wie das Addieren positiver Zahlen und mit -10 antworten.

Dann könnten Sie sagen: »Es wird um 12 Grad wärmer, die Temperatur ist jetzt also über 0 Grad. Wie hoch ist die Temperatur?« Wenn man solche Erklärungen anbietet, verstehen die meisten Kinder leicht, wie man negative Zahlen zusammenzählt.

Multiplikation

Wenn Ihr Kind die Addition gemeistert hat und einfache Gleichungen im Kopf rechnet, ist es bereit für die Multiplikation. Ist es tüchtig im Kopfrechnen, dann hat es schon die nötige Grundlage für die Multiplikation. Ihm fehlt nur noch ein System. Linkshemisphärische Kinder können gewöhnlich sehr gut das Einmaleins durch Übung und Wiederholung auswendig lernen. Rechtshemisphärische Kinder dagegen können im allgemeinen besser multiplizieren, wenn sie eine Reihe visueller Schritte vollziehen. Wenn zum Beispiel das Einmaleins mit 8 gelernt werden soll, lassen die meisten Schulen die Kinder folgendermaßen üben:

8 x 2 = 16
8 x 3 = 24
8 x 4 = 32

und so weiter. Linkshemisphärische Kinder, die gut auf wiederholte Übung ansprechen, lernen das Einmaleins auf diese Weise ohne Probleme. Für visuell orientierte, rechtshemisphärische Kinder sind hier aber zu viele Zahlen auf einmal im Spiel, um sie sich leicht einzuprägen. Das hyperaktive Kind mit kurzer Aufmerksamkeitsspanne versteht die Relevanz dieser Tabellen nicht und findet sie langweilig. Dieses Kind kann von einem anderen Ansatz profitieren, der sich die Fähigkeit, zu zählen und Zahlen im Kopf zu behalten, zunutze macht.

Wenn die Aufgabe 8 x 4 lautet und Ihr Kind versteht, daß 8 + 8 oder 8 x 2 = 16 ist, ist es ein kleiner Schritt zur Verdoppelung der 16 für die Lösung von 8 x 4. Wenn Ihr Kind weiß, daß 8 x 5 = 40 ist, aber nicht, was 8 x 6 ist, haben Sie die Wahl. Sie können ihm raten, zu 40 die Zahl 10 hinzuzuzählen und dann 2 abzuziehen. Wenn es weiß, daß 8 x 3 = 24 ist, kann es dieses Ergebnis verdoppeln, um die richtige Lösung 48 zu finden. So bekommt Ihr Kind ein System zur Lösung von Multiplikationsaufgaben, das auf seinen intuitiven mathematischen Fähigkeiten und seinen wachsenden Leistungen im Visualisieren aufbaut.

Fahren Sie in dieser Weise fort: Wenn Sie Ihr Kind fragen, was

8 x 7 ist, und es das nicht weiß, fragen Sie, ob es weiß, daß 8 x 3 = 24 ist. Lassen Sie es die Zahl verdoppeln, zu 8 x 6 = 48. Als abschließenden Schritt kann es entweder 8 hinzuzählen oder vielleicht einfacher 10 zu 48 addieren (58) und 2 für die richtige Lösung 56 subtrahieren. Dies ist eine narrensichere Methode, die sowohl logisches Denken als auch Visualisierung einsetzt. Wenn Ihr Kind dies übt, wird es Sie mit seinen Fähigkeiten in Erstaunen versetzen. Auch für rechtshemisphärische Erwachsene, die ihr Einmaleins schon lange vergessen haben, kann dieses System sehr nützlich sein!

Ältere Kinder können lernen, ihr ausgezeichnetes Gedächtnis auf kompliziertere Aufgaben anzuwenden, wie 83 x 34. Erklären Sie Ihrem Kind, wie es die Aufgabe in mehreren Schritten angehen kann. Zuerst rechnet es 83 x 3 (249) und fügt eine 0 hinzu, um die Lösung für 83 x 30 zu bekommen. Es sollte die Zahl 2490 visualisieren, bis sie sitzt. (Sie können, falls nötig, die Zahl für Ihr Kind aufschreiben.) Dann lassen Sie 83 mit 4 malnehmen, um die Lösung 332 zu erhalten. Sagen Sie Ihrem Kind, es solle nun die erste Zahl (2490) nehmen, 300 addieren und 2790 visualisieren. (Fragen Sie, ob es die Zahlen vor seinem geistigen Auge sehen kann.) Nun kann es 30 addieren; das Ergebnis ist 2820. Schließlich addiert es noch die 2 und kommt zu dem Endergebnis 2822. Ihr Kind merkt, daß eine Aufgabe, die ihm ohne Taschenrechner unmöglich erschien, einfach zu lösen ist und Spaß macht, weil es seine rechtshemisphärischen Fähigkeiten nutzen kann!

Division

Die meisten von uns erinnern sich wahrscheinlich, wie mühsam sie die schriftliche Division erlernten, mit dem Divisor und dem Dividenden – eine Zahl hinter das Gleichheitszeichen und eine andere links unter den Dividenden. Die schriftliche Division ist auch für linkshemisphärische Kinder ein schwieriger Prozeß. Stellen Sie sich vor, wie schwer sie erst dem rechtshemisphärischen, hyperaktiven Kind fallen muß, das sich schlecht konzentrieren kann und Probleme nicht Schritt für Schritt löst. Die übliche Methode, die schriftliche Division zu unterrichten, entspricht nicht dem Verarbeitungsmodus der rechtshemisphärischen Kinder. Sie ist zu sequentiell, nicht intuitiv und nimmt ihnen die Möglichkeit zur Visualisierung.

Üben Sie aus einer Position der Stärke heraus: wenden Sie die intuitiven und visuellen Fähigkeiten Ihres Kindes an, um komplizierte Aufgaben zu lösen. Erklären Sie Ihrem Kind, daß es keine Angst vor der Division haben muß. Tatsächlich ist sie nur die andere Seite der Multiplikation. Um Erfolg zu haben, muß Ihr Kind in umgekehrter Reihenfolge vorgehen – das Einmaleins nutzen, um zur Lösung zu gelangen. Die Aufgabe heißt zum Beispiel: 67 geteilt durch 9. Ihr Kind sollte sich erst das Einmaleins mit 7 oder 9 vorstellen und überlegen, welche Zahl der 67 am nächsten kommt, dabei aber kleiner ist.

In diesem Fall wäre es 9 x 7 = 63. Sagen Sie Ihrem Kind, es solle die 63 nehmen, sie unter die 67 setzen und abziehen. Die Lösung wäre 7, Rest 4 (wenn Sie noch nicht mit Dezimalzahlen rechnen). Dies entspricht eher dem rechtshemisphärischen Denkstil als die Unterrichtsmethode der meisten Schulen, bei der alles schriftlich gerechnet und mit sequentieller Logik Schritt für Schritt vorgegangen wird.

Der nächste Schritt beim Dividieren ist das Teilen einer dreistelligen Zahl durch eine einstellige Zahl. Dabei müssen wir schon sequentieller vorgehen. Die Aufgabe könnte lauten: 135 geteilt durch 4. Geben Sie eine Hilfe, indem Sie zum Beispiel fragen: »Welche Zahl, multipliziert mit 4, käme *nahe* an 135 heran?« Lassen Sie Ihr Kind raten; wahrscheinlich wird es mit 30 oder 40 antworten. Dann fragen Sie: »Ist dieses Ergebnis größer oder kleiner als 135?« Wir wissen, daß 30 x 4 = 120 ist und 40 x 4 = 160 ist. Wir haben jetzt also einige Anhaltspunkte für die Lösung: Sie liegt irgendwo zwischen 30 und 40. Beim nächsten Schritt müssen wir einige Möglichkeiten ausprobieren. Da 135 näher bei 120 liegt, fordern Sie Ihr Kind auf, eine Zahl nahe 30 auszuwählen. Es nimmt 32, multipliziert diese Zahl mit 4 und erhält 128. Wieder wird alles im Kopf gerechnet, ohne Bleistift und Papier. Sie können eine Zahl notieren, wenn Ihr Kind sie ausgerechnet hat, aber lassen Sie das auf keinen Fall Ihr Kind selbst tun. Es sollte seine Konzentration ganz auf die Aufgabe richten!

Es weiß jetzt, daß die Zahl 32 zu klein ist, und Sie ermutigen es, eine größere Zahl auszuprobieren. Mögliche Versuche wären 33 x 4 oder 34 x 4, immer im Kopf gerechnet. Die Lösungen sind 33 x 4 = 132 und 34 x 4 = 136. Die richtige Antwort lautet also 33, Rest 3.

Wenn dieser Schritt erfolgreich bewältigt worden ist, kann man zur Division vierstelliger Zahlen durch einstellige Zahlen (4032 : 7) und dreistelliger Zahlen durch zweistellige Zahlen (197 : 16) übergehen. Wenden Sie die gleiche Methode wie zuvor an, wobei Sie wiederum die Fähigkeit des Kindes betonen, Bilder oder Zahlen im Kopf zu sehen und zu behalten. Versuchen Sie sich nicht an der umständlichen, Schritt für Schritt vorgehenden schriftlichen Division mit Divisor und Dividend, sondern arbeiten Sie mit dem intuitiveren Instrument der Multiplikation und gelegentlich auch der Addition und der Subtraktion. Wenn Sie meinen, daß Ihr Kind so weit ist, können Sie mit größeren Zahlen fortfahren, wobei der Rechenprozeß komplizierter wird, was mehr Visualisierung erfordert. Mit der Zeit wird Ihr Kind mit Hilfe dieser einfachen, auf Versuch und Irrtum basierenden Methode der »umgekehrten Multiplikation« auch schwierige Divisionsaufgaben im Kopf rechnen können.

Algebra

Die Algebra kann für den nichtsequentiellen Lerntyp eine richtige Plage sein. Sie ist der Inbegriff logischen, geordneten Denkens, wie geschaffen für die Denkweise der meisten linkshemisphärischen Menschen. Algebralehrer lieben logisches Denken, das schrittweise vorgeht, und glauben gewöhnlich, der einzige Weg zu einer richtigen Lösung liege im Befolgen und geordneten Anwenden von Regeln, wobei die einzelnen Rechenschritte immer dokumentiert werden müßten. Für linkshemisphärische Lehrer trifft das sicher zu, aber nicht für die mathematisch hochbegabten, rechtshemisphärischen Schüler, die ich bei meiner Arbeit kennengelernt habe. Ich habe Schüler, die erst sechs oder sieben Jahre alt waren, sehr erfolgreich in Algebra unterrichtet. Mir war klar, daß sie auf die Herausforderung durch einen anspruchsvolleren Lernstoff mit Hyperfokussieren reagieren würden.

Dies ist ein guter Einstieg: Schreiben Sie die folgende Gleichung auf ein Blatt Papier: _____ + _____ + 5 = 25. Geben Sie Ihrem Kind dann einige Zahlen zur Auswahl, die in die Lücken eingesetzt werden könnten, wie 3, 5, 7, 10 und 15. Es muß für beide Lücken dieselbe Zahl wählen. Es kann entweder schreiben oder im Kopf rechnen. Wahrscheinlich wird es zuerst einige Möglichkeiten ausprobieren. Mit der Zeit wird seine Intuition besser werden, und es wird die richtige Lösung schneller finden, die in diesem Fall 10 lautet.

Beobachten Sie den Gesichtsausdruck Ihres siebenjährigen Kindes, wenn Sie ihm sagen, es löse gerade Algebraaufgaben. Diese Übung nimmt der Sache völlig den Schrecken und belohnt Ihr Kind für seine Anstrengung: Es kann etwas, das auf der Schule die »großen« Schüler lernen. Der Reiz des Neuen wird sein Interesse fesseln und sowohl seine Konzentration fördern als auch seinem Selbstvertrauen einen Schub geben. Und wenn Sie ihm gestatten, die Zahlen entweder im Kopf zu behalten oder aufzuschreiben (wobei es die jeweils vermutete Zahl zudeckt), geben Sie ihm die Sicherheit, daß das Risiko eines Fehlers sehr gering ist. Das ist überaus wichtig für sensible, perfektionistische Kinder. Wenn Ihr Kind einen Schnitzer macht, spielen Sie das herunter. Ermuntern Sie es behutsam, es noch einmal zu versuchen. Erinnern Sie Ihr Kind daran, daß dies Lernstoff der siebten Klasse ist und von ihm gar nicht erwartet wird, diesen Stoff schon zu beherrschen.

Wenn Ihr Kind die Grundlagen der Algebra begriffen hat, kann die Gleichung etwas schwieriger aussehen, zum Beispiel: ___ + ___ + ___ + 3 = 42. In der Schule würde diese Aufgabe wahrscheinlich so aussehen: $3x + 3 = 42$, was nicht so anschaulich oder so leicht zu verstehen ist wie meine Methode der Darstellung durch Leerstellen. Als mögliche Antworten nennen Sie Ihrem Kind: 10, 11, 13, 15 und 17. Beobachten Sie, wie es vorgeht. Mit etwas Übung wird es die richtige Antwort schon beim ersten Mal finden können, und Sie können die Auswahlmöglichkeiten weglassen. In den meisten Fällen wird es die Lösung leicht alleine herausbekommen, ohne dabei einen Stift zur Hand genommen zu haben!

Der achtjährige Jonathan ist ausgezeichnet in Mathematik und verblüfft seine Eltern und Lehrer mit seinen Kopfrechenkünsten. Nach nur vier Monaten Unterricht mit mir kann er mit Leichtigkeit Aufgaben wie diese lösen: ___ + ___ + ___ + 4 = 1519. Dieser kleine Kerl hat ein System zum Einsetzen der Zahlen gefunden, bei dem er höhere oder niedrigere Zahlen einsetzt, bis er die Lösung hat. Jonathan könnte zum Beispiel mit 500 anfangen, da er weiß, daß 500 x 3 = 1500 ist. Das kommt der richtigen Antwort nahe, ist aber zu niedrig. Danach tippt er auf 507, was zu hoch ist, da die Lösung dann 1525 hieße. Jonathan tippt dann auf 505, was, wenn er die Zahl in die Lücken einsetzt, die richtige Summe von 1519 ergibt.

Stellen Sie sich ein Unterrichtssystem vor, das die *Lösung* – auch wenn sie auf anderem Wege erreicht wird – höher bewertet als den Lösungsvorgang. Der lineare, linkshemisphärische Lösungsweg der Algebraaufgabe

$$\begin{aligned} 3x + 4 &= 1519 \\ &\quad -4 \\ 3x &= 1515 \\ x &= \frac{1515}{3} \\ x &= 505 \end{aligned}$$

würde in solch einer Welt als viel zu umständlich und phantasielos gelten, und der Schüler würde zu einem Lerntherapeuten geschickt, um zu lernen, wie es »richtig« gemacht wird.

Geometrie

Die Geometrie sollte ein Gebiet sein, auf dem rechtshemisphärische Schüler glänzen können, denn sie handelt von räumlichen Beziehungen und erfordert eine Denkweise, die visuellen und räumlichen Fähigkeiten entspricht. Viele linkshemisphärische Lehrer schaffen es jedoch, Geometrie in eine Übung in logischem und sequentiellem Denken zu verwandeln. Die Schüler werden ständig mit Formeln, Lehrsätzen und Beweisen traktiert. Diese Betonung des deduktiven Denkens steht in Konflikt mit der intuitiven Logik des rechtshemisphärischen Schülers. Selbst wenn er die richtige Lösung findet, wird seine Leistung vielleicht schlechter bewertet werden, weil er nicht alle Lösungsschritte eingehalten oder aufgezeichnet hat.

Einige Lehrer argumentieren, wenn man nicht alle Lösungsschritte benennen könne, sei man unfähig, höhere Mathematik wie Trigonometrie und Infinitesimalrechnung zu verstehen. Das heißt in Wirklichkeit, *für sie* wäre es unmöglich, ein höheres Niveau zu erreichen. Es trifft sicher nicht auf die vielen begabten, räumlich denkenden, rechtshemisphärischen Schüler zu, mit denen ich gearbeitet habe, und die überhaupt kein Problem mit den Konzepten der höheren Mathematik haben, sondern nur mit der Forderung, sequentiell vorzugehen.

Das folgende Beispiel soll den Unterschied zwischen dem traditionelleren (linkshemisphärischen) und dem rechtshemisphärischen Ansatz zur Lösung von Geometrieaufgaben veranschaulichen:

Ihr Kind bekommt als Hausaufgabe, den Grad jedes Winkels zu bestimmen, wenn zwei parallele Linien von zwei Transversalen geschnitten werden. Seine Aufgabe ist es, den Grad jedes Winkels, von A bis P, mit Hilfe eines einzigen Hinweises zu bestimmen: Winkel D = 120 Grad.

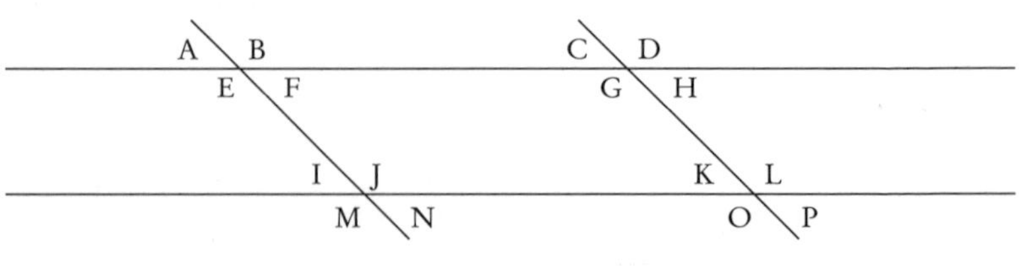

Der linkshemisphärische Weg, dieses Problem anzugehen, führt zu folgendem Beweis, der sich auf das Axiom stützt, daß die Summe zweier Winkel, die eine gerade Linie bilden, 180 Grad ist:

$\angle D + \angle C = 180$ Grad
$\therefore \angle C = 60$ Grad
$\angle D = \angle B$
$\therefore \angle B = 120$ Grad
$\angle A + \angle B = 180$ Grad
$\therefore \angle A = 60$ Grad
$\angle D = \angle G$
$\therefore \angle G = 120$ Grad
$\angle G + \angle H = 180$ Grad
$\therefore \angle H = 60$ Grad
$\angle B = \angle E$
$\therefore \angle E = 120$ Grad (und so weiter für jeden Winkel bis $\angle P$)

Ein rechtshemisphärischer Schüler würde diese umständliche, sequentielle Methode wahrscheinlich umgehen und einen einfacheren, intuitiveren Ansatz wählen, der zu dem gleichen Ergebnis führt. Er könnte sich die Aufgabe ansehen, aus Erfahrung wissen, daß innere Wechselwinkel gleich sind und rasch auf der ganzen Abbildung an den entsprechenden Winkeln 120 Grad eintragen. Da er weiß, daß dieser Winkel von 120 Grad zu einem anderen Winkel addiert wird und diese zusammen 180 Grad betragen, wird er dann genauso leicht und schnell an den übrigen Winkeln 60 Grad eintragen. Er ist fertig; er sieht keine Notwendigkeit, sich mit unwesentlichen Gleichungen zu belasten. Aber auch wenn seine Lösung richtig ist, kann es sein, daß sein Lehrer kritisiert, daß er seine Lösungsschritte nicht niedergeschrieben hat.

Wirklich glänzende mathematische Begabungen, sogenannte Spätentwickler, werden im allgemeinen mit einfachen Rechnungen und dem Aufzeichnen ihrer Lösungsschritte Probleme haben. Wenn sie aber bis zur höheren Mathematik durchhalten, werden sie feststellen, daß diese mit ihrem Lernstil übereinstimmt. Wenn Sie mit rechtshemisphärischen Kindern üben, sollten Sie versuchen, in ihnen die Liebe zur Mathematik zu wecken und ihnen eine Ahnung davon zu geben, daß die Mathematik viel mehr ist als die Fähigkeit, das Einmaleins auswendigzulernen oder eine Gleichung in drei oder vier Schritten zu lösen. Ich frage mich oft, wieviel an Potential verloren geht, weil Kindern mit großer Begabung für die höhere Mathematik früh suggeriert wird, daß sie auf diesem wunderbaren Gebiet nur schwache Leistungen erbringen können.

8.
Schreiben

Es gibt einen speziellen Grund dafür, daß ich das Schreiben in diesem Programm für das rechtshemisphärische, hyperaktive Kind bis zuletzt aufgehoben habe: Kindern mit diesem Lernstil fällt das Schreiben fast immer besonders schwer. Das rechtshemisphärische Kind wird schon beim erstenmal, wenn es einen Stift in die Hand nimmt, Probleme mit dem Schreiben haben. Schon während der wichtigen Kindergartenzeit kann die Entwicklung der feinmotorischen Fähigkeiten bei ihm verzögert sein. Deshalb kann schon die Aufgabe, den Bleistift richtig zu halten, zum Problem werden. Seine multidimensionale visuelle Orientierung macht dieses Kind anfällig für Fehler beim Abschreiben von Buchstaben oder Zahlen; es kann sie verdrehen oder ganze Wörter rückwärts schreiben. Es fällt ihm schwer, Gedanken, die es auf seiner mentalen »Tafel« sieht, zu Papier zu bringen. Für ein rechtshemisphärisches Kind ist es sehr schwer, mehr als eine Sache zur gleichen Zeit zu tun. Während es sich bemüht, Bilder in Worte zu übertragen, Buchstaben zu schreiben, auf die Rechtschreibung zu achten und Satzzeichen zu setzen, wird sein mentales Bild getrübt. Selbst der Versuch, den eigenen Namen zu schreiben, kann zu einer frustrierenden Erfahrung werden. Es haßt Versagen; sein Perfektionismus hält es aber davon ab, es noch einmal zu versuchen. Sein Lehrer hat vielleicht die besten Absichten, korrigiert aber eher jeden kleinen Fehler, als daß er ihm das nötige Selbstvertrauen vermittelt, seine Gedanken auszudrücken.

Linkshemisphärische Menschen *denken* in Symbolen und

Worten, deshalb fällt es ihnen leicht, ihre Gedanken zu Papier zu bringen. Es scheint fast, als sei das Schreiben für linkshemisphärische Lerntypen erfunden worden. Barbara Meister Vitale schreibt in *Lernen kann phantastisch sein*: »Die Handschrift wird meistens von der linken Hemisphäre gesteuert. Ebenso die Fähigkeit, Symbole wie Zahlen und Buchstaben zu interpretieren sowie die meisten Bereiche sprachlicher Kommunikation. Hierzu gehören Formulierungen, Einzellaute, Lesen, Umgehen mit Details und Fakten, Anordnungen ausführen, Zuhören und Assoziationen zum Gehörten.« Sie weist darauf hin, daß es genau diese Fähigkeiten sind, mit denen »Kinder täglich im Klassenraum umgehen.«

Ein anderer Grund, warum das Schreiben dem rechtshemisphärischen Kind schwerer fällt, liegt in der Natur der Sache: Um gut schreiben zu können, muß man es immer wieder üben und auch Fehler machen. Aber gerade Üben und Probieren gehen dem rechtshemisphärischen Kind gegen den Strich. Es möchte jede Fertigkeit schon beim erstenmal perfekt beherrschen. Es fällt ihm schwer zu akzeptieren, daß man, um schreiben zu lernen, mit schwachen Leistungen anfängt, immer wieder vom Lehrer auf Fehler hingewiesen wird und erst nach einiger Zeit gut schreiben kann. Dieser intensive Übungsprozeß steht in Konflikt mit seiner Angst, trotz aller Anstrengungen zu versagen. Die eigenen Fortschritte erkennt das Kind kaum. Es quält sich wegen seiner Fehler. Anstatt sich das nächste Mal mehr Mühe zu geben, meidet es das Schreiben und das damit verbundene Gefühl der Unzulänglichkeit. Wenn es eine besondere Schreibaufgabe bekommt, wird es sich entweder verweigern oder so wenig wie möglich schreiben.

Es ist in der Tat eine gewaltige Aufgabe, ein solches Kind zum Schreiben zu motivieren. Am besten üben Sie immer nur für kurze Zeit, zehn bis fünfzehn Minuten täglich. Es ist besser aufzuhören, solange die Stimmung noch gut ist, als ein Kind zu sehr zu fordern und ihm das Gefühl zu vermitteln, Sie enttäuscht zu haben. Üben Sie keine Kritik. Loben und ermutigen Sie, wann immer es geht. Denken Sie daran, daß diese sensiblen Kinder große Angst vor Demütigungen haben. Ihr Kind haßt die Vorstellung, sein Bestes gegeben zu haben und dennoch ausgelacht oder blamiert zu werden. Auf einem schwierigen Gebiet wie dem Schreiben wird es sich noch verletzbarer fühlen. Bemühen Sie sich, seine Gefühle zu berücksichtigen und der Übung eine neue Wendung zu geben oder sie zu beenden, wenn sich Frustration breitmacht.

Damit das Kind seine Selbstzweifel und Versagensängste überwinden kann, lassen Sie es langsam etwas erzählen. *Notieren Sie diese Worte*, wobei Sie das Kind sehen lassen, was Sie schreiben. So besteht ein klarer Zusammenhang zwischen den Worten und dem Schreiben. Machen Sie ausgiebigen Gebrauch von Satzzeichen, benutzen Sie Kommata und Punkte. Erklären Sie Ihrem Kind, daß Sie so besser verstehen könnten, was es sagt.

Beim nächsten Schritt sollten Sie allmählich Ihr Kind schreiben lassen, während *Sie* sprechen. Bei jüngeren Kindern fangen Sie nicht mit ganzen Sätzen an, sondern mit zwei oder drei einfachen Wörtern wie *und, zu* oder *für*. Sprechen Sie ganz sachlich und ruhig. Vor der Übung könnten Sie sagen: »Schreiben ist für jeden schwer. Wenn du es versuchst, kannst du gar nichts falsch machen.« Vielleicht stellen Sie auch eine Belohnung am Ende der Übung in Aussicht – eine Leckerei oder eine besondere Gutenachtgeschichte.

Wenn Ihr Kind Fehler macht, können Sie entweder darüber hinweggehen oder es behutsam darauf aufmerksam machen. Bei einem Kind, das schreckliche Angst hat zu versagen und schon all seinen Mut zusammengenommen hat, sind Sie gut beraten, kleine Fehler zunächst nicht zu beachten. Wichtig ist, daß es tatsächlich *schreibt*, was für viele rechtshemisphärische Kinder ein großer Durchbruch ist. Bei einem weniger eingeschüchterten Kind mit größerem Selbstvertrauen können Sie vorsichtig Korrekturen vornehmen, indem Sie den Buchstaben richtig schreiben und sagen: »Ich bin sicher, du *wolltest* es so machen.«

Wenn Ihr Kind erste Erfolgserlebnisse beim Schreiben gehabt hat, lassen Sie sich den Stift geben und *Ihr Kind* diktieren. Wechseln Sie sich auf diese Weise ab, wobei Sie die Anzahl und den Schwierigkeitsgrad der Wörter, die Ihr Kind schreiben soll, allmählich steigern. Heben Sie jedesmal eine Schriftprobe auf, die Sie datieren und in einen Ordner legen, so daß das Kind seine Fortschritte sehen kann. So merkt es, was es alles erreichen kann, wenn es sich nur traut.

Bei älteren Grundschulkindern kann man folgende Übung anwenden: Tun Sie so, als hätten Sie beide Knebel im Mund und könnten fünf oder zehn Minuten lang nicht sprechen. Sagen Sie Ihrem Kind, anstatt zu sprechen, würden Sie sich *schriftlich* unterhalten. Schreiben Sie, was Sie wollen. Die einzige Regel ist, daß Sie Ihre Rechtschreibung oder Zeichensetzung gegenseitig nicht kritisieren. (So lockt man das Kind aus der Reserve. Gleichzeitig merkt es, daß auch Sie nicht perfekt sind und einen Fehler machen könnten.) Ohne jeglichen Druck kann auch das vorsichtigste Kind diese zwanglose Übung genießen. Gleichzeitig wird der Zusammenhang zwischen der sprachlichen Kommunikation und dem Schreiben betont.

Auf diese Übung kann eine weitere folgen, deren Ziel nicht Kreativität, sondern exaktes, präzises Schreiben ist. Tragen Sie einen friedlichen Wettstreit mit Ihrem Kind aus, bei dem Sie zwei Wörter zufällig aus einem Buch auswählen. Es kommt darauf an, wer den kürzesten ganzen Satz schreibt, in dem diese beiden Wörter vorkommen. Ihr Kind könnte zum Beispiel *Tier* und *lernen* auswählen, und jeder schreibt für sich Sätze auf. Dieses Mal müssen Handschrift und Rechtschreibung fehlerlos sein. Natürlich kann Ihr Kind Fragen zu allen unklaren Punkten stellen, die Rechtschreibung, Satzstruktur oder Zeichensetzung betreffen. Wenn es keine Fragen stellt und einen Fehler macht, geben Sie ihm eine zweite Gelegenheit, die erstrebte perfekte Leistung zu erbringen.

Sein Satz könnte lauten: »Tiere lernen nicht«, und Sie könnten geschrieben haben: »Tiere lernen, wenn wir sie lieben und belohnen.« Ihr Kind gewinnt und bekommt fünf Punkte, weil es drei Wörter gebraucht hat und Sie acht. Suchen Sie abwechselnd Wörter aus und halten Sie den Punktestand fest (dabei können Sie auch etwas Rechnen üben). Wenn Sie meinen, Ihr Kind sei soweit, steigern Sie den Schwierigkeitsgrad: Nehmen Sie drei Wörter für einen Satz, dann vier, und so weiter. Wenn das zu schwer oder das Interesse Ihres Kindes nicht groß genug ist, können Sie auch bei zwei Wörtern bleiben. Diese Übung gefällt vielen Kindern, da sie belohnt werden, wenn sie weniger schreiben. Wichtig ist, daß sie überhaupt schreiben und mit einer positiveren Einstellung an die schwierige Aufgabe des Schreibens herangehen.

Wenn die Fähigkeit Ihres Kindes, ganze Sätze richtig zu schreiben, wächst und sein Wortschatz größer wird, bringt die folgende Übung Abwechslung: Bilden Sie einen Satz aus Wörtern, von denen Sie wissen, daß Ihr Kind sie schreiben kann, und sagen Sie den Satz laut – zum Beispiel: »Heute ist schönes Wetter.« Wenn es nicht weiß, wie ein Wort geschrieben wird, soll es dieses buchstabieren. Dann bitten Sie Ihr Kind, den *ganzen Satz* zu visualisieren. Geben Sie ihm genug Zeit, damit es alle vier Wörter vor seinem geistigen Auge sehen kann. Dann sagen Sie, es solle von diesem Bild die Wörter auf ein Blatt Papier abschreiben. Wenn es Probleme hat, kann man den Ablauf vereinfachen: Teilen Sie den Satz in je zwei Wörter auf, oder sagen Sie, es solle jedes Wort einzeln schreiben.

Wenn ihm diese Aufgabe leichtfällt, kann man eine Variante ausprobieren: Stellen Sie eine Frage. Ihr Kind soll die Antwort im Kopf formulieren, wobei es seine Antwort in geschriebene Buchstaben auf seiner mentalen Tafel verwandelt und dieses mentale Bild schließlich zu Papier bringt. Sie könnten fragen: »Was ist das Interessanteste, das du heute in der Schule gelernt hast?« Die Antwort könnte lauten: »Ich habe gelernt, wo Elefanten leben.« Helfen Sie ihm, Afrika oder Indien zu visualisieren, aber sagen Sie ihm auch, es solle seine Bilder in Wörter umwandeln, so daß es die Wörter *Ich habe gelernt, wo Elefanten leben* im Geist vor sich sieht. Es sollte sich daran gewöhnen, das Bild in Wörter zu verwandeln. Fragen Sie, ob es weiß, wie alle diese Wörter geschrieben werden. Wenn es nicht weiß, wie *Elefanten* geschrieben wird, schreiben Sie das Wort. Schließlich sollte Ihr Kind den ganzen Satz schreiben. Diese Übung macht Ihrem Kind klar, daß es Wörter genauso leicht visualisieren kann wie Bilder. Das Umwandeln mentaler Bilder in Schrift ist nicht länger eine geheimnisvolle Kunst.

Die folgende Schreibtechnik für ältere Schüler dürfte auf Widerspruch stoßen. Ich stehe aber dazu, und Sie werden mir zustimmen, wenn Sie erst einmal ihre Erfolge gesehen haben. Wenn Ihr Kind eine schriftliche Arbeit abgeben muß und mit dem Schreiben Probleme hat, können Sie ihm zeigen, wie es vorgehen kann. Sie schreiben nicht *für* Ihr Kind, sondern *mit* Ihrem Kind.

Sie setzen sich mit Stift und Papier (oder mit Schreibmaschine bzw. Computer) zusammen und machen eine »Koproduktion« daraus. Zeigen Sie ihm, wie man eine umfangreiche schriftliche Aufgabe in einzelne Schritte gliedert, damit der Anfang leichter fällt. Wenn Ihr Drittkläßler einen Aufsatz über Haifische schreibt, könnten Sie sagen: »Ich möchte gerne, daß du zuerst dieses Kapitel über Haifische liest. Denke dabei daran, was du in deinem Aufsatz schreiben möchtest. Du kannst dir auch Notizen machen. Danach setzen wir uns zusammen, und du kannst mir erzählen, woran du dich erinnerst.« Während Ihr Kind spricht, können Sie Notizen machen. Machen Sie ruhig Vorschläge. Sie können auch nachfragen: »Erzähle mir mehr darüber«, oder »Was meinst du damit«. Es sollte die Freiheit haben, seine Vorstellungskraft zu nutzen und sich auf seine Ideen zu konzentrieren, während Sie das Schreiben übernehmen.

Wenn Ihr Kind älter ist und mehr Material gebraucht wird, können Sie ihm zeigen, wie man sich Informationen beschafft, z.B. aus Enzyklopädien, Büchern und Zeitschriften aus der Bibliothek oder aus dem Internet. Machen Sie nicht den Fehler, die ganze Arbeit selber zu erledigen. Bestehen Sie darauf, daß es nicht nur zuschaut, sondern kräftig mitmacht bei der Suche nach Fakten und Ideen. Helfen Sie ihm nicht, wenn es sich nicht aktiv beteiligt! Wenn die Sache in Schwung gekommen ist, können Sie die Rollen immer wieder vertauschen und sich beim Schreiben und Suchen abwechseln. Erklären Sie Ihrem Kind, daß dies kein »Betrug« ist. Weisen Sie darauf hin, daß es bald in der Lage sein wird, Aufsätze alleine zu schreiben.

Manche werden diese Methode vielleicht unredlich finden, aber sie ist Arbeitsheften zur Übung Ihres Kindes im Schreiben von Texten weit überlegen. Zum einen liegt die Relevanz auf der

Hand. Ihr Kind muß morgen eine Arbeit abgeben und möchte gerne eine Eins haben. So haben Sie einen aufmerksamen Zuhörer. Ein rechtshemisphärisches Kind, das planlos vorgeht, kann von dem Vorbild eines Erwachsenen profitieren, ohne Angst vor der Blamage in der Schule haben zu müssen. Mit Ihrer Hilfe kann es eine gute Note bekommen. So wird Schreiben zu einer positiven Erfahrung, die es gerne wiederholen möchte.

Das heißt nicht, daß Sie Aufsätze mit ihm schreiben sollen, bis es mit der Schule fertig ist! Wenn Sie in der folgenden Zeit mit Ihrem Kind zusammenarbeiten, verringern Sie allmählich Ihre Hilfe, so daß es die Verantwortung für den Aufsatz mehr und mehr selbst übernimmt. Wenn Sie die erste Hausaufgabe zum größten Teil selbst geschrieben haben, bestehen Sie darauf, daß es in den zweiten Aufsatz einige seiner eigenen Sätze einfügt. In dieser Weise fahren Sie fort und nehmen sich selbst langsam aus dem Prozeß des Schreibens heraus. Sie sollten aber immer bereit sein, Unterstützung, Ideen und wichtige Begriffe anzubieten.

Diese Methode des Schreibens und langsamen »Entwöhnens« hat bei nahezu allen rechtshemisphärischen Schülern, die ich über längere Zeit unterrichtet habe, außerordentlich guten Erfolg erzielt. Ich habe Dutzende von Oberschülern im Einzelunterricht gehabt, die mit katastrophalen Schreibleistungen anfingen und im Laufe mehrerer Schulhalbjahre tüchtige, ja sogar ausgezeichnete Aufsatzschreiber wurden.

Ich muß zugeben, daß viele Eltern dieser Methode skeptisch gegenüberstehen. Aber ich fordere sie in solchen Fällen immer auf, mich bei der Arbeit mit ihrem Kind zu beobachten. Mit der Zeit sehen sie, daß diese Methode so großartige Erfolge zeitigt, daß der Zweck die Mittel heiligt. Wenn die Phase des Unterrichts mit mir zu Ende geht, können die Kinder ohne meine Hilfe ausgezeichnete Texte schreiben. Darauf kommt es an, nicht auf die Vorstellung von »intellektueller Redlichkeit« oder die Sorge eines Lehrers, daß ich die Leistungsbeurteilung in der Klasse durcheinanderbringe. In den meisten Schulen haben die rechtshemisphärischen, visuellen Lerntypen von vornherein eine schlechtere Ausgangsposition, so daß meine Methode dazu beiträgt, eine größere Chancengleichheit herzustellen. Welches ist das größere Übel: Eltern oder Nachhilfelehrer bei der Abfassung eines Referats für den Geschichtsunterricht der neunten Klasse helfen zu lassen, oder einen Schüler die Oberschule beenden zu lassen, ohne daß er einen Text schreiben kann?

Handschrift

Ein Freund von mir, ein Apotheker, scherzte einmal, daß bei den meisten Ärzten wohl die rechte Hemisphäre dominieren müsse, weil ihre Handschrift so unleserlich sei! Menschen mit dominanter rechter Hemisphäre schreiben nicht von Natur aus gut mit der Hand, auch wenn sie diese Fertigkeit erlernen können. In mehreren Untersuchungen wurde festgestellt, daß die Fähigkeiten, die man für das Zeichnen, die Kursivschrift und die Kalligraphie benötigt, hauptsächlich von der rechten Hemisphäre bestimmt werden, während die Druckschrift eine linkshemisphärische Fertigkeit ist. Wenn ein Kind sehr sorgfältig arbeitet, Buchstaben immer gleich schreibt und stolz auf die Sauberkeit und Ordentlichkeit seiner Schrift ist, dominiert fast immer die linke Hirnhälfte. Diese Kinder werden von ihren Lehrern, die glauben, eine gute Handschrift sei in der heutigen Welt eine lebensnotwendige Fähigkeit, mit Lob überhäuft. Sie werden mit Sternchen und Stempelbildern in ihren Heften belohnt und bei Elternsprechtagen gepriesen.

Das rechtshemisphärische Kind dagegen ist nur allzu vertraut mit roter Tinte und mißbilligenden Kommentaren in seinem Heft. Seine Buchstaben können zufällig über die ganze Seite verteilt sein und groß oder klein ausfallen. Buchstaben oder ganze Wörter können verdreht sein. Das Kind schreibt von rechts nach links oder von oben nach unten und formt Buchstaben und Zahlen auf ungewöhnliche Weise. Die meisten von uns haben zum Beispiel gelernt, bei der Zahl 7 mit einem Strich von links nach rechts anzufangen und dann mit dem Stift hinunterzugehen. Ein rechtshemisphärisches Kind könnte dagegen unten anfangen.

Rechtshemisphärische Kinder bleiben hinter Gleichaltrigen in der Handschrift zurück, weil ihre neuralen Schaltkreise keine gute Verbindung zwischen Gehirn und Hand geschaffen haben. Deshalb fällt es ihnen schwer, einen Stift in der Hand zu halten und makellose Buchstaben zu schreiben. Da sie Perfektionisten sind, werden sie sich lieber Entschuldigungen ausdenken, um nicht schreiben zu müssen, als ihre feinmotorischen Schwächen offenbaren. Vielleicht respektiert die Lehrerin ihre Gefühle, aber Kinder können erbarmungslos sein und Klassenkameraden, die Buchstaben verdrehen, als »doof« oder »zurückgeblieben« brandmarken.

Auch bei der Handschrift fangen wir wieder mit einem Spiel an. Fordern Sie den angeborenen Ehrgeiz Ihres Kindes heraus, indem Sie ihm einen Wettbewerb vorschlagen. Dabei geht es darum, wer den besten Buchstaben oder das beste Wort schreiben kann. Zum Beispiel: »Okay, jetzt wollen wir schreiben üben. Wir sind beide nicht perfekt darin. Laß uns sehen, wer das beste *f* schreiben kann.«

Dann lassen Sie Ihr Kind zuschauen, wie Sie langsam und sorgfältig ein *f* schreiben, zuerst in Druckschrift, dann in Schreibschrift. Die Buchstaben müssen nicht makellos aussehen, denn das Kind soll keinem Druck ausgesetzt sein. Erst beurteilt es Ihre Buchstaben. Dann soll es selber diese Buchstaben schreiben, wobei Sie der Kritiker sind. Machen Sie sich keine Sorgen, wenn es beim Schreiben nicht so vorgeht wie Sie; achten Sie nur auf das Ergebnis. Beurteilen Sie, wer es am besten gemacht hat. Wenn es ungefähr unentschieden steht, geben Sie Ihrem Kind den Punkt. (Wenn Sie mit einem Kind üben, das sich beim Schreiben selten Mühe gibt, könnten Sie ihm den Punkt auch dafür geben, daß es überhaupt einen Versuch gewagt hat.) Wenn Sie es am Anfang gewinnen lassen, wird Ihr Kind dieses Spiel wahrscheinlich immer wieder spielen wollen.

Machen Sie mit anderen Buchstaben des Alphabets weiter und vergeben Sie bei jedem Buchstaben Punkte. Um für mehr Abwechslung zu sorgen, können Sie zusätzliche Regeln einführen, z. B. wie beim Elfmeterschießen zur Entscheidung eines Fußballspiels. Jeder hat fünf Versuche. Wer dabei die meisten Punkte macht, gewinnt. Das Ziel ist immer, daß Ihr Kind sich darauf konzentriert, perfekte Buchstaben zu schreiben. Gleichzeitig analysiert es Ihre Handschrift, um zu sehen, daß man Buchstaben und Zahlen beim Schreiben auf verschiedene Weisen formen kann. Wenn Ihr Kind das Spiel mit einzelnen Buchstaben oder Zahlen beherrscht, gehen Sie zu ganzen Wörtern, Satzgliedern und Sätzen über.

Auch ausgiebiges Üben wird vielen rechtshemisphärischen Kindern, besonders den Jungen unter ihnen, nicht zu einer ausgezeichneten Schrift verhelfen. (Rechtshemisphärische Mädchen erwerben eher eine gute Handschrift, vielleicht weil sie sich mehr Mühe geben, es ihren Lehrern recht zu machen – und eine saubere Handschrift eignet sich gut dafür!) Sie können zufrieden sein, wenn die Handschrift Ihres Kindes zumindest lesbar ist. Auch wenn Lehrer Wert auf eine gute Handschrift legen, können Sie sich damit trösten, daß wir in Zukunft immer weniger mit der Hand schreiben werden. Computer, E-Mail und andere elektronische Hilfsmittel werden uns diese Arbeit weitgehend abnehmen. Die meisten von uns schreiben schon jetzt nur noch Notizen im Terminkalender, Scheckunterschriften und Einkaufslisten mit der Hand. Vielleicht werden sprachgesteuerte Computer schon bald auch die Computertastatur überflüssig machen.

Rechtshemisphärische Menschen können viele Probleme mit dem Schreiben anhand des Computers kompensieren. Man braucht sich nicht um eine schöne Schrift zu kümmern, und Rechtschreibprüfung und Thesaurus machen das Schreiben viel leichter. Viele Textverarbeitungsprogramme korrigieren jetzt auch Fehler in der Zeichensetzung. Aber leider ist die Computertastatur trotzdem kein Allheilmittel für rechtshemisphärische Kinder, die ihre Gedanken zu Papier bringen wollen. Das Schreiben auf der Tastatur ist immer noch ein Vorgang, der sich zwischen Gehirn und Hand abspielt. Die neuralen Schaltkreise, die bei der Handschrift beteiligt sind, betreffen auch das Maschinenschreiben. Deshalb laufen die Vorgänge zwischen Gehirn und Hand langsamer ab als bei anderen Menschen.

Das bedeutet nicht, daß rechtshemisphärische Personen nicht ausgezeichnet Maschinenschreiben lernen können. Aber es gehört nicht zu ihren anlagemäßigen Stärken. Ich verwende manchmal eine Übung, bei der ich die meisten Tasten abdecke, so daß die Kinder nur etwa acht Buchstaben oder Symbole sehen können. Bitten Sie das Kind, sein visuelles Gedächtnis einzusetzen, um sich die Buchstaben einzuprägen, bis es eine gute Vorstellung davon hat. Wenn es die Tastatur nicht mehr ansieht, stellen Sie ihm Fragen zu der Abfolge der Buchstaben. Fahren Sie mit dieser Methode fort, bis es sich gut an die Lage aller Buchstaben, Zahlen und Symbole erinnern kann. Es wird immer noch nach einzelnen Tasten suchen müssen, aber diese Methode sollte den Lernprozeß abkürzen.

Es gibt eine große Auswahl an innovativer Computer-Software für Kinder, mit deren Hilfe diese den Umgang mit Maus und Tastatur lernen können. Wenn ein Kind erst mit der Lage der Buchstaben vertraut ist, kommt es gewöhnlich mit den normalen Anleitungen aus, um seine Fertigkeiten zu festigen. Rechtshemisphärische Kinder werden sich Mühe geben, den Umgang mit der Tastatur zu lernen, denn sie sehen die Bedeutung dieser Kenntnisse in allen Lebensbereichen. Machen Sie Ihrem Kind verständlich, daß der Computer ihm Möglichkeiten eröffnet, seine Gedanken und Ideen besser auszudrücken, so daß es sie anderen mitteilen kann.

9.
Lerntips und spezielle Probleme

Wenn das Vertrauen Ihres Kindes in seine neugewonnenen Fähigkeiten wächst, können Sie Ihre Übungsstunden allmählich in Arbeitsstunden umfunktionieren. Ihr Kind braucht nicht mehr Ihre tägliche Nachhilfe und Unterstützung; es ist jetzt soweit, daß es Hausaufgaben alleine in Angriff nehmen kann, wobei Sie sich natürlich weiter zur Verfügung halten. Die folgenden Vorschläge helfen Ihrem Kind, das Beste aus seiner Arbeitszeit zu machen und sich eine Arbeitsweise anzugewöhnen, die ihm auch später im Leben nützlich sein wird.

- *Nörgeln Sie nicht an Ihrem Kind herum.*
  Fragen Sie nicht ständig, ob Ihr Kind schon seine Hausaufgaben gemacht habe. Formulieren Sie Ihr Anliegen lieber positiv, zum Beispiel: »Du kannst mit deinen Freunden spielen gehen (deine Lieblingssendung sehen, ein Glas Limonade trinken usw.) *nachdem* du deine Hausaufgaben gemacht hast.« Bestimmen Sie eine feste Zeit, zu der die Hausaufgaben erledigt werden, um Auseinandersetzungen zu vermeiden.

- *Sorgen Sie für möglichst wenig Ablenkung.*
  Ihr Kind braucht einen ruhigen Ort, an dem es arbeiten kann, ohne von Fernsehen, Telefonanrufen und Geschwistern gestört zu werden. Wenn absolute Ruhe in Ihrem Haushalt nicht möglich ist, können Sie ihm eine Art »weißes Rauschen« verschaffen, indem Sie einen Ventilator laufen lassen oder eine CD mit entspannenden Klängen, z. B. Meeresrauschen, ab-

spielen. Stellen Sie die Regel auf, daß kein Familienmitglied während dieser Zeit stören darf.

- *Lassen Sie Ihr Kind in kurzen, intensiven Intervallen arbeiten.* Wenn es nicht abgelenkt wird, kann das rechtshemisphärische Kind innerhalb von 45 Minuten ein gewaltiges Arbeitspensum absolvieren. Wenn es länger arbeitet, fällt seine Lernkurve ab, und seine Fähigkeit, Lernstoff zu behalten, sinkt drastisch. Stellen Sie einen Zeitmesser auf 45 Minuten ein, damit es nicht ständig auf die Uhr sieht. Wenn es in dieser Zeit nicht die ganze Arbeit schafft, kann es später nach einer Pause weitermachen.

- *Lassen Sie Ihr Kind Schnellesetechniken anwenden, um neuen Lernstoff zu bewältigen.*
Da Ihr Kind hauptsächlich in Bildern denkt, muß es den zu lernenden Text visualisieren. Es sollte die Seiten zunächst rasch überfliegen, um einen Überblick zu bekommen, so wie es das vorher geübt hat. Um sich weitere Einzelheiten zu merken, kann es dann den Text drei- oder viermal lesen und bei wichtigen Abschnitten langsamer werden. Bei dem letzten Durchgang kann es sich Notizen machen, um wichtige Daten oder Namen zu behalten. Es kann auch einen Textmarker zur Hervorhebung wichtiger Passagen benutzen.

- *Lassen Sie Ihr Kind Visualisierungstechniken anwenden, um sich Tabellen und Schaubilder einzuprägen.*
Dieselbe Visualisierungstechnik, mit der Kinder Rechtschreibung lernen, kann auch bei so komplexen Aufgaben wie dem Lernen des Periodischen Systems der chemischen Elemente angewendet werden. Der Schüler sollte die Tabelle in überschaubare Einheiten aufteilen (er kann den Rest mit weißem Papier verdecken), die Information ungefähr eine Minute lang betrachten, wegsehen, dann wieder hinsehen, um die Genauigkeit seines mentalen Bildes zu überprüfen, und schließlich zur nächsten Einheit übergehen. Wenn er sein leistungsstarkes visuelles Gedächtnis nutzt, kann er innerhalb kürzester Zeit eine erstaunliche Menge an Informationen aufnehmen.

- *Lassen Sie Ihr Kind Aufsätze spontan beginnen.*
  Gliederungen und Karteikarten sind nützliche Hilfsmittel für sequentiell arbeitende, linkshemisphärische Schüler, aber dem rechtshemisphärischen, hyperaktiven Kind bieten sie nur eine weitere Ausrede, sich vor dem Schreiben zu drücken. Ihm schwirren so viele Gedanken im Kopf herum, daß es sie schlecht ordnen kann. Es ist besser dran, wenn es einfach dasitzt und die Ideen auf sich wirken läßt, um sie dann zu Papier zu bringen. Wenn es in Schwung gekommen ist, kann es einen Schritt zurückgehen und seine Gedanken in eine logische Reihenfolge bringen. Bei einem jüngeren Kind müssen *Sie* vielleicht den Anstoß geben. Helfen Sie ihm, die ersten Zeilen zu schreiben, und lassen Sie es dann allein weitermachen.
- *Auf die Arbeit folgt das Vergnügen.*
  Kinder können sich besser an eine feste Arbeitszeit gewöhnen, wenn sie wissen, daß darauf eine Belohnung folgt (z. B. ein Ballspiel, ein Videospiel oder ein Leckerbissen).

Die Vorbereitung auf Tests und Klassenarbeiten

Dies ist der Augenblick, den Robert fürchtet. Sein Lehrer hat gerade aus heiterem Himmel angekündigt, daß die Klasse einen kurzen Test zum Einmaleins schreiben wird. Robert ist angespannt und nervös, denn er assoziiert Tests mit Versagen. Seine Handflächen sind verschwitzt, sein Magen krampft sich zusammen, und er kann nur daran denken, wie er sich fühlen wird, wenn er den Test nicht schafft. Robert ist von diesen Gefühlen so gefangengenommen, daß er sich nicht mehr auf die Aufgaben konzentrieren kann. Er wird diesen Test nicht bestehen, und das Tragische daran ist, daß er den Stoff beherrscht. Aber in seiner Panik ist er nicht in der Lage, das Einmaleins aus seinem visuellen Gedächtnis abzurufen. Er sitzt in der Falle und muß erleben, wie er versagt, obwohl er weiß, daß er es eigentlich kann.

Klassenarbeiten und Tests können ein Alptraum für rechtshemisphärische Kinder sein, besonders wenn sie unter Zeitdruck stehen. Das zeigt eine Untersuchung des Professors für Psychologie Colin MacLeod, University of Washington. Er verglich eine Gruppe, die er »verbale Kodierer« (linkshemisphärische Personen) nannte, mit einer Gruppe »räumlicher Kodierer« (rechtshemisphärische Personen) hinsichtlich der Zeit, die sie brauchten, um einen Text zu verstehen. Die Personen wurden gebeten, einen Satz zu lesen, wie beispielsweise »Plus ist über dem Stern«. Anschließend wurde ihnen ein Bild gezeigt, auf dem sich ein Plus-Symbol über einem Stern befand. Sie wurden dann gefragt, ob der Satz richtig oder falsch sei. MacLeod maß die Zeit für zwei Schritte während dieses Vorgangs: die Zeit, die eine Person benötigte, um den Satz zu verstehen, und die Zeit, die sie brauchte, um festzustellen, ob der Satz zutraf oder nicht (Bestätigungszeit).

Die Untersuchung erwies, daß die räumlichen Kodierer insgesamt mehr Zeit brauchten, um die Fragen zu beantworten. Vor allem deshalb, weil sie deutlich *mehr Zeit brauchten, um die Sätze zu verstehen.* Die Verarbeitung erfolgte verzögert, da der Text erst in ein mentales Bild umgewandelt werden mußte. Nachdem die räumlichen Kodierer aber erst einmal ein mentales Bild hatten, konnten sie dieses mit dem gezeigten Bild schneller vergleichen. Deshalb war ihre Bestätigungszeit etwas kürzer.

Die folgende Abbildung zeigt MacLeods Ergebnisse. Angegeben sind die Durchschnittszeiten, die die beiden Gruppen brauchten, um einen Satz zu verstehen und dann zu bestätigen, ob der Satz ein Bild richtig beschrieb:

Länge der Zeit in Sekunden

Gruppen	Verständnis	Bestätigung	insgesamt
Verbale Kodierer	1,65	1,21	2,86
Räumliche Kodierer	2,60	0,65	3,25

Diese Untersuchung, die in dem Buch *The Spatial Child* beschrieben wurde, veranlaßte den Autor John Philo Dixon zu der Frage, wie Lehrer ihre Unterrichtsmethoden ändern sollten, um Kindern zu helfen, die hauptsächlich auf die räumliche Kodierung von Information angewiesen sind. Eine Möglichkeit ist meiner Meinung nach die Abschaffung der Zeitbegrenzung bei Prüfungen.

Auch wenn Ihr Kind sein visuelles Gedächtnis regelmäßig zum Lernen nutzt, kann es von einer Prüfungssituation überrascht werden. Es kann stundenlang für eine Prüfung in Geschichte lernen und Namen und Daten mühelos herunterrasseln. Aber die Ablenkungen in der Klasse und die Angst, den Test in der kurzen Zeit nicht zu schaffen, lassen es erstarren. Es kann die Informationen nicht abrufen. Seine Nerven sind aufs äußerste angespannt. Das Kratzen eines Stiftes, das Rascheln von Papier: alles stört. Viele meiner rechtshemisphärischen Schüler klagen darüber, daß sie den Stoff beherrschen, in Prüfungssituationen aber versagen.

Wenn dies bei Ihrem Kind der Fall ist, kann es die folgende Strategie bei einer schriftlichen Prüfung anwenden: Erst werden die Aufgaben von Anfang bis Ende rasch überflogen. Sagen Sie Ihrem Kind, es solle stoppen, wenn es zu einer Frage komme, die es *mit hundertprozentiger Sicherheit* beantworten könne. Es solle so weitermachen und zuerst die leichteren Fragen beantworten. Dadurch wird sein Selbstvertrauen in einer Prüfungssituation gestärkt. Es kann sich entspannen und mehr auf die Fragen konzentrieren als auf seine Versagensangst. Dieser Entspannungsprozeß erleichtert die Visualisierung und hilft beim Abrufen der richtigen Antworten aus seinem Gedächtnis.

Sagen Sie Ihrem Kind, wenn es während einer Arbeit mit Panik reagiere, solle es für einen Augenblick »Ferien« machen. Es kann diese Technik üben, indem es für einige Sekunden die Augen schließt oder nach oben sieht. Dabei stellt es sich vor, an einem entspannenden Ort, zum Beispiel einem Meeresstrand, zu sein. Gleichzeitig atmet es tief durch und lockert seine Nacken-, Schulter- und Rückenmuskulatur. Wenn es ganz ruhig ist, sollte es mit der Arbeit weitermachen und wieder erst nach den leichteren Aufgaben suchen, die es sicher beantworten kann, und die schwierigsten bis zuletzt aufheben. Diese Technik dürfte seine Leistung bei Prüfungen sofort verbessern.

Finden Sie heraus, ob Ihrem Kind mehr Zeit eingeräumt werden kann, oder ob die Möglichkeit einer mündlichen Prüfung besteht. Bei der Diagnose Aufmerksamkeitsstörung mit Hyperaktivität oder Legasthenie können Sie den Lehrer darum bitten. Dabei sollten Sie klarmachen, daß dies keine ständige Regelung sein muß. Vielleicht gewöhnt sich das Kind nach einiger Zeit an Prüfungssituationen. Bei jüngeren Kindern bitte ich manchmal die Lehrer, diesen Schülern die Gelegenheit zu geben, Wörter, die sie in der Arbeit falsch geschrieben haben, vorwärts und rückwärts zu buchstabieren. Viele Lehrer sind dazu bereit. Die Schüler genießen die Situation, weil sie ihre Lehrer mit ihren ungewöhnlichen Fähigkeiten verblüffen können!

Auch wenn Ihr Kind meint, es brauche nicht mehr Zeit für einen Test, sollten Sie ihm zureden, es wenigstens einmal zu versuchen und zu sehen, was es ausmacht, ohne Zeitdruck zu arbeiten. Wenn ihnen die Zeit nicht im Nacken sitzt, können fast alle rechtshemisphärischen Kinder ihre Kenntnisse besser demonstrieren. Prüfungen ohne Zeitbegrenzung sind ein genauerer Gradmesser für die Leistungen des Kindes. Sie stellen eine größere Chancengleichheit her, weil rechtshemisphärische Kinder langsamer in der Informationsverarbeitung sind als linkshemisphärische Klassenkameraden.

Wenn Ihrem Kind nicht mehr Zeit eingeräumt wird, sollte Sie das nicht entmutigen. Viele rechtshemisphärische Kinder können mit der Zeit die nötigen Strategien erlernen, um mit dem Prüfungsdruck fertigzuwerden. Sie können Ihr Kind darauf vorbereiten, indem Sie zu Hause die Prüfungssituation nachstellen und mit der Stoppuhr in der Hand die Techniken zum Überfliegen der Aufgaben und zum Entspannen einüben.

Spezielle Probleme

Wenn dieses Übungsprogramm trotz all Ihrer Bemühungen nicht den erwarteten Erfolg bringt, könnten Ihnen die folgenden Punkte helfen, die Ursachen zu erkennen und ein anderes Vorgehen zu wählen:

Ich kann mein Kind nicht dazu überreden, mit mir zu üben.

Viele Kinder lassen sich von ihren Eltern anleiten, aber einige werden sich verweigern und lieber mit jeder anderen Person üben, nur nicht mit Ihnen. Wenn Sie und Ihr Kind häufig in Machtkämpfe verwickelt sind, sollte dieses Programm nicht zu einem weiteren Schlachtfeld werden. Vielleicht kann Ihr Kind besser mit dem anderen Elternteil oder mit älteren Geschwistern üben, denen gegenüber die Scheu weniger groß ist. Verwandte, Sporttrainer, Lehrer oder Nachbarn, die das Kind gerne mag, könnten auch zur Unterstützung gewonnen werden. Wenn Ihr Kind erst einmal erste Erfolge mit diesem Programm erlebt hat, wird es Ihnen seine neuen Fähigkeiten nur zu gerne demonstrieren und der Arbeit mit Ihnen nicht so ablehnend gegenüberstehen. Die wichtigsten Regeln sind: Üben Sie keinen Druck auf Ihr Kind aus und vermitteln Sie ihm nicht den Eindruck zu hoher Erwartungen. Ohne Zwang wird es sein Leistungspotential ausschöpfen und viel mehr leisten können!

Ich habe nichts dagegen, Kindern eine kleine Belohnung oder einen Anreiz zu geben, damit sie mitmachen. Sie werden am besten wissen, was bei Ihrem Kind wirkt. Einige Eltern nehmen ein Heft mit Stickern und fügen jedesmal ein neues Klebebild hinzu, wenn das Kind bei einer Übung mitmacht. Bei einem Sticker könnte es eine besondere Gutenachtgeschichte geben, bei fünf Stickern wird vielleicht ein Video ausgeliehen, bei zehn Stickern ist ein Ausflug in den Zoo fällig, und so weiter. Einige Eltern greifen sogar zu dem letzten Mittel und bestechen ihre Kinder mit Geld. Hauptsache, es wirkt!

Mein Kind will nicht still sitzen.

Ich weiß, daß es Eltern zur Verzweiflung treiben kann, wenn sie eine Geschichte vorlesen oder eine Rechenaufgabe erklären, und Tommi springt dabei im Zimmer herum. Wenn Sie im Kinderzimmer üben, ist er vielleicht ständig in Bewegung, sieht aus dem Fenster, spielt mit seinen Sachen – nur auf Sie hört er nicht.

Prüfen Sie, ob Tommi allem Anschein zum Trotz vielleicht *doch* zuhört. Er ist vielleicht eines dieser Kinder, die in Bewegung sein müssen, um denken zu können. Stellen Sie ihm ein paar Fragen, um das herauszufinden. Möglicherweise hört er alles, was Sie sagen, auch wenn er wie wild herumspringt. Wenn nicht, können Sie einen anderen Ort ausprobieren, an dem ihn nicht so viele Versuchungen ablenken. Wie schon erwähnt, hilft es bei hyperaktiven Kindern manchmal, wenn sie beim Üben zwischen zwei Tischen hin- und herwechseln können. Probieren Sie dies einmal zu Hause aus.

Die Visualisierungsübungen wirken nicht. Das Kind bekommt kein Bild.

Einige Kinder werden darauf beharren, überhaupt nichts vor ihrem geistigen Auge zu sehen. Fragen Sie sich dann, ob Sie wirklich sicher sind, daß bei Ihrem Kind die rechte Hemisphäre dominiert. Sie könnten die (im ersten Teil des Buches beschriebenen) Merkmale dieser Kinder nochmals im Hinblick auf Ihr Kind überprüfen. Sie könnten sich auch an Experten auf diesem Gebiet wenden. Die geschilderten Methoden sind bei linkshemisphärischen oder bihemisphärischen Kindern nicht annähernd so wirkungsvoll.

Sind die Aufgaben zu schwer für Ihr Kind? Versuchen Sie es mit einfacheren Wörtern oder Begriffen.

Ist Ihr Kind durch irgend etwas abgelenkt? Ablenkung ist der Feind der Visualisierung. Bei lauter Stereomusik, oder wenn Ihr Kind Hunger hat oder müde ist, wird es weniger gut visualisieren können.

Gehen Sie zu schnell vor? Ist die rechte Hemisphäre sehr dominant, brauchen die Kinder lange, um etwas zu verarbeiten, und es kann scheinbar eine Ewigkeit dauern, bis sie ein Wort visualisieren. Drängen Sie Ihr Kind nicht, sagen Sie ihm, es könne sich soviel Zeit nehmen wie nötig, um ein Bild zu bekommen.

Sind Sie sicher, daß es versteht, was es heißt, ein Bild herzustellen? Einige Kinder (und Erwachsene) begreifen dieses Konzept nur schwer. In diesem Fall könnten Sie noch einmal den Abschnitt über die Visualisierungstechniken in diesem Kapitel zur Hilfe nehmen.

Wohin sieht Ihr Kind, während es zu visualisieren versucht? Es ist schwer, ein mentales Bild zu bekommen, wenn man nach unten blickt oder alle Details im gesamten Blickfeld aufnimmt. Um optimal zu visualisieren, sollte Ihr Kind entweder die Augen schließen oder nach oben sehen.

Mein Kind visualisiert, aber es wendet seine Fähigkeit nicht auf Rechtschreibung, Lesen und Mathematik an.

Hier gibt es zwei Möglichkeiten: Entweder hat Ihr Kind Angst davor, einen Fehler zu machen, oder es versagt absichtlich. Einige Kinder sind solche Perfektionisten, daß sie nur dann eine Antwort geben, wenn sie nahezu hundertprozentig sicher sind, daß diese auch stimmt. Viele rechtshemisphärische Kinder mit ADD, besonders die intelligenteren unter ihnen, sind am Boden zerstört, wenn sie den kleinsten Fehler machen. Sie werden nur dann eine Antwort riskieren, wenn sie sich ganz sicher sind.

Oft wird ein Kind bitten, ihm mehr Zeit zu lassen. Oder es reagiert nicht oder meint: »Ich sage dir schon, wenn ich soweit bin.« Sie sollten diesen Prozeß nicht beschleunigen oder unterbrechen. Räumen Sie soviel Zeit wie möglich ein. Erinnern Sie das Kind daran, daß es nur auf den Versuch ankommt. Sagen Sie zum Beispiel: »Dieses Wort ist viel schwerer als die meisten Wörter, die du in der Schule schreiben mußt. Das lernt man sonst erst in der neunten Klasse. Es ist nicht schlimm, wenn du es falsch machst. Niemand erwartet von dir in deinem Alter, daß du es richtig machst.«

Es könnte sein, daß Ihr Kind absichtlich etwas falsch macht. Einige Kinder verweigern sich, um die Erwartungen zu senken. Im Prinzip reden sie sich damit ein, die Aufgabe eigentlich lösen zu können, sich nur keine Mühe zu geben: »Ich mache es absichtlich falsch, weil die Aufgabe langweilig ist und reine Zeitverschwendung.« Nehmen Sie es nicht persönlich, wenn ein Kind gelangweilt und desinteressiert ist. Betrachten Sie dieses Verhalten als seinen Schutzschild, den es sich auf Grund demütigender Erlebnisse in der Schule zugelegt hat. Denken Sie daran, wie Ihr Kind als Kleinkind die Welt wißbegierig erforschte. So ist Ihr Kind in Wirklichkeit. Wenn es Interesselosigkeit vorgibt oder sich beklagt, daß die Schule »langweilig« sei, sehen Sie sein Verhalten als das an, was es ist: eine Abwehrmaßnahme. Ihr Kind ist wahrscheinlich anfänglich voller Neugier und Begeisterung zur Schule gegangen. Dieser Enthusiasmus ist womöglich auch ihm von einem Schulsystem, das seine Eigenheiten nicht versteht, genommen worden.

Wenn viele Kinder absichtlich versagen oder ihre Leistungsmöglichkeiten nicht ausschöpfen können, befinden sie sich in der Defensive. Vielleicht hat Ihr Kind mit der Zeit folgende Haltung angenommen: »Ich mache mir erst gar keine großen Hoffnungen. Dann bin ich auch nicht enttäuscht, wenn meine Anstrengungen nicht belohnt werden.« Die meisten Kinder mit dominanter rechter Hemisphäre und alle hochbegabten Kinder haben den natürlichen Wunsch, sich auszuzeichnen. In Wirklichkeit ist Ihr Kind nicht gelangweilt und wahrscheinlich auch nicht faul. Sie beobachten vielmehr eine Art »Aussteigerverhalten«, eine Abwehrmaßnahme gegen Versagensängste. Sie sollten das nicht überbewerten, sondern Verständnis zeigen und jede Möglichkeit nutzen, den Druck auf Ihr Kind zu verringern.

Wir haben große Fortschritte gemacht, kommen aber jetzt nicht mehr weiter.

Wenn Sie mit diesem Programm arbeiten, werden Sie Höhen und Tiefen erleben. Bleiben Sie realistisch. Es wird Tage geben, an denen Sie mit Ihrem Kind einen richtigen Durchbruch erleben, und andere Tage, an denen es aus irgendeinem Grund einfach nicht gut läuft.

Wenn es über längere Zeit nicht vorwärts geht, könnte es sich um eine dieser leidigen Phasen im Laufe eines Schuljahres handeln, in denen hyperaktive Kinder für jeden Schritt vorwärts zwei Schritte rückwärts zu machen scheinen. Während meiner zwölfjährigen Erfahrung mit diesen und mit hochbegabten Kindern habe ich ein vorhersagbares zeitliches Schema entdecken können: Ein Leistungstiefstand tritt immer dann ein, wenn die Kinder über längere Zeit keine Ferien gehabt haben. Das kann ich an der Zahl der Anrufe abschätzen, die ich von entsetzten Eltern bekomme, die sich fragen, warum Ihr Kind plötzlich so viele Schwierigkeiten in der Schule hat.

Kinder mit ADD sind von Natur aus unbeständig, und es fällt ihnen schwer, über 100 Prozent der Zeit 100 Prozent Leistung zu bringen. Auch wenn Ihr Kind nach den Sommerferien das Schuljahr mit guten Leistungen begonnen hat, kann der ständige Streß vor den Herbstferien seinen Preis fordern. Es hat seit etwa zwei Monaten keine Ferien gehabt, und die Tage werden kürzer (viele hypersensitive Kinder leiden unter jahreszeitlich bedingten Depressionen), und wenn das Wetter schlecht ist, hat es zu wenig Gelegenheit, sich draußen auszutoben. Der November kann für jeden Schüler eine lustlose Zeit sein. Bei aufmerksamkeitsgestörten Kindern, die äußerst feinfühlig sind, fällt dies noch stärker auf.

Auch der Februar ist mitunter für viele Kinder ein schlechter Monat, denn die Weihnachtsferien liegen schon lange zurück, und bis zum Frühjahr dauert es noch eine Weile. Die Tage sind noch kurz, das Wetter bietet weniger Gelegenheiten, draußen zu spielen, und das Schuljahr scheint sich in die Länge zu ziehen. Auch nach den Osterferien kann es Probleme geben, denn bis zur Ziellinie, den Sommerferien, ist es noch weit!

Das Beste, was Sie oder die Lehrer Ihres Kindes tun können, ist, sich auf diese Verstimmungen einzustellen, mit dem Kind darüber zu reden und Ruhe zu bewahren, wenn sie eintreten. Oft reagieren Eltern und Lehrer übertrieben auf Rückschläge und versetzen das Kind auf diese Weise in Unruhe. Wenn Sie in Panik geraten, werden sich Ihre Zweifel auf Ihr Kind übertragen. Es wird beunruhigt sein und sich nicht darauf konzentrieren können, sein Tief zu überwinden. Wenn es beunruhigt ist, kann es nicht visualisieren, und seine Probleme, Informationen zu verarbeiten und zu ordnen, werden noch größer.

Sie können ein »Tief« zum Beispiel daran erkennen, daß Ihr Kind »vergißt«, eine Hausaufgabe abzugeben, mehr als sonst im Unterricht träumt oder eine Klassenarbeit verpatzt, die ihm normalerweise keine Schwierigkeiten bereiten würde. Vielleicht versucht es, das Problem mit allen Mitteln zu verschleiern. So kann es z.B. behaupten, heute keine Aufgaben machen zu müssen. Vielleicht bringt es seine Schulbücher und Arbeitshefte nicht mit nach Hause. Außerdem kann es kunstvolle Lügen über seine Schulleistungen erzählen, in der Hoffnung, daß Sie die enttäuschende Wahrheit nicht herausfinden werden. Aber die Rechnung wird spätestens dann präsentiert, wenn Sie einen Anruf des Lehrers erhalten, zum Elternsprechtag gehen oder Ihr Kind ein schlechtes Zeugnis mit nach Hause bringt.

Jetzt kommt es darauf an, wie Sie mit Ihrer verständlichen Verblüffung und Empörung über das Vertuschen der schlechten Schulleistungen umgehen. Sie sollten Ihrer Enttäuschung zwar Ausdruck verleihen, Ihr Kind aber zugleich wissen lassen, daß Sie es immer noch lieben und unterstützen. Ich habe schon miterlebt, wie Eltern und Lehrer diesen empfindsamen, beschämten Kindern schlimme Vorwürfe an den Kopf geworfen haben. Manchmal bringen sie die Kinder sogar zum Arzt und verlangen Medikamente, um das Problem zu »beseitigen«. Viele Kinder sind danach so verletzt und gedemütigt, daß sie sich von da an verweigern und nur noch schwer zugänglich sind.

Um eine solche Krise zu bewältigen, muß die Kommunikation zwischen Ihnen und Ihrem Kind stimmen. Machen Sie Ihrem Kind klar, daß es Ihnen alles, auch unangenehme Dinge, sagen kann. Wenn Sie spüren, daß sich ein jahreszeitlich bedingtes Tief ankündigt, können Sie vorbeugen. Sagen Sie zum Beispiel: »Ich weiß, daß die Schule manchmal schwierig und langweilig für dich ist. Du hast ja auch lange keine Ferien mehr gehabt. Auf jeden Fall kannst du mir jederzeit sagen, wenn du Schwierigkeiten mit den Hausaufgaben oder wegen schlechter Arbeiten hast oder wenn du oft abgelenkt bist. Vielleicht können wir dann zusammen zu deiner Lehrerin gehen und nach einer Lösung suchen. Ich denke doch nicht schlechter von dir, nur weil du es in der Schule manchmal schwerhast. Im Gegenteil, ich finde es toll, daß du meistens so gut zurechtkommst, obwohl es bestimmt nicht immer leicht für dich ist.« Diese ehrliche, bedingungslose Anerkennung wirkt Wunder bei einem perfektionistischen, sensiblen Kind, das Gewißheit haben muß, von jemandem in seinem Dilemma verstanden zu werden. Wenn es Lügen über die Schule erzählt, liegt das wahrscheinlich nur daran, daß es Sie nicht enttäuschen möchte.

Treten Sie für Ihr Kind ein. Bestehen Sie auf einem sofortigen Gespräch mit dem Lehrer, um die Gründe für sein Nachlassen zu klären. Wenn es plötzlich statt Einsen und Zweien lauter Vieren und Fünfen bekommt, kann es vielleicht eine zusätzliche Arbeit übernehmen und auf diese Weise wieder Boden unter die Füße bekommen. Tun Sie, was Sie können, um Fehlschlägen die Bedeutung zu nehmen, und geben Sie ihm eine Chance, das Gesicht zu wahren. Wenn Ihr Kind dann aus seinem Tief herauskommt, sollten Sie mit Anerkennungen, Belohnungen und Streicheleinheiten großzügig sein.

Leider nehmen linkshemisphärische Eltern und Lehrer allzuoft an, daß Kinder von schlechten Noten angestachelt würden. Schlechte Noten sind für viele rechtshemisphärische Schüler jedoch eher ein Grund, um zu resignieren. Sie sagen sich, es hätte sowieso keinen Zweck, sich noch Mühe zu geben, wenn einige schlechte Noten genügen, um sitzenzubleiben. Sie tun so, als langweilten sie sich oder als hätten sie kein Interesse: »Na gut, ich war sauschlecht, aber das ist mir egal. Schule ist Scheiße, Lehrer sind Scheiße, und alle sind gegen mich. Was soll's?« Sie geben auf, um ihren Mißerfolg nicht spüren zu müssen. Lassen Sie sich von diesem Abwehrmechanismus nicht täuschen. Erkennen und bekämpfen Sie ihn. Falls Sie das nicht tun, bezahlen Sie einen hohen Preis. Wenn diese Jugendlichen sich in die Enge getrieben fühlen, wählen sie den einzigen Ausweg, den sie kennen: Sie geben auf – nicht nur in der Schule, sondern auch in anderen Lebensbereichen.

Ich fühle mich ausgebrannt.

Sie sollten Ihr Kind nicht bedrängen und ständig kritisieren. Das gleiche gilt aber auch für Sie selbst. Wenn Sie ein Kind mit dominanter rechter Hemisphäre haben, könnten Sie selbst auch rechtshemisphärisch und perfektionistisch sein. Sie sind aber nicht perfekt und werden Fehler machen. Denken Sie immer daran, daß Sie es mit einem Kind zu tun haben, dessen Erziehung von Anfang an nicht einfach war. Hinzu kommt, daß Sie gegen einen Schutzwall ankämpfen müssen, den Ihr Kind im Laufe von Jahren errichtet hat. Es ist nicht leicht, die Gefühle der Scham, Frustration und Demütigung auszulöschen, denen viele dieser Kinder seit dem Kindergarten ausgesetzt sind.

Wenn Sie sich ausgebrannt fühlen, sollten Sie sich Schonung gönnen. Man braucht einen großen Vorrat an Liebe und Geduld, wenn man ein hypersensitives Kind erzieht. Deshalb ist es wichtig, sich Zeit zu nehmen, um diesen Vorrat aufzufüllen. Verschaffen Sie sich Pausen, indem Sie Ihren Ehepartner Ihr Kind betreuen lassen. Oder gewinnen Sie mit Hilfe von Betreuern, Freunden und Verwandten etwas Zeit für Ihre eigenen Bedürfnisse. Ein neues interessantes oder entspannendes Hobby könnte Ihnen ebenfalls helfen, nicht ständig von dem Gedanken an die Probleme Ihres Kindes verfolgt zu werden.

Ich kann Ihnen nicht versprechen, daß dies ein leichtes Unterfangen wird, aber mit viel Zeit, Liebe, Ermutigung und bedingungsloser Zuneigung können Sie Ihr Kind befähigen, seine besonderen Fähigkeiten zu entdecken. Sie werden merken, daß Sie Ihre Zeit nicht lohnender investieren könnten. Sie verändern die Welt, wenn Sie das Leben eines Kindes verändern.

10.
Der ideale Unterricht

»Dieses Gedicht ist für die Kinder, die anders sind,
Kinder, die nicht immer eine Eins bekommen,
Kinder, die Ohren haben,
Zweimal so groß wie die ihrer Mitschüler,
Und Nasen wie Pinocchio,
Dieses Gedicht ist für die Kinder, die anders sind,
Kinder, die erst spät aufblühen,
Kinder, die nicht dazugehören,
Die aber nie aufgeben,
Die ein anderes Lied singen,
Dieses Gedicht ist für die Kinder, die anders sind,
Kinder, die gerne Streiche spielen,
Denn wenn sie groß genug sind,
So lehrt uns die Erfahrung,
Sind sie einzigartig, weil sie anders sind.«

Digby Wolfe

Denken Sie an Ihre eigene Grundschulzeit zurück. Wahrscheinlich verfolgten Sie den Unterricht meist passiv, saßen brav an Ihrem Tisch und sahen zu, wie der Lehrer sprach und an die Tafel schrieb. Manchmal mußten Sie selbst etwas vorlesen oder ein Arbeitsblatt ausfüllen. Ruhe und Ordnung waren das Wichtigste. Die Aufgabe Ihrer Lehrer war es, Wissen zu vermitteln. Sie und die anderen Schüler waren wie kleine Schwämme, die eifrig alles aufsogen.

Die Wissenschaft und der technische Fortschritt haben viele Aspekte unseres Lebens verändert. Um so erstaunlicher ist es, daß die Klassenräume noch weitgehend so aussehen wie vor 30, 40, ja 50 Jahren. Mit einigen Ausnahmen ist ein Klassenzimmer heute ein trister Ort, an dem ein gestreßter Lehrer versucht, eine wachsende Zahl »unerreichbarer« Kinder zu erreichen. Information wird noch immer akustisch dargeboten, und die Schüler müssen trockene Aufgaben bearbeiten, die zur Wiederholung des Lernstoffs dienen. Eine typische Hausaufgabe sieht z.B. so aus, daß zehn bis fünfzehn Seiten gelesen werden müssen. Dann hat der Schüler eine Reihe stereotyper Fragen zu beantworten, bei denen es hauptsächlich um das »Wiederkäuen« von Fakten geht, weniger um kreatives Denken.

Selbst naturwissenschaftliche Fächer und der Geschichtsunterricht, wo man Visualisierung und praktische Erfahrungen ausgezeichnet einsetzen könnte, werden oft auf diese trockene, langweilige Art unterrichtet. Die Folge ist, daß diese Fächer fast nur für linkshemisphärische Kinder mit sequentiellem Lernstil interessant sind. Kein Wunder, wenn die Schule gegenüber dem Fernsehen und Videospielen keine Chance hat.

Die Entwicklung der Pädagogik im Laufe der Menschheitsgeschichte hat Thom Hartmann in seinem wunderbaren Buch *Beyond ADD* erörtert. Die ersten Menschen erzählten Geschichten, während sie am Feuer saßen, und viele Tausende von Jahren wurde Information vorwiegend durch mündliche Überlieferung (Vortragen) vermittelt. Auch in unserer heutigen visuell orientierten Gesellschaft stehen Erzieher noch vor ihrer Klasse und tragen den Stoff vor.

Hartmann hat (ebenso wie ich) mit vielen Lehrern gesprochen, die meinen, daß die Kinder von heute anders »verdrahtet« seien als Kinder früherer Generationen. »Könnte dieser Unterschied tatsächlich bestehen? Und äußert er sich im Übergang der Menschheit von einem auditiven zu einem visuellen Lernstil? Für einige Erzieher sind die sechziger Jahre die Zeit, in der unsere Schulen in eine Autoritätskrise gerieten. Damals wurde erstmals eine Generation von Kindern mit dem Fernsehen groß.«

Wenn unsere Kinder rechtshemisphärischer, unruhiger und stärker visuell geprägt werden, gerät auch ihr Lernstil in Konflikt mit den Vorstellungen ihrer Lehrer. Diese sind im allgemeinen linkshemisphärische Personen und legen Wert auf Ordnung, Sauberkeit und Übung. Das Problem ist heute akuter denn je, einfach weil eine wachsende Anzahl von Kindern zu einem rechtshemisphärischen Lernstil tendiert. Die Kluft zwischen den Unterrichtsmethoden und dem Lernstil der Schüler wird immer größer, und somit werden die Schulen unseren Kindern immer weniger gerecht.

Der immer wieder geäußerte Appell, zu traditionellen Werten zurückzukehren, ist reine Nostalgie. Er steht für die Sehnsucht nach einer Zeit, als das Leben noch einfacher war, die alten Regeln sinnvoll erschienen und weniger Kinder rechtshemisphärisch waren. Es handelt sich um einen gutgemeinten, aber unbrauchbaren Versuch, Ordnung ins Chaos zu bringen. Die Besinnung auf traditionelle Werte funktioniert wunderbar bei linkshemisphärischen Kindern, die die »Lieblinge« der Lehrer sind, aber bei rechtshemisphärischen, aufmerksamkeitsgestörten Kindern kommt sie der Quadratur des Kreises nahe. Die meisten Befürworter dieses Ansatzes sind ebenfalls linkshemisphärische Personen und haben dieselbe Achillesferse: Ihnen fehlt die Fähigkeit, die Dinge aus verschiedenen Perspektiven zu sehen. Rechtshemisphärischen Kindern muß ihr Lernstil nicht durch mehr Ordnung, Drill und Disziplin »abgewöhnt« werden. Sie brauchen ein Erziehungssystem, das sie interessiert und herausfordert und das es ihnen ermöglicht, ihre besonderen Begabungen zu nutzen.

Sie sind zwar noch eine Minderheit, aber eine wachsende Zahl von Lehrern und Schulen experimentiert mit alternativen Lehrmethoden, die rechtshemisphärische Kinder ansprechen. Ihre Aufgabe als Eltern ist es, diese Personen und Einrichtungen ausfindig zu machen. Wenn es diese Möglichkeit für Sie nicht gibt, versuchen Sie Ihr Bestes in der gemeinsamen Arbeit mit Ihrem Kind, und zeigen Sie dieses Buch Lehrern und anderen in der Erziehung Tätigen. Sie können die Dinge verändern!

In Büchern über die Aufmerksamkeitsstörung mit Hyperaktivität finden Sie Hinweise darauf, wie der ideale Klassenraum für Ihr Kind aussehen könnte. Dies ist zwar gut gemeint, ist aber dem Ratschlag vergleichbar, die Liegestühle auf der *Titanic* umzustellen. Es kann sicher nicht schaden, hyperaktive Kinder näher beim Lehrer sitzen zu lassen. Aber es ist weit von dem entfernt, was wir wirklich brauchen: ein Revolution der Pädagogik.

Zwölf Vorschläge zur Gestaltung des Unterrichts für rechtshemisphärische Kinder

1. *Lehrer sollten während des Studiums und auch während ihrer späteren Tätigkeit über unterschiedliche Lernstile informiert werden.* Ob ein Lehrer erfolgreich unterrichten kann, hängt davon ab, ob er die verschiedenen Lernweisen von Kindern kennt. Während der Lehrerausbildung wird viel zuviel Wert auf die Erstellung von Lehrplänen und die Formulierung von Unterrichtszielen gelegt und viel zuwenig auf die Bestimmung und Berücksichtigung von Lernstilen. Es gibt mehr als eine Art von Intelligenz; Howard Gardner schreibt in *Multiple Intelligences*, daß es möglicherweise sieben oder mehrere hundert Dimensionen des Verstandes gebe. Unsere Schulen haben bis jetzt allenfalls Lippenbekenntnisse zur Anerkennung dieser verschiedenen Intelligenzarten abgelegt. Gardner schreibt: »Wenn sich die Pädagogik überhaupt bewegt hat, dann in Richtung der entgegengesetzten Annahme: daß es eine allgemeingültige Unterrichtsmethode und einen einzigen Lernstil gebe und daß Menschen nach den daraus abgeleiteten Maßstäben in ihren Leistungen beurteilt werden könnten.« Wenn wir die wachsende Anzahl rechtshemisphärischer Kinder irgendwie erreichen wollen, müssen wir zunächst verstehen, wie sie denken und lernen.

2. *Alle Kinder sollten am Anfang der zweiten Klasse auf ihren Lernstil hin untersucht werden.* Zu diesem Zeitpunkt wird der Lernstil eines Kindes weitgehend feststehen, und es wäre für Schulen eine leichte Aufgabe, den bevorzugten Lernstil und seine Lokalisation auf dem Gehirnkontinuum zu bestimmen. Es würde sich um einen einfachen Test von dreißig Minuten Dauer handeln, der keine großen Kosten verursachen würde. Wenn man sich den geringen Aufwand leisten würde, den Lernstil eines Kindes festzustellen und zu berücksichtigen, könnte man anschließend vernünftiger und effizienter arbeiten. Man könnte Zeit und Kosten einsparen, wenn man ein legasthenisches Kind

oder einen visuell-räumlichen Lerntyp früh erkennen und seinen eigenen Stärken entsprechend unterrichten würde.

Ich stelle mir vor, daß wir eines Tages Klassen haben, in denen linkshemisphärische bzw. rechtshemisphärische Schüler jeweils zusammen mit einigen bihemisphärischen Schülern unterrichtet werden, und zwar mit unterschiedlichen Methoden im Lesen, Schreiben und in der Rechtschreibung. Es würde aber Gelegenheiten zur Interaktion zwischen den Klassen geben, zum Beispiel bei Exkursionen und Schulveranstaltungen. Es ist wichtig, daß Schüler Kontakt zu Gleichaltrigen mit abweichenden Lernstilen haben, um das gegenseitige Verständnis und die Kooperation zwischen diesen Gruppen zu fördern.

Es kann Jahre dauern, ehe die Schulen diese neue Art von Kind erkennen und verstehen lernen. Das Beste, was Sie *jetzt* für Ihr Kind tun können, ist, eine gute Beziehung zu der Person herzustellen, mit der es in erster Linie Kontakt hat: mit der Klassenlehrerin/dem Klassenlehrer.

Die meisten Lehrer wollen den Kindern wirklich helfen. Vielleicht fühlen sie sich genauso frustriert und ohnmächtig wie Sie, wenn ein offenkundig begabtes Kind sich im Unterricht abmüht. Bis jetzt verfügen sie aber einfach noch nicht über das nötige Handwerkszeug, um diese Kinder anzuleiten und ihre Stärken zu nutzen. Ich weiß aus Erfahrung, daß viele Lehrer interessiert und begeistert visuelle Lehrmethoden ausprobieren wollen, wenn man Sie freundlich und hilfsbereit darauf anspricht. Sie könnten einen Anfang machen, indem Sie die Lehrerin, die Ihr Kind unterrichtet, um ein halbstündiges Gespräch bitten, in dem Sie sie über den Lernstil Ihres Kindes informieren wollen. Sorgen Sie in dem Gespräch für eine positive Grundstimmung. Niemand sollte sich angegriffen fühlen. Sie möchten ja, daß die Lehrerin auf Ihrer Seite ist. Vielleicht ist es auch sinnvoll, das Kind mitzunehmen, besonders wenn Sie schon erfolgreich mit ihm geübt haben und es seine visuellen Fähigkeiten demonstrieren kann.

Gehen Sie mit folgender Einstellung an die Sache heran: »Dies ist alles noch sehr neu. Man kann also nicht erwarten, daß alle Lehrer darüber Bescheid wissen.« Erklären Sie, daß Sie sich über unterschiedliche Lernstile bei Kindern bewußt sind und vermuten, Ihr Kind sei – aufgrund seiner dominanten rechten Hirnhälfte – ein visueller Lerntyp: Es muß Sprache im Geist in Bilder umsetzen, um die Informationen verarbeiten und abrufen zu können. Sie könnten die Lehrerin bitten, ein Bild an der Wand zu betrachten und zu versuchen, es in Worte umzuwandeln. Das fällt den meisten Menschen schwer. Sie könnten sagen: »Das muß mein Kind jeden Tag in der Schule leisten.«

Erklären Sie, ohne ins Detail zu gehen, daß dieses rechtshemisphärische Problem der Umsetzung von Bildern in Worte zwei Seiten habe. Einerseits mache es Schwächen deutlich, etwa in bezug auf das Vorlesen, das Erlernen von Laut-Buchstabe-Beziehungen und Prüfungen unter Zeitdruck. Auf der anderen Seite habe Ihr Kind aber auch seine Stärken, vor allem ein gutes Gedächtnis, Kreativität und die Fähigkeit zu ganzheitlichem Denken.

Nun wäre der Zeitpunkt gekommen, einige Beispiele Ihrer Übungsarbeit anzuführen, z.B. wie Ihr Kind Wörter vorwärts und rückwärts buchstabieren kann. Demonstrieren Sie kurz die Methode, die bei Ihrem Kind so gut gewirkt hat (farbige Buchstaben auf weißem Papier). Wer dies noch nicht kennt, wird von den Ergebnissen überrascht sein. Sie werden sehen, welch ein Erfolgserlebnis es für Ihr Kind ist, der Lehrerin zeigen zu können, daß es doch etwas leisten kann – wenn es seinem Lernstil entsprechend unterrichtet wird! So wird das Interesse eines Lehrers fast immer geweckt. Auf jeden Fall haben Sie jetzt den Grundstein für einen hoffentlich dauerhaften und lohnenden Dialog mit der Lehrerin gelegt. Dies kann in der Zukunft auch vielen anderen Kindern helfen.

3. *Kinder sollten eine/n Lehrer/in haben, die/der entweder einen ähnlichen Lernstil hat oder gezeigt hat, daß sie oder er die Problematik kennt und diese Kinder erfolgreich unterrichten kann.* Wenn Sie ein Kind haben, bei dem die Diagnose ADD oder eine andere Lernbehinderung feststeht, *bitten Sie, Einfluß auf die Wahl des Lehrers eingeräumt zu bekommen.* Ich schlage dies Eltern häufig vor, und viele Schulen gehen auf diese Bitte ein, so-

weit es möglich ist. Es ist von entscheidender Bedeutung, den richtigen Lehrer für Ihr Kind zu finden, denn rechtshemisphärische, hyperaktive Kinder werden viel besser im Unterricht zurechtkommen, wenn sie das Gefühl haben, vom Lehrer verstanden und respektiert zu werden. Rechtshemisphärische Schüler leisten fast immer Ausgezeichnetes, wenn sie einen Lehrer haben, der gute Arbeit von ihnen erwartet und ihre Besonderheit toleriert – vielleicht sogar bewundert.

Mit Hilfe der folgenden Liste können Sie eine solche Person finden. Nehmen Sie Ihr Kind ruhig mit, wenn Sie das Klassenzimmer besuchen und ein Gespräch mit einer Lehrerin führen. Sie können so auch die Reaktionen Ihres Kindes beobachten.

- Wo ist die Lehrerin auf dem Gehirnkontinuum einzustufen? (Hier ist etwas Detektivarbeit zu leisten – mit Hilfe der Fragen zum Kontinuum, denn viele Lehrer wissen nichts darüber.) Es ist klar, daß eine Lehrerin, die selbst zumindest etwas rechtshemisphärisch ist, für ein rechtshemisphärisches Kind günstiger ist.
- Was weiß die Lehrerin über verschiedene Lernstile?
- Hat die Lehrerin bereits Erfahrung mit konzentrationsschwachen, hyperaktiven Kindern oder visuellen Lerntypen?
- Wie ist die Einstellung der Lehrerin zu konzentrationsschwachen oder hyperaktiven Kindern?
- Wie geht die Lehrerin mit Kindern um, die eine kurze Aufmerksamkeitsspanne haben oder unruhig sind? (Suchen Sie nach einer Lehrerin, die flexibel und kreativ ist und keine »maßgeschneiderten« Kinder will.)
- Wie sieht der Unterrichtsstil aus? Bevorzugt die Lehrerin Vorträge und läßt die Kinder ansonsten Arbeitspapiere lesen und ausfüllen, oder werden sie in Projekte und Aktivitäten einbezogen?
- Ist die Atmosphäre im Klassenzimmer freundlich und anregend?
- Wie ist die Meinung der Lehrerin zu Hausaufgaben?
- Wie steht die Lehrerin zur mündlichen und zeitlich nicht begrenzten Lernkontrolle bei konzentrationsschwachen/hyperaktiven Kindern?

- Bringt die Lehrerin viel Energie und Begeisterung für ihre Aufgabe mit? Hat sie Humor?
- Spricht die Lehrerin nur mit Ihnen oder auch mit Ihrem Kind? Spricht sie freundlich und nicht von oben herab mit ihm?
- Wie steht die Lehrerin zu Ihrem Engagement für die Erziehung des Kindes?
- Hätten *Sie* diese Person gerne als *Ihre* Lehrerin?

Später könnten Sie Ihr Kind fragen:

- Mochtest du die Lehrerin? Warum oder warum nicht?
- Meinst du, die Kinder in der Klasse waren glücklich und lernten gerne?
- Stell' dir vor, du wärst in dieser Klasse. Sag' mir, wie du dich dann fühlen würdest.

Sie sollten den Antworten Ihres Kindes große Beachtung schenken, aber letztlich müssen Sie die Entscheidung treffen. Denken Sie daran, daß die Lernbedingungen um so günstiger sein werden, je besser die Beziehung zwischen Kind und Lehrerin ist. Es ist für alle Kinder wichtig, die Lehrerin zu mögen, aber für aufmerksamkeitsgestörte Kinder ist es von entscheidender Bedeutung.

Wenn Sie Ihre Entscheidung getroffen haben, legen Sie Ihren Wunsch schriftlich nieder und richten Ihr Schreiben an die Schulleitung. Teilen Sie mit, daß Sie und Ihr Kind sich viel Zeit genommen haben, um die Lehrerin zu finden, die am besten zu Ihrem Kind paßt. Beschreiben Sie den Lernstil Ihres Kindes und seine entsprechenden Stärken und Schwächen. Betonen Sie, wie wichtig die Person der Lehrerin Ihrer Meinung nach für die Erziehung des Kindes ist. Weisen Sie in freundlicher Form darauf hin, daß Sie wüßten, daß die Schule nicht jedem Anliegen entsprechen könne. Sie hofften aber, eine Erfüllung Ihrer Bitte werde ernsthaft erwogen. Es gelte zu berücksichtigen, daß Ihr Kind einen anderen Lernstil habe oder die Diagnose Aufmerksamkeitsstörung mit Hyperaktivität gestellt worden sei. Schulleiter sind zwar im allgemeinen gegen die Möglichkeit, Lehrer von Eltern auswählen zu lassen, aber die meisten sind bereit, im Interesse des Kindes eine Ausnahme zu machen. Welche rechtlichen Möglichkeiten Sie darüber hinaus haben, wird an anderer Stelle noch erörtert werden.

Wenn Ihr Kind im schlimmsten Fall doch eine Lehrerin bekommt, die den oben genannten Vorstellungen gar nicht entspricht, sollten Sie nicht aufgeben. Treffen Sie sich regelmäßig mit der Lehrerin. Sie können auch anregen, daß die Lehrerin Sie einmal bei der Arbeit mit dem Kind beobachtet. Fahren Sie mit den Übungen fort. Wenn die Beziehung zwischen Schüler und Lehrerin besonders gespannt ist, sollten Sie Ihrem Kind auch einmal erlauben, zu Hause zu bleiben. Wenn Sie es schließlich immer noch mit einer Lehrerin zu tun haben, die nicht mit sich reden läßt, sollten Sie einen Lehrer, eine Lehrerin oder eine Schule suchen, die besser zu Ihrem Kind passen.

4. *Lehrer sollten nicht mehr als 15 Schüler unterrichten.* Mir ist zwar klar, daß es ein kostspieliges Unterfangen ist, das gegenwärtige Zahlenverhältnis von Lehrern zu Schülern zu verbessern. Aber ich glaube, wir Steuerzahler wären bereit, mehr zu zahlen, wenn wir greifbare Ergebnisse sähen. Wir könnten mehr Geld für die Erziehung unserer Kinder ausgeben und weniger für polizeiliche Maßnahmen, gerichtliche Verfahren, für den Strafvollzug und die Drogenbekämpfung. Solange wir Lebensläufe noch beeinflussen können, sollten wir also lieber mehr Geld in die ersten Lebensjahre investieren, anstatt in der Zukunft einen hohen Preis für unsere Kurzsichtigkeit zu bezahlen.

Wenn Ihr Kind in einer Klasse mit 25 oder 30 anderen Schülern sitzt, müssen Sie sich etwas einfallen lassen, damit es die Aufmerksamkeit und die Anregung bekommt, die es braucht. Die Mutter eines hochbegabten Kindes sorgte zum Beispiel dafür, daß ihr Kind in der Schule regelmäßig Gelegenheit zum Schachspielen bekam. Suchen Sie nach Möglichkeiten, die Interessen Ihres Kindes zu fördern, vielleicht in einer Arbeitsgemeinschaft der Schule oder in einem Schachklub. Gehen Sie mit ihm in die Bibliothek oder in Museen. Das regt seinen Verstand an und befriedigt seinen Wissensdurst. Während Ihrer Übungssitzungen können Sie neue Begriffe einführen, um den Ehrgeiz Ihres Kindes zu wecken.

5. Klassenräume sollten interessante, neue Eindrücke vermitteln. Die meisten Bücher über das Aufmerksamkeitsdefizit-Syndrom empfehlen, die Kinder in schlichten, reizarmen Klassenzimmern zu unterrichten, um »Ablenkungsmöglichkeiten zu verringern«. Dieser Rat erscheint mir grundverkehrt. Das Interesse dieser Kinder muß vielmehr geweckt werden, damit sie lernen können. In einer tristen Umgebung klinken sie sich aus und träumen vor sich hin. Ronald D. Davis schreibt in *Legasthenie als Talentsignal*: »Wenn der Lehrer nicht an die Wißbegierde der Schüler appelliert, wenn er den Lehrstoff nicht interessant genug zu machen versteht, dann schafft er die perfekte Voraussetzung für Unaufmerksamkeit.«

Wenn Sie in der Schule nach der besten Umgebung für Ihr Kind suchen, halten Sie Ausschau nach dem Raum, der die meisten visuellen Anreize bietet. Räume voller Leben und *strukturierter* Aktivität sind besser als aufgeräumte, sterile Räume mit perfekt ausgerichteten Tischen. Das Klassenzimmer sollte mit bunten Bildern und Bastelarbeiten geschmückt sein und Platz zum Arbeiten, Lesen und phantasievollen Spielen bieten. Suchen Sie nach einer energischen, lebhaften Lehrerin mit Sinn für Humor.

Das heißt nicht, daß aufmerksamkeitsgestörte Kinder eine chaotische Umgebung brauchen. Zu viel Freiheit kann für sie katastrophal sein. Wenn das hyperaktive Kind seinen Lehrplan selbst gestalten und seine Projekte alleine durchführen soll, weiß es meist nicht, wo es anfangen soll. Ihm fehlt die innere Disziplin, sich selbst anzuleiten. Es sollte statt dessen aus verschiedenen Aktivitäten auswählen können. Bei der Ausführung einer Aufgabe sollte man immer beobachten, ob es Fortschritte macht.

Kinder brauchen heute nicht nur eine strukturierte, stimulierende Umgebung, die ihre Aufmerksamkeit fesselt, sie müssen auch begreifen, warum sie etwas lernen sollen. Deshalb sollte man ihnen Erfahrungen auch über die Schule hinaus verschaffen, z.B. interessante Persönlichkeiten in die Schule einladen. Sie können sich als Eltern engagieren und Ausflüge und Veranstaltungen organisieren. So wäre es möglich, regelmäßig Eltern einzuladen, die die Kinder über ihre Berufe informieren. Kinder, die sich mit dem Gedanken beschäftigen, was sie einmal werden wollen, interessieren sich sehr für verschiedene Berufe. Schüler sollten auch wenigstens ein paar Tage im Monat das »richtige Leben« kennenlernen. Bei jüngeren Schülern kann das ein Besuch bei der Feuerwehr sein, bei älteren Schülern zum Beispiel ein Berufspraktikum.

Das rechtshemisphärische Kind wird sich mehr Mühe geben, wenn es versteht, daß die Schule ihm helfen kann, ein Ziel zu erreichen. Wenn Ihr Sohn also Diskjockey werden möchte, verschaffen Sie ihm die Gelegenheit, bei einem Rundfunksender einmal in diesen Beruf hineinzuschnuppern. Dazu gehört auch ein Gespräch mit einem Angestellten des Senders, das klar macht, welche Fähigkeiten nötig sind, um eine solche Stelle zu bekommen. Wenn ein Schüler begreift, *warum* er gute Kenntnisse (zum Beispiel in Technik und sprachlicher Kommunikation) braucht, wird er den Unterricht mit anderen Augen sehen.

Achten Sie auf die Interessen Ihres Kindes, um attraktive Betätigungsfelder auch außerhalb des Unterrichts zu finden. Wenn Ihr Kind sich für das Schachspielen interessiert und Ihre Schule keine entsprechende Arbeitsgemeinschaft hat, können Sie anbieten, eine zu organisieren. Eine andere Möglichkeit wären zum Beispiel Computerkurse. Sie können auch andere Eltern über Unterschriftenlisten für die Mitarbeit an solchen Projekten gewinnen. Gerade da heutzutage die Konzentration auf die Vermittlung grundlegender Fertigkeiten gefordert wird, sollten wir dem Trend widerstehen, alles abzuschaffen, was nicht zum Lehrplan gehört. Projekte und Arbeitsgemeinschaften sind für rechtshemisphärische Kinder an traditionellen Schulen wie eine Oase. Howard Gardner schreibt in *Multiple Intelligences*, der ideale Lehrplan solle alle Arten von Intelligenz fördern, nicht nur die verbal-linguistische und die logisch-mathematische Intelligenz, die an unseren Schulen so hoch bewertet werden. Andere Intelligenzen sind die visuell-räumliche Intelligenz, wichtig für Künstler und Architekten; die musikalische Intelligenz; die körperlich-kinästhetische Intelligenz, wichtig für Tänzer, Sportler und Chirurgen; die interpersonale Intelligenz, die unsere Beziehungen zu anderen Personen bestimmt; und die intrapersonale Intelligenz, die wir beim Verfassen von Texten, in der Philosophie (und vielleicht auch bei unseren Gesprächen mit Gott) brauchen.

Befassen Sie sich mit dem Lehrplan der Schule. In Zeiten der Sparmaßnahmen bleibt oft wenig Spielraum für sogenannte Spielereien. George Dorry, Experte für Hyperaktivität, wettert gegen die Bürokratie, die keinen Wert auf Kunst- und Musikunterricht und berufspraktische Fähigkeiten lege. Er hebt hervor, daß unser Erziehungssystem den Wert des visuell-räumlichen Lernens nicht erkannt hätte. Es bringe Rechtsanwälte und Buchhalter hervor, aber keine Architekten und andere Personen mit räumlichem Denkvermögen. Dorry hat recht: die Grundlagenfächer sind natürlich wichtig, aber in meinem Programm können Kinder Lesen, Schreiben und Rechnen lernen, ohne andere Fächer, die ihnen große Freude bereiten, opfern zu müssen. In vielen Fällen halten gerade diese Fächer die schlechteren Schüler bei der Stange. Kunst und Musik entwickeln Intelligenzformen, die den gleichen Wert haben wie die Fähigkeit, eine Algebraaufgabe lösen zu können. Wer sagt denn, daß wir nicht beides haben können?

6. *Unterrichtsstunden sollten länger dauern und eine Vielzahl von Themen einschließen.* Warum dauern die meisten Unterrichtsstunden 45 Minuten? Dies ist eine alte akademische Tradition, die meiner Ansicht nach keinen Sinn mehr hat. Für das rechtshemisphärische, hyperaktive Kind, dem es schwerfällt, eine Arbeit zu beginnen und in Schwung zu kommen, können kurze Unterrichtszeiten sehr frustrierend sein. Gerade wenn es sich darin vertieft hat, einen Vulkan aus Pappmaché zu bauen, schellt es, und es ist gezwungen, alles wegzupacken und zum nächsten, völlig anders gearteten Thema überzugehen. Lernen wird in separate Gebiete aufgeteilt (ein linkshemisphärisches Merkmal). Die Schüler schleppen verschiedene Hefte und Bücher für Geschichte, Naturwissenschaften, Mathematik, Sprachen und

Kunst mit sich herum. Die Themen dürfen sich auf keinen Fall überschneiden. So versucht man auch nicht, verschiedene Gebiete zu integrieren (ein rechtshemisphärischer Ansatz) und zu zeigen, wie sie zusammenhängen. Jane Healy schreibt in *Endangered Minds*: »Den Kindern von heute fehlt die Kenntnis der Zusammenhänge zwischen all den Informationen, die sie gesammelt haben; Lehrer sind frustriert, weil ihre Schüler Probleme damit haben, Ideen sinnvoll zueinander in Beziehung zu setzen. Ein Lehrplan, der nicht auf Zusammenhänge achtet, macht die Situation nicht besser.« Sie könnten mit den Lehrern über Möglichkeiten zur Integration von Themengebieten sprechen oder zumindest versuchen, mit Ihrem Kind über das in der Schule Gelernte zu sprechen und dabei Zusammenhänge aufzuzeigen.

Schüler können sich über lange Zeit konzentrieren, vorausgesetzt das Thema wird sachbezogen und abwechslungsreich dargestellt. Wenn die Klasse beispielsweise das Thema Afrika behandelt, könnten die Schüler sich mit der Geographie, Sprache, Kultur, Musik und Biologie dieses Kontinents zwei bis drei Stunden lang befassen. Man sollte verschiedene Unterrichtsmaterialien, die auditive, visuelle und kinästhetische Lerntypen ansprechen, einbeziehen. Man kann ein kurzes Video über die Tierwelt Afrikas zeigen. Die Schüler setzen zum Beispiel eine Landkarte als Puzzle zusammen, benennen dabei alle Länder Afrikas und schreiben sie auf. Eine Gruppe könnte ein Modell der Viktoriafälle anfertigen. Eine andere Gruppe benutzt den Computer, um sich über die Bemühungen zur Rettung des Schwarzen Nashorns zu informieren. Man kann Musikinstrumente holen und afrikanische Musik spielen oder sich in die Geschichte Afrikas vertiefen. Die Schüler können afrikanische Gerichte servieren und ein afrikanisches Fest feiern. Sie werden feststellen, daß Kinder mit sogenannter kurzer Aufmerksamkeitsspanne über lange Zeit aufmerksam sein können, wenn der Lehrstoff interessant und relevant ist und alle Sinne anspricht.

Jane Healy schreibt mit Bewunderung über eine vierte Klasse, die dieses Konzept mit großem Erfolg anwendete, als das Thema Ägypten durchgenommen wurde. »Die Kinder befaßten sich mit Hintergrundinformation, diskutierten untereinander, erarbeiteten Projekte und arbeiteten bei einfachen Referaten zusammen. Außerdem lasen sie Kinderbücher, die zu dem Thema paßten.« Jeden Tag machten die Kinder Eintragungen in ein Tagebuch und sprachen über das Gelesene. »In den Gesprächen, die von der Lehrerin geschickt geleitet wurden, zeigten die Kinder großes Interesse ... Jedes Kind hatte eigene Ansichten und Kommentare. Ich war erstaunt, welch tiefgreifendes Verständnis diese jungen Schüler bewiesen ... Hier war sicher eine gute Lehrerin am Werk.« Solche Leistungen sollten wir von allen Lehrern erwarten.

7. *Hausaufgaben sollten sinnvoll sein.* Tim wohnt in einer wohlhabenden Gegend. Er geht in die achte Klasse. Sein IQ beträgt 130, aber in den meisten Fächern sind seine Leistungen weit unter dem Durchschnitt. Bei Tim ist die Diagnose Aufmerksamkeitsstörung mit Hyperaktivität gestellt worden. Er weigert sich jedoch, das verordnete Medikament zu nehmen. Er vergißt regelmäßig, seine Hausaufgaben zu machen, und in Klassenarbeiten schwanken seine Noten zwischen Vier und Sechs. Er hat ein niedriges Selbstwertgefühl und versucht, sich mit Haschisch und Alkohol zu entspannen und zu betäuben.

Tim begreift mathematische Konzepte im Unterricht schnell. Aber nach der Schule hat er noch 50 bis 60 Aufgaben zu lösen, die den Stoff einprägen sollen. Bei linkshemisphärischen Kindern funktioniert diese Strategie gut, da die Übung bei ihnen das Verständnis verstärkt. Aber für Tim sind diese Hausaufgaben sinnlose »Fleißarbeit«, die jeden Funken Interesse, den er möglicherweise hatte, auslöscht. Nach acht Aufgaben seufzt Tim. Er ist gelangweilt und sucht nach einer Zerstreuung – jede Ablenkung von dieser banalen Aufgabe ist ihm recht. Er legt eine CD auf oder zappt durch die Fernsehkanäle auf der Suche nach etwas Unterhaltung und Anregung. Wahrscheinlich wird er mit seinen Hausaufgaben wieder nicht fertig werden. Wenn seine Mutter oder sein Vater eingreifen und darauf bestehen, daß er erst fernsehen darf, wenn er seine Mathematikaufgaben gelöst hat, erledigt er diese viel zu schnell und macht Flüchtigkeitsfehler. Hausaufgaben haben für ihn wenig Wert – und nicht nur für ihn: Die gemeinnützige Einrichtung *Public Agenda* stellt in einer Untersuchung unter Jugendlichen aus dem Jahre 1996 fest, daß die meisten Schüler kaum einen sinnvollen Zusammenhang zwischen ihren Hausaufgaben und ihren Berufswünschen herstellen können.

Zu viele Kinder werden mit langweiligen, öden Hausaufgaben befrachtet. Diese prüfen nicht den Kenntnisstand eines Kindes auf einem bestimmten Gebiet, sondern stellen häufig eher seine Geduld auf die Probe. Hausaufgaben sollten den Lerneifer eines Kindes nicht hemmen; sie sollten vielmehr dazu dienen, das Verständnis zu vertiefen und den Funken außerhalb des Unterrichts weiterbrennen zu lassen. Für Schüler wie Tim sollten banale Übungsaufgaben weitgehend reduziert werden. Die meisten Schulen, die Schüler mit ADD erfolgreich unterrichten, wissen das und haben Hausaufgaben praktisch abgeschafft. Sie haben erkannt, daß die meisten Hausaufgaben eine bloße Wiederholung des in der Schule Unterrichteten darstellen und allenfalls linkshemisphärischen Schülern dienen.

Wenn die Schule Ihres Kindes Wert auf Hausaufgaben legt, könnten Sie mit den Lehrern über die Möglichkeit sprechen, mehr langfristige Projekte und Referate in den Lehrplan zu integrieren. Vielleicht können Sie auch andere Verbesserungen erreichen: Anstatt nach der Schule eine große Zahl von Mathematikaufgaben zu bearbeiten, könnte Ihr Kind zum Beispiel nur zehn der schwierigsten Aufgaben lösen. Versuchen Sie kurzfristige, wenig umfangreiche Aufgaben durch eine längere und komplexere Aufgabe, für die Ihr Kind insgesamt mehr Zeit hat, zu ersetzen.

Setzen Sie sich für die Durchführung von Projektwochen ein. Damit können Sie verschiedene Ziele erreichen. Die Schüler werden geistig stärker gefordert als bei Hausaufgaben zur Einübung des Lehrstoffes. Ihr Kind wird auf eine neue, schwierige Aufgabe besser ansprechen als auf die Wiederholung einer bekannten Arbeit. Das hyperaktive Kind kann besser visualisieren, wenn es gefordert wird. Der Lernprozeß wird angeregt. Außerdem können Eltern sich bei Projekten auf ganz neue Weise beteiligen. Anstatt Mutti oder Vati mit quadratischen Gleichungen zu traktieren (an die sich die meisten Eltern sowieso nicht mehr erinnern!), kann das Kind seine Eltern von Anfang bis Ende an dem Projekt beteiligen. So können Eltern auf sinnvolle und befriedigende Weise an der Schulerziehung Ihres Kindes mitwirken, was für den Schulerfolg eines Kindes von entscheidender Bedeutung sein kann.

Schließlich spiegelt diese Art des Lernens eher die Herausforderungen wider, mit denen wir es im Leben zu tun haben. Kaum jemand bringt aus dem Büro regelmäßig »Fleißarbeit« mit nach Hause, die am nächsten Tag fertig sein muß. Viele Berufe verlangen vielmehr, daß wir mit mehreren langfristigen Projekten zur gleichen Zeit jonglieren. Wir müssen Termine einhalten und unsere Zeit dementsprechend einteilen. Wenn Schüler aufgefordert werden, Aufgaben auf gleiche Weise zu erfüllen, ist das eine ausgezeichnete Vorbereitung auf das »richtige« Leben. Howard Gardner schreibt in *Multiple Intelligences*: »Die meiste produktive menschliche Arbeit findet statt, wenn Menschen mit sinnvollen und relativ komplexen Projekten beschäftigt sind, die sich über einen längeren Zeitraum erstrecken, die das Interesse fesseln, den Menschen motivieren und die Entwicklung von Kenntnissen und Fertigkeiten fördern ... Das produktive Leben besteht zumeist aus Projekten – Projekten, die uns von anderen übertragen werden, Projekten, die von der Person selbst initiiert werden, oder am häufigsten aus Projekten, die eine Mischung aus persönlichem Wunsch und allgemeinem Bedürfnis sind.«

Den meisten Kindern kann man ohne weiteres eine Reihe langfristigerer Projekte übertragen, solange man mehrere Zwischenschritte als Ziele setzt. Auf diese Weise wird der Zauderer nicht in letzter Minute von der Arbeitslast überwältigt. Zum Beispiel muß der Schüler nach einer Woche einen Entwurf zum Projekt vorlegen; nach zwei Wochen muß er seinen Klassenkameraden zeigen, welche Fortschritte er gemacht hat, und so weiter. Wenn ein Projekt in überschaubare Schritte mit leicht einzuhaltenden Fristen unterteilt wird, kann auch ein weniger systematisch arbeitendes Kind mithalten.

8. Klassenarbeiten und Tests sollten reformiert werden. Erinnern Sie sich aus Ihrer Schulzeit an das Abfragen von Wissen im Geschichtsunterricht? Wahrscheinlich wurden Sie auf verschiedene Weise nach einer Fülle von Namen und Daten gefragt: Multiple-choice-Verfahren, richtig oder falsch ankreuzen oder Lücken ausfüllen. Es wurden eher kleine Einzelheiten als große Zusammenhänge betont. Leider ist dies oft noch immer so. Deshalb hassen viele Schüler das Fach Geschichte.

An einer traditionellen Schule könnte eine Standardprüfung des Wissens über den Zweiten Weltkrieg zum Beispiel so aussehen: »An welchem Tag bombardierten die Japaner Pearl Harbour?«, »Nenne die leitenden Personen und ihre Funktion in der deutschen Wehrmacht«, »Wo fand die bedingungslose Kapitulation des deutschen Reichs statt?«. Linkshemisphärische Kinder können Namen und Daten sehr gut behalten, haben aber Probleme, Zusammenhänge zu begreifen. Ein rechtshemisphärisch orientierter Test würde eher das Verständnis struktureller Zusammenhänge prüfen: »Welches war der Wendepunkt des Krieges?«, »Wann merkten die Deutschen, daß sich das Blatt wendete und warum?«, »Erörtere die psychologischen Aspekte dieses Wendepunkts«. Details und Daten sind natürlich wichtig, aber was sind sie ohne ein umfassenderes Verständnis? Howard Gardner meint dazu: »Pädagogen müssen klar sagen, daß ein Patient nicht geheilt wird, wenn man immer nur die Temperatur mißt, und daß eine Person, die nur Fakten wiedergeben kann, nicht in der Lage ist, ein neuartiges Problem zu lösen oder etwas Neues zu erschaffen.«

Ein sinnvollerer Ansatz zur Prüfung und Darstellung geschichtlichen Wissens wäre es, in der ersten Woche Fragen zu Entwicklungen, Hintergründen und umfassenden Konzepten zu erörtern und in der nächsten Woche die Schüler besondere Details wie Daten und Namen lernen zu lassen. Dieser Prozeß hilft ganzheitlichen Denkern, einen Überblick zu bekommen, bevor sie sich mit Einzelheiten belasten müssen. Wie schon erwähnt sind rechtshemisphärische Kinder eher bereit, die Details einer Sache zu erlernen, wenn sie diese zuvor als Ganzes begriffen haben.

Außerdem können linkshemisphärische Kinder im allgemeinen gut Ideen zu Papier bringen, während viele rechtshemisphärische Kinder ihr Wissen besser bei mündlichen Prüfungen unter Beweis stellen können. Auf eine mündliche Prüfung kann ein Lehrer zurückgreifen, wenn er glaubt, daß das Kind den Stoff beherrscht, obwohl es in einer Arbeit versagt hat. Bei der mündlichen Überprüfung kann ein Lehrer das Verständnis eines Kindes zusätzlich zu den Kenntnissen von Namen und Daten beurteilen. Rechtshemisphärische Kinder äußern oft sehr verständnisreiche und kreative Ansichten und Ideen, die sie beim Ausfüllen von Fragebögen nicht einbringen können. Wenn man die besondere Sichtweise des rechtshemisphärischen Kindes anerkennt und lobt, bestätigt das seine spezielle Intelligenz. Auf diese Weise merkt es, daß es für seine Denkweise einen Platz in der Schule und im Leben gibt.

Es ist klar, warum Schulen selten mündliche Prüfungen durchführen. Sie nehmen sehr viel Zeit in Anspruch und sind für die Lehrer anstrengend. In der unpersönlichen Atmosphäre unserer Schulen ist es für gestreßte Lehrer einfacher, schriftliche Arbeiten zu korrigieren, als sich die Zeit zu nehmen, wirklich mit unseren Kindern *zu sprechen*. Wenn mündliche Prüfungen ein Luxus sind, könnten Lehrer aber andere Möglichkeiten entwickeln, um Kinder zu prüfen, die in Bildern denken. Die Kinder könnten beispielsweise ein Referat halten, Schaubilder entwickeln oder eine Tonbandaufnahme machen. Viele visuell begabte Schüler zeigen auch gute Leistungen am Computer (später mehr darüber).

Besonders bei älteren Schülern bin ich dafür, daß sie in einer Prüfungssituation in Schulbüchern nachschlagen können; so wird der zeitliche Druck verringert. Wenn ein rechtshemisphärisches Kind sich gedrängt fühlt, visualisiert es nicht. Dann kann es nur schwer Informationen abrufen. Außerdem ziehen wir im wirklichen Leben auch alle verfügbaren Informationsquellen heran, um Forschungsberichte zu schreiben oder Vorträge vorzubereiten. Die Kinder werden auf diese Weise also auf das Berufsleben vorbereitet. In den meisten Berufen ist es nicht wichtig, wieviel Material man im Gehirn unterbringen kann, sondern wie gut man sich wichtige Informationen *verschaffen* und sie anwenden kann.

Zeitlich begrenzte Prüfungen sind ein Relikt aus früheren Zeiten und sollten aus den Schulen verbannt werden. Sie benachteiligen das in Bildern denkende hyperaktive Kind. Wenn Sie bei der Lehrerin eine Ausnahme für Ihr Kind erreichen wollen, sollten Sie erläutern, daß visuelle Denktypen länger brauchen, um Information aus dem Gedächtnis (ihrer geistigen Wandtafel) abzurufen, und daß die Zeitbegrenzung ein unnötiges Handikap darstellt. Wenn Ihr Kind die Wörter in einem Diktat kennt, sie aber trotzdem falsch schreibt, schlagen Sie vor, daß es einzeln mündlich geprüft wird. Die Zeit darf dabei keine Rolle spielen. Die Lehrerin nennt das Wort und gibt dem Kind viel Zeit, zu visualisieren und das Wort aus seinem Gedächtnis abzurufen. Sie hört dann zu, wenn das Kind das Wort laut buchstabiert. Die meisten Lehrer werden dazu bereit sein, besonders wenn das Kind das Wort vorwärts und rückwärts buchstabiert. Ein Kind, das Wörter rückwärts korrekt buchstabieren kann, überzeugt auch die skeptischste Lehrerin davon, daß es sich keinen Vorteil verschafft. Diese Kinder brauchen keine Bevorzugung, sondern Chancengleichheit.

Auch in bezug auf Rechenarbeiten sollten Sie die Lehrerin darauf hinweisen, daß die Zeitbeschränkung die Möglichkeit der Visualisierung und den Verarbeitungsprozeß behindert. Setzen Sie sich dafür ein, daß Ihr Kind so wenig wie möglich unter Zeitdruck steht. Argumentieren Sie, daß Klassenarbeiten nicht unbedingt erkennen lassen, wie gut ein rechtshemisphärisches Kind den Stoff beherrscht. Außerdem stehen sie nicht in Zusammenhang mit unserem späteren Berufserfolg. Wie viele von uns müssen schon Informationen wie auf Kommando herunterrasseln, um erfolgreich zu sein?

Wenn die Lehrerin darauf besteht, daß Kinder in einer Mathematikarbeit ihre Lösungsschritte aufzeichnen, sollten Sie auch hier um eine Ausnahme bitten. Viele rechtshemisphärische Kinder sind frustriert und fühlen sich ungerecht behandelt, wenn sie Aufgaben richtig gelöst haben und dennoch eine schlechte Note bekommen, weil sie den Lösungsweg nicht beschrieben haben! Ronald D. Davis klagt in seinem Buch *Legasthenie als Talentsignal* darüber, daß er als Kind oft ein Opfer dieser lächerlichen, traditionellen Lehrmethode war: »In dieser Klasse löste ich jede Aufgabe, die im Buch stand, jede Aufgabe, die der Lehrer an die

Tafel schrieb, und jede Aufgabe, die in einem Test gestellt wurde. Trotzdem bekam ich ein ›Mangelhaft‹. Die Begründung des Lehrers: ›Der Zweck der Klasse besteht nicht darin, die fertigen Lösungen parat zu haben, er besteht darin zu lernen, wie man die Probleme angeht‹. Von Problemen hatte ich nichts mitbekommen. Ich hatte nur die Antworten aufgeschrieben.« Anstatt von dem Schüler zu verlangen, die Lösungsschritte aufzuzeichnen, könnte der Lehrer ihn um die Erklärung bitten, wie er zu den Lösungen gekommen ist. Es ist interessant, mit welch kreativen und unkonventionellen Ansätzen diese Kinder Aufgaben lösen.

Ich bin der Meinung, daß auch unser Notensystem ein Überbleibsel früherer Zeiten ist. Noten sind in unserer Kultur fest verankert, aber oft sind sie einfach eine subjektive, willkürliche und bequeme Methode, die Schulleistungen eines Kindes einzuschätzen. Viele Eltern werden sich dagegen sträuben, Noten abzuschaffen, weil *sie selbst* damit aufgewachsen sind. Es ist ihnen offensichtlich wichtig, die Leistungen eines Kindes mit »Sie schreibt nur Einsen und Zweien« oder »Er hat drei Fünfen im Zeugnis« beschreiben zu können. Aber in vielen Fällen spiegeln Noten nur wider, wie gut ein Schüler den Lernstoff unter Zeitdruck reproduzieren kann. »Lieblinge des Lehrers« bekommen gewöhnlich gute Noten. Kinder, die den Lehrer herausfordern oder eine andere Betrachtungsweise haben, bekommen schlechtere Noten. Das Notensystem ist meiner Ansicht nach ein weiteres Überbleibsel eines veralteten Erziehungssystems, dessen Ziel es war, folgsame und angepaßte Schüler heranzuziehen. Noten konservieren die Vorstellung, der Lehrer sei der absolute Maßstab, und das Kind müsse nur den Gedanken und Ideen dieses Lehrers gerecht werden.

Als Alternative schlage ich vor, daß Eltern regelmäßig *ausführliche schriftliche Beurteilungen* des schulischen Fortschritts ihres Kindes erhalten. In vielen Fällen geschieht das schon. Die schriftliche Beurteilung bietet den Eltern viel mehr Informationen, als es eine Note je könnte. An die schriftliche Beurteilung sollte sich immer ein Gespräch mit dem Lehrer anschließen.

Gäbe es keine Noten, so wären Hochschulen auch gezwungen, einfallsreicher bei der Zulassung von Studenten vorzugehen. Sie müßten andere Leistungsnachweise heranziehen und manchmal vielleicht sogar Einzelgespräche mit Studienbewerbern durchführen. Viele Hochschulen in den USA legen heute schon weniger Wert auf die Ergebnisse von Leistungstests, da sie erkannt haben, daß das Abschneiden in einem solchen Test im allgemeinen keine gute Vorhersage des Studienerfolgs erlaubt.

Testergebnisse sollten als ein Mittel zur Erfassung von Leistungsfortschritten und Begabungsschwerpunkten gesehen werden. Sie sollten aber nicht benutzt werden, um Kinder abzustempeln oder zu beschämen. Schulleistungstests können den schulischen Fortschritt eines Kindes messen, aber sie sagen nichts über die *Lernfähigkeit* Ihres Kindes aus. Kein Leistungstest kann die Fähigkeit eines Kindes zur Problemlösung messen oder einschätzen, wie kreativ und einfallsreich es ist.

Das Buch von Jacqulyn Saunders und Pamela Espeland *Bringing Out the Best* faßt meine Ansichten über Tests treffend zusammen: »Denken Sie daran, daß auch der beste Test nur aufzeigen kann, wie ein bestimmtes Kind bestimmte Aufgaben an einem bestimmten Tag erfüllte.« Mit anderen Worten: Tests können uns zwar sicher wertvolle Informationen liefern, sollten aber nie als das letzte Wort bezüglich des Leistungspotentials eines Kindes angesehen werden. Die Autorinnen kommen zu dem Schluß: »Möchten Sie, daß *Ihre* Zukunft von einer Gruppe einflußreicher Menschen entschieden wird, die außer Ihrem Ergebnis in einem 200 Fragen umfassenden Test, der vor einem Monat durchgeführt wurde, nichts über Sie wissen? Natürlich nicht, und das gilt auch für Ihr Kind.«

9. Wir sollten auf die Durchführung von Intelligenztests verzichten. Ich bin davon überzeugt, daß Intelligenztests viel dazu beigetragen haben, Kinder falsch einzuschätzen und zu entmutigen, und nur wenig dazu, Lernprobleme zu erkennen und Kindern zu helfen. Bei meiner Arbeit höre ich Eltern und Lehrer häufig so naive Kommentare abgeben wie: »Kann ich von diesem Kind überhaupt mehr erwarten? Sein IQ beträgt nur 90 Punkte« oder »Mein Sohn Richard möchte Arzt werden, aber er hat nur einen IQ von 107. Ich werde ihn wohl besser überreden, sich ein realistischeres Ziel zu setzen.« Kürzlich hörte ich die Eltern eines sehr aufgeweckten und kreativen kleinen Jungen klagen: »Wir dachten immer, Frank sei sehr begabt, denn er ist so gut in Kunst und Musik. Aber das stimmt nicht. Wir haben seinen IQ testen lassen, und er beträgt nur 120.« Jetzt ist Frank dazu verurteilt, den üblichen Unterricht ertragen zu müssen, der auf seinen Schwächen herumreitet und seine Begabungen ignoriert.

Dann ist da noch der Fall von Sarah, einem Mädchen aus Rußland, das im Alter von fünf Jahren von Laurin adoptiert wurde. Sarah lernte rasch ihre neue Muttersprache, und Laurin wollte gerne etwas über ihre geistigen Fähigkeiten auf anderen Gebieten erfahren. Als sie von einem »Experten« untersucht wurde, nachdem sie erst seit neun Monaten in ihrer neuen Heimat lebte, wurde Sarah als geistig leicht behindert eingestuft. Bei näherem Hinsehen ergab sich, daß der Test viele Fragen enthielt, die Sarah gar nicht beantworten konnte. Die kulturellen Unterschiede waren zu groß, und außerdem hatte sie ihre ersten fünf Lebensjahre in der reizarmen Umwelt eines Waisenhauses verbracht. Als sie bei einer Aufgabe einen Hund mit einem Knochen in Zusammenhang bringen sollte, zuckte Sarah mit den Schultern. Sie konnte nicht antworten, weil sie noch nie zuvor einen Hund gesehen hatte! Glücklicherweise akzeptierte Sarahs Mutter das Testergebnis nicht, und spätere Tests ergaben, daß ihre Intelligenz zumindest leicht über dem Durchschnitt lag.

Intelligenztests kamen zu Anfang dieses Jahrhunderts in Mode, als der französische Psychologe Alfred Binet vom französischen Unterrichtsministerium gebeten wurde, ein Instrument zur Vorhersage des Schulerfolgs von Kindern an den staatlichen Schulen zu entwickeln. Als sich die Meldungen über diesen neuen Test, der angeblich Intelligenz messen konnte, über Frankreich hinaus verbreiteten, waren einflußreiche und mächtige Persönlichkeiten begeistert von den Möglichkeiten, die sich damit eröffneten. Der Intelligenztest wurde nicht nur als ein Mittel zur Messung der Schulreife eingesetzt, er wurde auch von Bürokraten benutzt, um den intellektuellen Wert eines Individuums in vielen Lebensbereichen, einschließlich des Militärdienstes, festzustellen. In den dreißiger Jahren waren Intelligenztests länderübergreifend weit verbreitet. Man war überzeugt, sie böten ein genaues Maß der Intelligenz, die als ein ererbtes Merkmal galt, das nicht von der Umwelt beeinflußbar war. Die Kehrseite eines uneingeschränkten Glaubens an Intelligenztests zeigte sich dann auch im Rassismus und in der Diskriminierung vermeintlich minderwertiger Menschen oder Kulturen.

Heute gibt es viele verschiedene Intelligenztests von unterschiedlicher Qualität. Diese Tests werden von speziell geschulten Psychologen durchgeführt, ausgewertet und interpretiert. Intelligenztests können bei Kindern ab dem zweiten Lebensjahr vorgenommen werden, wobei die meisten Kinder zwischen fünf und zwölf Jahre alt sind. Die meisten Intelligenztests bestehen aus verschiedenen Untertests. Solche Subtests könnten z.B. sein: Holzwürfel nach einer Vorlage zusammensetzen, Symbole oder Formen in einem Bild erkennen, Leseverständnis zeigen, Synonyme und Antonyme finden, Puzzles und Labyrinth-Tests, mathematische Denkaufgaben und Prüfung der Rechenfertigkeit. Einige Tests machen zumindest den Versuch, rechtshemisphärische Intelligenzformen zu messen (die Wechsler Intelligence Scale for Children, WISC-III, hat eine visuell-räumliche Komponente). Die meisten gebräuchlichen Intelligenztests bevorzugen aber mathematische, logische und sprachliche Intelligenzformen.

Rechtshemisphärische Kinder sind in Testsituationen mit Zeitbegrenzung generell im Nachteil, weil sie mehr Zeit benötigen, um die Bilder in ihrem Kopf in die geforderten Antworten schriftlich umzuwandeln. Viele Kinder schneiden in Intelligenztests schlecht ab, weil sie unter Zeitdruck in Panik geraten und die gespeicherte Information nicht mehr abrufen oder umsetzen können. Wenn ein sensibles, rechtshemisphärisches Kind in einer Testsituation einen schlechten Start erwischt, wird seine alte Versagensangst wach und es kann sich nicht mehr konzentrieren. Seine schlimmsten Befürchtungen werden bestätigt.

Zum Glück werden Intelligenztests jetzt immer seltener eingesetzt, da ihre Grenzen erkannt wurden und die Kosten hoch sind. Lehrer empfehlen sie immer seltener, außer wenn ein Kind im Lesenlernen ein bis zwei Jahre hinter dem Klassendurchschnitt zurückbleibt, oder wenn Schüler, die sehr intelligent zu sein scheinen, schlechte Leistungen erbringen. Es gibt einige neue, vielversprechende Tests, die aber noch wenig verbreitet und meist sehr kostspielig in der Durchführung sind. Wir sollten auf die Entwicklung besserer Tests warten, zum Beispiel eines zeitlich unbegrenzten Tests nach Gardners Modell der multiplen Intelligenzen, und Intelligenztests bis dahin wenig Bedeutung beimessen. Sie sind subjektiv, beschämend und halten Schüler oft davon ab, ihre Träume in die Wirklichkeit umzusetzen – und dies ist das letzte, was sie brauchen können.

Wenn ein Lehrer oder ein Lerntherapeut einen Intelligenztest vorschlägt, können Sie Ihrem Kind die Demütigung ersparen, weniger intelligent zu erscheinen als es in Wirklichkeit ist, indem Sie höflich ablehnen. Die meisten Intelligenztests sind für Kinder mit dominanten linken oder gleichwertigen Hemisphären konstruiert. Für ein rechtshemisphärisches Kind sind die Ergebnisse bedeutungslos. Sagen Sie, Sie wollten lieber auf einen Test warten, der auf die besondere Intelligenz Ihres Kindes zugeschnitten sei.

10. Schüler sollten die Klasse nicht wiederholen müssen. Zurückstellung oder Wiederholung einer Klasse kann besonders für ein hypersensitives rechtshemisphärisches Kind katastrophale Folgen haben. Es erhält die Botschaft, dumm und minderwertig zu sein, ganz gleich, wie sanft ihm beigebracht wird, daß dies doch nur »zu seinem eigenen Besten« sei. In Extremfällen kann diese Maßnahme zwar nötig sein, aber ich frage mich, wie viele rechtshemisphärische, hyperaktive Kinder in den unteren Klassen unnötig zurückgehalten werden, einfach weil sie Spätentwickler sind.

Die Schulausbildung beruht oft auf der falschen Annahme, daß Kinder, die früh lesen, schreiben und rechnen lernen, intelligenter seien und auch später bessere Schulleistungen zeigen würden. Rechtshemisphärische Kinder erwerben diese Fähigkeiten oft erst später, was aber nicht heißt, sie seien dumm oder defizitär. Tatsächlich überraschen diese Spätentwickler ihre Eltern und Lehrer oft mit glänzenden Leistungen, wenn sie die dritte Klasse hinter sich gelassen haben.

Wenn die Schule vorschlägt, das Kind die Klasse wiederholen zu lassen, kann man vielleicht einen Kompromiß schließen. Sie könnten einen Nachhilfelehrer für die Sommerferien verpflichten oder Ihr Kind selbst in einer Weise unterrichten, die zu seinem Lernstil paßt. Lassen Sie Ihr Kind nicht so viel fernsehen, sondern regen Sie es an, Bücher zu lesen. Fragen Sie nach, ob irgendeine Art von Förderunterricht möglich ist, wenn die Schule wieder beginnt. Denken Sie daran, daß es selten gute Gründe gibt, eine Klasse zu wiederholen. Wenn die Schule aber darauf besteht und Sie völlig anderer Meinung sind, sollten Sie einen Wechsel der Schule in Erwägung ziehen.

Wenn Sie ein rechtshemisphärisches Kind haben, das schon als Kleinkind ein Spätentwickler war, könnte es ratsam sein, seinen Eintritt ins Schulleben noch etwas hinauszuschieben, besonders wenn sein Geburtsdatum in den Sommer oder Herbst, also auf den Beginn des Schuljahres, fällt. Es wäre besser für Ihr Kind, zu den ältesten in der Klasse zu gehören anstatt zu den jüngsten, besonders wegen seiner Neigung, sich später als andere Kinder zu entwickeln.

11. Lehrer sollten keine Lebensstelle erhalten. Einer der destruktivsten Faktoren im heutigen Erziehungswesen ist meiner Ansicht nach die nahezu unkündbare Stellung von Lehrern. Sie führt zu Mittelmäßigkeit und verhindert, daß frischer Wind in die Schulen kommt. Dieser Lehrerstatus auf Lebenszeit zementiert den Status quo und macht es fast unmöglich, schlechte Lehrer im nachhinein auszulesen.

Ich habe in vielen Schulen gearbeitet, wo vier oder fünf wunderbare Lehrer aus einem Lehrkörper von fünfzig oder mehr Personen sehr gefragt waren. Eltern bemühten sich intensiv darum, ihre Kinder in deren Klassen unterzubringen. Stellen Sie sich vor, daß die Schulen eines Tages über eine *Fülle* solcher Lehrer verfügen könnten, und denken Sie an die weitreichenden Auswirkungen, die das auf unsere Kinder, Familien und die Gesellschaft hätte.

12. Wir sollten den Wettbewerb unter den Schulen fördern. Wenn wir den Ausbildungsstandard unserer Kinder verbessern und eine Alternative zu den traditionellen Fließbandschulen wollen, müssen wir bereit sein, mehr Wettbewerb unter den Schulen zuzulassen. Unsere Schulen müssen sich den Herausforderungen stellen, die dieses Buch aufzeigt. Wir können uns nicht länger mit Mittelmaß zufriedengeben. Ich stelle mir ein System vor, das Angehörigen *aller* sozioökonomischen Gruppen die Möglichkeit gibt, eine Schule zu besuchen, die am besten zu ihrem Lernstil, ihren Wertvorstellungen und Ambitionen paßt.

Das traditionelle Erziehungswesen ist mit so vielen Fehlern behaftet, daß eine radikale Änderung notwendig wäre, um ihm wieder neues Leben einzuhauchen. Wenn man ein System einführen würde, bei dem die Eltern Gutscheine für die Erziehung ihrer Kinder erhielten, hätten wir nicht länger die Situation, daß ein Kind entweder eine staatliche Schule besucht oder die Eltern ein Vermögen ausgeben, um ihr Kind auf eine exklusive Privatschule schicken zu können. Das Gutscheinsystem würde Ihnen ein Guthaben über einen Teil der Summe einräumen, die heute für die Erziehung eines Kindes an einer staatlichen Schule ausgegeben wird. Damit könnten Sie Ihr Kind auf die Schule Ihrer Wahl schicken, vorausgesetzt, die zuständigen Behörden wären mit Ihrer Wahl einverstanden. Stellen Sie sich vor, welche Möglichkeiten sich dadurch eröffnen würden!

Gutscheine würden die Kontrolle der Erziehung von Bürokraten auf die Eltern übertragen. Erzieher wären gezwungen, in einen Wettbewerb zu treten und sich um die Bedürfnisse ihrer Kunden zu kümmern. Nur Schulen, die hochwertige Erziehung zu angemessenen Preisen bieten, würden florieren. Mehr Wettbewerb in der Erziehung würde Schulbehörden und Lehrer zwingen, innovative Lehrmethoden einzusetzen und die Bedürfnisse der Schüler stärker zu berücksichtigen. Lehrer und Schulen, die das nicht schaffen, würden nicht überleben, da Eltern ihre Kinder auf eine andere Schule schicken würden. Erfolgreiche Schulen hätten lange Wartelisten, könnten ihre Lehrer besser bezahlen und würden einen Anreiz für intelligente, kreative Menschen darstellen, Lehrer zu werden.

Ein Gutscheinsystem würde einem größeren Kreis von Kindern mehr Wahlmöglichkeiten bieten. Es gäbe sicherlich mehr Schulen, die sich auf talentierte und hochbegabte Kinder spezialisieren. Andere würden sich auf das Unterrichten grundlegender Fertigkeiten oder auf die Förderung von Legasthenikern und Kindern mit Konzentrationsschwäche verlegen. *Sie* hätten zu entscheiden, was das Beste für jedes einzelne Ihrer Kinder ist. Sie könnten also drei Kinder auf drei verschiedenen Schulen haben. Sie könnten ein künstlerisch begabtes Kind auf eine Schule schicken, die die Kunsterziehung betont. Ihr legasthenisches Kind könnte dagegen eine Schule besuchen, auf der Experten auf diesem Gebiet unterrichten. Und Ihr linkshemisphärisches Kind, das sich vor allem für Geologie interessiert, könnte auf eine Schule gehen, die für ihren ausgezeichneten naturwissenschaftlichen Unterricht bekannt ist. Rechtshemisphärische Schüler und hyperaktive Kinder könnten eine Schule besuchen, die neue Lehrmethoden speziell für diese Kinder anwendet.

Gegenwärtig möchte fast niemand diese Kinder haben. Wenn ich eine Schule entdecke, an der rechtshemisphärische Kinder besonders gut unterrichtet werden und Schüler dorthin schicke, ruft mich jedesmal nach kurzer Zeit die Direktorin an und bittet mich, ihre Schule nicht länger als gute Einrichtung für Schüler mit ADD anzupreisen. Ich habe keine große staatliche oder private Schule gefunden, die die wachsende Nachfrage auf diesem Gebiet hätte befriedigen können.

Ein Gutscheinsystem könnte Schulen für rechtshemisphärische, hyperaktive Kinder einen enormen Schub geben. Diese Schüler stellen einen wachsenden Anteil innerhalb der Gesellschaft dar, und niemand sonst weiß, was mit ihnen zu tun ist. Eine solche Schule würde alle Verfahrensweisen abschaffen, die für diese Kinder ungeeignet sind, z.B. Zeitdruck und große Mengen an Hausaufgaben. Die Schule, die ich mir vorstelle, hätte einen Lehrplan, der reale Erfahrungen betont. Man würde visuelle Lehrmethoden und neuartige Technologien einsetzen, wie Computer und Systeme virtueller Realität, um die Schüler zu begeistern und zu fordern.

Kinder mittlerer und unterer Einkommensschichten würden

vielleicht am meisten von einem Gutscheinsystem profitieren. Kinder reicher Eltern können schon heute private Schulen besuchen, aber unterprivilegierte Kinder haben keine Wahl. Es ist deshalb nicht verwunderlich, daß Angehörige von Minoritäten Wettbewerb im Erziehungswesen eher befürworten. Eine Umfrage des *Gallup Instituts* in den USA fand heraus, daß 70 Prozent der Amerikaner für eine freie Schulwahl sind. Unter Minoritätengruppen ist diese Zahl aber noch höher: ganze 86 Prozent der Afro-Amerikaner und 84 Prozent der spanischsprachigen Bevölkerungsgruppe befürworteten eine freie Schulwahl. Ein Gutscheinsystem würde für größere Chancengleichheit in der Erziehung sorgen und Kindern benachteiligter Bevölkerungsgruppen und von Minderheiten größere Möglichkeiten bieten.

Wenn wir die unangefochtene Machtposition des gegenwärtigen Erziehungssystems schwächen könnten, wäre das vielleicht die fortschrittlichste und visionärste Leistung, die wir für unsere Kinder und Kindeskinder erbringen können. Stellen Sie sich ein System vor, in dem die Leistungsfähigkeit einer Schule nicht mehr anhand einer Sammlung zufälliger Ergebnisse von Schulleistungstests gemessen wird. Schulen müßten sich vielmehr gegenüber den Eltern und Schülern verantworten, die ihre Dienste in Anspruch nehmen und eine andere Schulform wählen können, wenn sie nicht zufrieden sind. Wir können ein solches System bekommen, wenn wir Druck auf Politiker ausüben, Gesetze zu entwerfen und zu beschließen, die die Wahlfreiheit in der schulischen Erziehung fördern. Die freie Wahl der Schule ist eines der entscheidendsten erziehungspolitischen Themen des 21. Jahrhunderts.

Ihre Rechte als Eltern

Wenn Sie die besonderen Begabungen Ihres rechtshemisphärischen Kindes jetzt besser verstehen, sind Sie vielleicht empört über die Art, wie es an der Schule abgestempelt und herabgesetzt wurde. Sie könnten versucht sein, mit rechtschaffener Empörung in das Büro des Schulleiters zu stürmen, dieses Buch auf den

Tisch zu werfen und Änderungen zu verlangen. Oder Sie wollen sich bei der Schulaufsichtsbehörde beschweren. Wenn Sie so vorgehen, werden Sie wahrscheinlich nur als »schwierige Eltern«, die einer gestreßten und überlasteten Verwaltung Schwierigkeiten machen, abgewiesen.

Ich habe dies immer wieder erlebt. Eltern, die Druck auf die Schule ausüben, ihre Kinder besser auszubilden, sind als herrschsüchtig, eigenmächtig oder als Unruhestifter verschrien. Man wirft ihnen vor, sie wollten Privilegien für ihre Kinder aushandeln. Meiner Ansicht nach sind diese Eltern Helden des Alltags. Warum attackieren die Schulen nicht die eigentlichen Problemeltern – jene, die kaum ein Interesse an der Erziehung ihrer Kinder zeigen? Haben Sie keine Angst davor, als »schwierig« zu gelten. Sie sind Zeuge, wie der angeborene Lerneifer Ihres Kindes erstirbt, weil es unzulänglich unterrichtet wird. Sie haben ein Recht, mehr zu verlangen. Die Zukunft Ihres Kindes steht auf dem Spiel.

Die meisten Pädagogen wollen Ihrem Kind wirklich helfen und werden zu einigen Änderungen bereit sein. Bei manchen Lehrern müssen Sie aber auch auf eine Auseinandersetzung gefaßt sein. Ich weiß aus Erfahrung, daß von fünf Lehrerinnen etwa eine eine defensive und engstirnige Haltung einnehmen und auf alle Vorschläge, die mit einer Ausnahmeregelung verbunden sein könnten, abweisend bis verärgert reagieren wird. Der Widerstand spielt sich gewöhnlich an zwei Fronten ab. Zuerst heißt es meistens: »Ich werde meine Art, eine ganze Klasse zu unterrichten, nicht ändern, um dem Lernstil eines einzigen Kindes entgegenzukommen.« In diesem Fall können Sie daran erinnern, daß es in der Klasse wahrscheinlich noch mehr Kinder mit diesem Lernstil gibt, die von einer anderen Lehrmethode profitieren würden. Wenn Sie die Zeit aufbringen können, bieten Sie an, einige Wochenstunden beim Unterricht als Hilfe zu fungieren, um in einer kleinen Gruppe mit rechtshemisphärischen Kindern zu arbeiten. Oder Sie bieten an, die in diesem Buch beschriebenen Methoden einer anderen Person zu demonstrieren, die sie in den Unterricht integrieren kann.

Eine zweite Verteidigungsstrategie unnachgiebiger Lehrerinnen könnte lauten: »Ich werde diese Kinder nicht verhätscheln. Früher oder später müssen sie sich doch mit dem wirklichen Leben auseinandersetzen.« Diese Lehrerinnen erkennen nicht, daß ihr sogenanntes wirkliches Leben nicht das Leben ist, das diese Kinder nach der Schule führen werden. Die Welt wird in Zukunft mehr dem Denkstil rechtshemisphärischer, in Bildern denkender Menschen entsprechen. Wir müssen unsere Unterrichtsmethoden daran anpassen.

Wenn Sie es mit einer Lehrerin zu tun haben, die Änderungen skeptisch gegenübersteht, bemühen Sie sich um Verständnis. Akzeptieren Sie, daß das Klassenzimmer die Domäne der Lehrerin ist und erklären Sie, es sei Ihr Ziel, die Dinge für alle einfacher zu gestalten. Wiederholen Sie, daß Sie keine Sonderbehandlung Ihres Kindes wünschen. Sie bitten nur um Veränderungen, die seinem Lernstil entsprechen. Betonen Sie, daß Sie nicht nur von der Lehrerin eine Umorientierung erwarten, sondern daß auch Sie und Ihr Kind ihr ein Stück entgegenkommen wollen. Sie könnten eine einfache, unverbindliche Vereinbarung treffen, etwa mit folgendem Wortlaut:

Modellvereinbarung

Wir stellen fest, daß (Name des Kindes) eine Aufmerksamkeitsstörung und einen rechtshemisphärischen, visuellen Lernstil hat, der Änderungen im Unterrichtsstil erfordert. Zu diesen Änderungen gehören:

- (Name des Kindes) wird von allen zeitlich begrenzten Tests befreit.
- Im Mathematikunterricht muß (Name des Kindes) seine/ihre Lösungsschritte nicht aufzeichnen, sondern wird der Lehrerin mündlich erklären, wie er/sie zu diesen Lösungen gekommen ist.
- In Rechtschreibung wird es (Name des Kindes) gestattet, der Lehrerin Wörter mündlich (sowohl vorwärts als

auch rückwärts) zu buchstabieren, anstatt sie niederzuschreiben.

- (Name des Kindes) wird die Möglichkeit haben, alleine von der Lehrerin geprüft zu werden, wenn dieser Wunsch der Lehrerin mindestens 48 Stunden vor dem Test mitgeteilt wird.

Als Gegenleistung für diese Änderungen verpflichtet sich (Name des Kindes), die im Unterricht geltenden Regeln einzuhalten und sein/ihr Bestes zu tun, um sich den Lehrstoff anzueignen.

Diese Änderungen gelten für eine begrenzte Zeit (gewöhnlich zwei oder drei Monate), um es (Name des Kindes) zu ermöglichen, erste Erfolge zu erreichen, Selbstvertrauen aufzubauen und Anschluß an die anderen Schüler zu gewinnen. Nach dieser Zeit wird die Vereinbarung überprüft.

Eine schriftliche Vereinbarung wird bei einer kooperativen Lehrerin wahrscheinlich gar nicht nötig sein. Sie bietet einer zögernden Lehrerin aber einen guten Kompromiß. So müssen Sie nicht gleich schweres Geschütz auffahren. Sie – und die Lehrerin – finden es vielleicht beruhigend, ihre Übereinkunft auf dem Papier festzuhalten, damit sie von Zeit zu Zeit neu geprüft werden kann. Auch haben viele Lehrer gerne alles schwarz auf weiß. Eine schriftliche Vereinbarung hat außerdem mehr Gewicht und Gültigkeit als ein Handschlag. Man hält sich eher daran, weil sie gefühlsmäßig einer rechtlich bindenden Abmachung ähnelt, auch wenn das nicht zutrifft.

Wenn Sie alle Ihre Möglichkeiten erschöpft haben – Gespräche mit der Lehrerin, Vorschlag einer schriftlichen Vereinbarung, Forderung nach einer anderen Lehrerin, Schulwechsel – kann es sein, daß Sie sich über Ihre gesetzlichen Rechte informieren müssen. Nach meiner Erfahrung greifen Eltern selten zu gesetzlichen Mitteln. Die Schulverwaltung stimmt Forderungen der Eltern oft zu, wenn sie erkennt, daß die Eltern wissen, was sie tun und eine Auseinandersetzung nicht scheuen. Ich empfehle jedoch immer, zuerst die Lehrerin anzusprechen, bevor man sich mit dem ganzen Verwaltungsapparat auseinandersetzt.

Was sollten Sie tun, wenn die Lehrerin Ihnen Steine in den Weg legt und Ihr Bemühen als lästige Einmischung betrachtet? Ich würde folgende Vorgehensweise empfehlen: Versuchen Sie, die Unterstützung eines Experten (z.B. einer Schulpsychologin) zu bekommen. Tragen Sie Ihren Fall vor und fragen Sie, ob sie sich für Ihr Kind einsetzen kann. Arrangieren Sie dann ein Treffen mit der Schulpsychologin und dem Rektor/der Rektorin, bei dem Sie die Unterredungen mit der Lehrerin und Ihre Unzufriedenheit mit dem Ergebnis schildern. Betonen Sie (höflich und nicht zu emotional), daß Sie verzweifeln, wenn Sie sehen, wie die Lernbegeisterung Ihres Kindes allmählich schwindet. Nennen Sie Beispiele dafür, wie das schlechte Verhältnis zur Lehrerin Ihr Kind belastet (z.B. häufiges Weinen, Depression, Bauchschmerzen, Weigerung, zur Schule zu gehen). Bitten Sie den Rektor/die Rektorin, sich mit der Lehrerin und der Schulpsychologin zu treffen, um die Möglichkeiten zu prüfen, wie Ihrem Kind am besten geholfen werden kann. Warten Sie ein bis zwei Monate ab, ob dieser Versuch Erfolg hat. Während dieser Zeit üben Sie weiter mit Ihrem Kind, oder bemühen Sie sich um außerschulische Fördermaßnahmen.

Wenn sich nach ein, zwei Monaten nichts geändert hat, sprechen Sie erneut mit der Schulleitung, wobei Sie um die Versetzung Ihres Kindes in eine andere Klasse bitten. Tragen Sie diesen Wunsch schriftlich vor. An diesem Punkt werden viele Rektoren/Rektorinnen erkennen, daß Sie nicht aufgeben und einen Versuch unternehmen, Ihnen entgegenzukommen. Wenn auch dies fehlschlägt, haben Sie die Möglichkeit, eine für Ihr Kind besser geeignete Schule zu suchen oder auch weitere rechtliche Schritte zu erwägen.

Ich sehe eine gerichtliche Klage als letzten Ausweg an, den man nicht leichtfertig wählen sollte. Ein Rechtsstreit kann kostspielig und langwierig sein, und das Kind befindet sich währenddessen in einer ungewissen Situation. Es mag schon ausreichen, einen Rechtsanwalt aufzusuchen, der einen offiziellen Brief an die Schule schreibt. In diesem könnten Sie mitteilen, daß Sie alle Möglichkeiten, Ihrem Kind zu helfen, ausgeschöpft haben und jetzt rechtliche Schritte in Erwägung ziehen. In den meisten Fällen genügt das, um die Aufmerksamkeit der Zuständigen zu wecken, und Sie werden jetzt vielleicht auf größere Bereitschaft zur Zusammenarbeit stoßen.

11.

Die ideale Schule

Wir können nicht mehr darauf vertrauen, daß eine Schule für alle Kinder die richtige ist. Das wachsende Verständnis für die unterschiedlichen Lernstile von Kindern und die Wünsche der Eltern in bezug auf Disziplin, Struktur und Unterrichtsfächer fördern die Entwicklung von Alternativen in der Erziehung. Auch ohne Gutscheinsystem haben Eltern heute schon die Wahl, ihr Kind auf eine benachbarte Schule, auf eine Konfessionsschule oder auf eine Privatschule zu schicken. In Zukunft wird die Zahl der Wahlmöglichkeiten eher steigen. Das heißt, Sie müssen sich mit der Frage auseinandersetzen, welche Schule Ihrem Kind die besten Entfaltungsmöglichkeiten bietet. Die folgende Liste kann Ihnen helfen, die richtige Entscheidung für Ihr Kind zu treffen:

- Haben Schulleitung und Lehrer Kenntnisse über verschiedene Lernstile?
- Gibt es an der Schule Fortbildungsmöglichkeiten für Lehrer, die sich mit unterschiedlichen Lernstilen und Lehrmethoden befassen?
- Wie ist das Zahlenverhältnis von Schülern zu Lehrern? (15 zu eins oder weniger ist ideal.)
- Ist der Unterricht anspruchsvoll und interessant, ohne dabei zu strukturiert oder überstimulierend zu sein?
- Wie ist die Einstellung der Schule zu Schülern mit Aufmerksamkeitsstörung/Hyperaktivität oder anderen Lernbehinderungen? Wie sieht ihr Erfolg in der Arbeit mit diesen Kindern aus? (Fragen Sie nach Fallbeispielen.)

- Wie hoch ist der Anteil der Schüler, die Ritalin oder andere Medikamente bekommen? (Mehr als zehn Prozent könnte für eine Bevorzugung medikamentöser Behandlung sprechen.)
- Wie steht die Schule zu Eltern, die sehr engagiert sind? Ermutigt die Schule Eltern zur freiwilligen Mithilfe im Unterricht oder fordert sie das sogar?
- Wie sieht die Entlohnung der Lehrer aus? Erhalten gute Lehrer Zuschläge oder Prämien? Wie häufig wechselt das Personal? (Überdurchschnittliche Bezahlung und niedrige Fluktuation garantieren nicht immer Qualität, sind aber ein Anzeichen dafür.)
- Schließt der Lehrplan Fächer ein, die rechtshemisphärische Kinder ansprechen (wie Kunst, Musik und technische Fächer)?
- Werden in den traditionellen Fächern Lehransätze genutzt, die rechtshemisphärische Kinder ansprechen (projektorientiert und praktische Erfahrungen vermittelnd)?
- Wie wird die Leistung der Schüler geprüft? Sind bei Bedarf zeitlich unbegrenzte oder mündliche Prüfungen möglich?
- Liegt der Schwerpunkt auf Aufrechterhaltung der Disziplin, oder werden den Schülern im Unterricht Anreize geboten, sich an die Regeln zu halten?
- Wie hoch ist das Schulgeld? (Glauben Sie nicht, eine private Schule sei für Ihr Kind besser, nur weil Sie sich vielleicht verschulden müssen, um das Schulgeld zu bezahlen! Nach meiner Erfahrung sind viele teure Privatschulen schlecht darauf eingerichtet, Kinder mit unterschiedlichen Lernstilen zu unterrichten und schließen Kinder aus, bei denen die Diagnose Aufmerksamkeitsdefizit-Syndrom gestellt wird.)

Treten Sie einer Selbsthilfegruppe bei, und fragen Sie andere Eltern nach Schulen, die für Ihr Kind besser geeignet sein könnten.

Entscheiden Sie sich nicht für eine Schule aufgrund ihrer Reputation als Eliteschule. Was für Ihr Kind wirklich zählt, ist die Qualität der einzelnen Lehrer. Wenn Sie die Entscheidung zu treffen haben, auf welche Schule Ihr Kind gehen soll, dann denken Sie daran, daß es in erster Linie darauf ankommt, den passenden Lehrer für Ihr Kind zu finden. Es ist dem Kind egal, ob es sich um eine traditionsreiche Schule handelt, ob Schulgeld anfällt oder ob die Schüler überdurchschnittliche Leistungen zeigen. Für Ihr Kind ist nur wichtig, daß es eine gute Beziehung zu seiner Lehrerin oder seinem Lehrer hat.

»Magnet Schools« und »Charter Schools« in den USA

Die Einführung eines Gutscheinsystems liegt noch in weiter Ferne. Die Bürger der USA haben aber, um ein Beispiel zu nennen, auf vielen Gebieten schon die Wahl zwischen Alternativen, die einen Kompromiß darstellen. Es handelt sich um die sogenannten Magnet Schools und Charter Schools. Wie der Name schon sagt, ist es das Ziel der Magnet Schools, Schüler aus einem weiten Umkreis anzuziehen, indem sie verlockende Unterrichtsprogramme anbieten. Diese können sich auf bestimmte Fachgebiete beziehen. Eine Magnet School könnte sich zum Beispiel auf Mathematik, Naturwissenschaften, Fremdsprachen oder Sonderpädagogik spezialisieren. Etwa eine von drei Magnet Schools fordert für die Zulassung die Erfüllung bestimmter Kriterien, zum Beispiel gute Schulleistungen. Der Rest nimmt Schüler nach einem Losverfahren oder entsprechend der Reihenfolge der Anmeldungen auf. Es ist nicht ungewöhnlich, daß Eltern tagelang vor der Schule kampieren, um ihre Kinder an einer Magnet School unterbringen zu können. Dies ist ein eindeutiger Beweis für die Attraktivität dieser Schulen.

Ursprünglich wurden Magnet Schools eingerichtet, um die Aufhebung der Rassentrennung an Schulen zu fördern. Derzeit erfreuen sie sich wachsender Beliebtheit, weil sie Wahlmöglichkeiten zwischen verschiedenen *staatlichen* Schulen bieten und die Amerikaner mehr und mehr nach Alternativen in der Erziehung suchen. Die letzten Daten zeigen beeindruckende Erfolge der Magnet Schools. Das Erziehungsministerium der USA berichtet, daß 80 Prozent der Magnet Schools in 15 städtischen Bezirken höhere Werte in Leistungstests aufwiesen als der Durchschnitt der entsprechenden Bezirke. Magnet Schools sind eine ausgezeichnete Möglichkeit, einen Wettbewerb zwischen den staatlichen Schulen einzuführen.

Eine Charter School ist ein Mittelding zwischen einer staatlichen und einer privaten Schule. Die Schule wird durch Steuermittel finanziert und von Lehrern oder anderen qualifizierten Personen organisiert und geleitet. Sie ist weitgehend von staatlicher Aufsicht befreit. Eine Charter School ist unabhängiger als eine Magnet School und wird im allgemeinen von einer Gruppe von »Außenseitern« ins Leben gerufen, die die gleichen Erziehungsziele verbinden. Diese nichtkonfessionellen Schulen erhalten öffentliche Mittel, wenn ihre Schüler bestimmte Leistungskriterien erfüllen, die vertraglich mit der Schulaufsichtsbehörde festgelegt werden. In einigen US-Bundesstaaten gibt es jetzt Charter School-Programme, z.B. in Arizona, Kalifornien, Colorado, Georgia, Kansas, Massachusetts, Michigan und Minnesota. Colorado verabschiedete zum Beispiel im Jahre 1993 ein weitreichendes Gesetz, das bis zu 60 Schulen die Möglichkeit zur Zulassung gibt. Aufgrund dieser Gesetzgebung müssen sich viele der neuen Schulen an Schüler wenden, bei denen Verhaltensstörungen oder Leistungsprobleme festgestellt wurden. Mittlerweile gibt es jetzt Dutzende von Charter Schools in Colorado. Die Liste ist abwechslungsreich und enthält Schulen, die die Betonung auf die Vermittlung grundlegender Fertigkeiten, auf Geistes- und Naturwissenschaften, selbständiges Lernen, länderübergreifende Themen oder weniger traditionelle Unterrichtsformen legen.

Eine Modellschule

Ich habe das Vergnügen gehabt, eine Charter School in den USA kennenzulernen, die Sci-Tech Academy in Littleton, Colorado, die ich als eine Modellschule für rechtshemisphärische Kinder ansehe. Sci-Tech wurde im Jahre 1994 von einem erfahrenen Lehrer und seiner Ehefrau gegründet. Sie erkannten die Notwendigkeit, eine Schule für intelligente Schüler zu schaffen, die weit hinter ihren Möglichkeiten zurückblieben. Es überrascht deshalb nicht, daß von den 135 Schülern der sechsten bis zwölften Klassen ganze 83 Prozent als Problemfälle gelten, wobei bei 17 Prozent die offizielle Diagnose Aufmerksamkeitsdefizit-Syndrom gestellt wurde.

Einige Merkmale unterscheiden Sci-Tech von anderen staatlichen Schulen in diesem Schulbezirk:

- In der Sci-Tech Academy kommt ein Lehrer auf 15 Schüler. Schüler erhalten dadurch mehr individuelle Aufmerksamkeit, was die Leistung fördert.
- Sci-Tech gibt weniger Geld für den Verwaltungsapparat und mehr für Lehrer aus. In dieser Schule gibt es nur einen Administrator, den Direktor. So ist es möglich, überdurchschnittliche Gehälter zu bezahlen, um bessere Lehrer einstellen zu können.
- Sci-Tech hat einen Lehrplan aufgestellt, dessen Schwerpunkte die Arbeit an Computern, Naturwissenschaften, Technik und Graphik sind – Fächer, die rechtshemisphärische Schüler interessieren.
- In der Sci-Tech Academy werden *während der Schulstunden* spezifische, überschaubare Aufgaben gestellt, es werden aber sehr wenig Hausaufgaben verlangt. Jeder Schüler erhält eine Reihe von Aufgaben, die seine Leistungsfähigkeit herausfordern und am Ende des Schultages erledigt sein müssen. Es bleibt also kaum Zeit, zu trödeln oder Blödsinn anzustellen. Sci-Tech hat ein Punktesystem eingeführt, um das Arbeitsverhalten der Schüler an jedem Tag zu bewerten. Für jede der acht Unterrichtseinheiten erhalten die Schüler bis zu zehn Punkte für gutes Verhalten und konzentriertes Arbeiten. Schüler, die nicht mindestens 72 der insgesamt 80 Punkte bekommen haben, müssen am selben Tag länger in der Schule bleiben, von 3.15 Uhr bis 5.00 Uhr nachmittags. Wenn sich das »Nachsitzen« während der ganzen Woche wiederholt und ein Schüler in einer Woche weniger als 80 Prozent der möglichen Punkte für die Ausführung von Aufgaben und Projekten erhält, muß er auch am Samstag von 9 Uhr bis zum Mittag die

Schule besuchen. Es ist klar, daß dieses System einen starken Anreiz bietet, gut zu arbeiten und die Regeln der Schule zu befolgen!

- Der Lehrplan bietet viele praktische Erfahrungen in natürlicher Umgebung. Die Schüler führen eine Fülle von Experimenten durch, machen Exkursionen und erleben hochinteressante Begegnungen mit Gästen aus allen Lebensbereichen.
- Die Sci-Tech Academy investiert ihre knappen Mittel sinnvoll, indem sie regelmäßige Fortbildungsveranstaltungen für Lehrer durchführt, auf denen diese über Lernstile und unterschiedliche Intelligenzformen informiert werden.
- Sci-Tech verlangt von den Eltern, sich zu engagieren, d.h. 60 Stunden pro Halbjahr am Unterricht teilzunehmen oder eine andere Leistung zu erbringen.
- Tests und Prüfungen werden auf einer gerechteren Grundlage durchgeführt als an den meisten staatlichen Schulen. Die Arbeit ist individualisiert und basiert auf den speziellen Fähigkeiten und Interessen des einzelnen. Die Überprüfung der Leistung geschieht auf vielfältige Weise, einschließlich mündlicher, schriftlicher und projektorientierter Bewertungen.
- Der Direktor von Sci-Tech, John Le Tellier, ist ein echter Freund seiner Schüler. Er hat zwar eine nüchterne Einstellung und hält Motivation und Verantwortung für sehr wichtig, aber fast alle seiner Schüler mögen ihn. Seine Einstellung ist: »Wir bieten Ordnung und verantwortliches Arbeiten, aber in freundlicher und vielseitiger Form. Wir befähigen diese Kinder, gute Entscheidungen zu treffen.« Le Tellier hat erkannt, daß er sich aktiv mit den täglichen Problemen auseinandersetzen muß, um eine derartige Experimentalschule zu leiten. Bei einer Auseinandersetzung zwischen einem Schüler und einem Lehrer nimmt er sich beispielsweise die Zeit, dem Schüler zuzuhören, und gibt sich Mühe, beiden Seiten gerecht zu werden.

LeTelliers Wurzeln liegen bezeichnenderweise nicht in der traditionellen Pädagogik und Schulverwaltung. Früher war er Leiter einer Einrichtung für Kinder mit Kopfverletzungen. Er hatte also mit Kindern zu tun, die besondere Betreuung brauchten. Le Tellier weiß, daß jedes Kind anders ist und daß wir die Stärken des Gehirns ausnutzen können, um Bemerkenswertes zu leisten.

Sci-Tech ist sicher nicht perfekt und hatte während der Anfangszeit auch mit Problemen zu kämpfen. Es ist aber ein Beispiel für eine mutige Schule, die Neuland betritt, indem sie sich bemüht, der wachsenden Anzahl rechtshemisphärischer Menschen zu helfen. Sci-Tech scheint auf dem richtigen Wege zu sein, denn die Warteliste der Schule wird immer länger. Obwohl vier von fünf Schülern als problematisch gelten, liegen deren Werte in Schulleistungstests über dem Durchschnitt der Schulen des Bezirks.

Es hat sich gezeigt, daß größere Autonomie der Schulen, wie im Falle der Sci-Tech Academy, die Erziehungssituation verbessert. John Chubb und Terry Moe erregten im Jahre 1990 Aufsehen mit ihrem Buch *Politics, Markets, and America's Schools*, das die Struktur des Systems als grundlegenden Mangel der Pädagogik angriff. Sie behaupteten, daß die Art der Schulverwaltung in den USA eine Bürokratie hervorgebracht hätte, die Lehrer nur als hirnlose Staatsdiener behandle. Das verhindere Selbständigkeit und senke die Leistung der Schüler. Ein Grund, warum die Forscher so großes Aufsehen erregten, lag darin, daß sie Mitarbeiter der *Brookings Institution* waren, einer bekannten liberalen Denkschmiede.

Ihr Hauptbefund lautete: »Ein Schüler einer effektiv organisierten Schule sollte einem Schüler einer ineffektiv organisierten Schule unter ansonsten gleichen Bedingungen zumindest ein halbes Jahr voraus sein, wenn man von den beiden letzten Jahren der High School ausgeht. Überträgt man diesen Unterschied auf die üblichen vier Jahre der High School, so kann die effektive Schule erreichen, daß ihre Schüler um ein ganzes Jahr voraus sind.«

Wie sieht nun das Modell einer solchen Schule nach Chubb und Moe aus? Die ideale Schule würde eine hierarchische Verwaltung vermeiden. Statt dessen würden Lehrer wie Experten, nicht wie Regierungsbürokraten behandelt. Diese Schule würde die Meinungen der Lehrer respektieren. Sie würde ihnen mehr Entscheidungfreiheit lassen und sie zu mehr Teamwork ermutigen. Chubb und Moe haben festgestellt, daß die Zahl der Interventionen der Schulaufsichtsbehörden bei effektiven Schulen um 20 bis 50 Prozent geringer ist als bei ineffektiven Schulen, besonders im Bereich des Lehrplans und der Anstellung und Entlassung von Lehrern. Sie bemerken: »Je mehr die Entscheidungen der Schulen von Schulräten, Aufsichtsbehörden und Lehrerverbänden bestimmt werden, die bestimmte Regeln und Vorschriften propagieren, desto weniger effektiv ist wahrscheinlich die Schulorganisation.« Privatschulen und bis zu einem gewissen Grad auch Charter Schools sind weniger bürokratischen Zwängen ausgesetzt. Politische Auseinandersetzungen und Wechsel in Führungspositionen spielen bei ihnen keine Rolle. Chubb und Moe sind der Ansicht, daß unser demokratisches System der Schulverwaltung die Schulen der Nation ruiniere. Das ist das ernüchternde Fazit zweier Forscher, die ihr Leben der Untersuchung von Regierungseinrichtungen gewidmet haben.

Montessori-Schulen

Wenn Sie pädagogische Alternativen für Ihr Kind erkunden, werden Sie sicher auch auf die Montessori-Schulen stoßen. Einige von ihnen bieten für hyperaktive Kinder eine vernünftige Alternative zum traditionellen Unterricht.

Die Lehrmethoden der Montessori-Schulen beruhen auf den Ideen der berühmten Pädagogin Maria Montessori. Eine Umgebung, die reich an kinästhetischen Erfahrungen und anderen Sinneseindrücken ist, soll Kindern helfen zu lernen, wie man lernt. Ein Ziel der Erziehung ist die Förderung der Selbständigkeit des Kindes. Gleichzeitig soll der Sinn für Kooperation und Gemeinschaft geweckt werden. Ein typischer Unterricht an einer Montessori-Schule bietet viele interessante Projekte oder Aktivitäten, die in Zusammenhang stehen mit dem praktischen Leben, mit Sprache, Mathematik und der sozialen und körperlichen Entwicklung. Der Umgang mit Materialien wird betont, was den kinästhetischen Lerntyp sicher anspricht.

In den meisten Klassen in Montessori-Schulen kommen nur wenige Schüler auf einen Lehrer – ein großer Vorteil. Häufig findet man nur sechs bis zehn Schüler pro Lehrer, selten mehr als 15. Für die Schüler, mit denen ich arbeite, ist das wichtig. Sie müssen ihre Lehrer gut kennen und mögen, um lernen zu können. Ich schätze die stimulierende und dennoch geordnete Struktur des Klassenraumes einer Montessori-Schule. Maria Montessori war ihrer Zeit sicherlich voraus, wenn sie meinte, daß die Pädagogik die selbständige Aktivität des Kindes fördern und nicht hemmen solle.

Viele Klassenräume der Montessori-Schulen bieten eine helle, ansprechende Umgebung mit einer Vielzahl wertvoller, häufig kinästhetischer Lernmaterialien. Die Erziehungsphilosophie liegt darin, Kindern Wahlmöglichkeiten zu bieten, so daß sie einem allgemeinen Arbeitsplan folgen und ihre Aktivitäten (in bestimmten Grenzen) selbst bestimmen können. Während einige Kinder unabhängig arbeiten, erhalten andere Anleitung im Einzelunterricht oder in kleinen Gruppen. So kommt den Schülern eine aktivere Rolle beim Lernen zu. Für hyperaktive Kinder bedeutet die größere Bewegungsfreiheit im Klassenraum eine enorme Erleichterung. Diese Kinder müssen sich buchstäblich bewegen, um denken zu können.

Die Montessori-Schulen sind dem traditionellen Unterricht um Längen voraus, und ich unterstütze sie als eine erfrischende Alternative zum bloßen Einpauken von Lehrstoff. Sie sind aber nicht perfekt. Leider ist das Schulgeld manchmal sehr hoch, und die Befürworter dieser Richtung definieren nicht genau, wodurch ihr Ansatz sich von dem anderer, alternativer Schulen unterscheidet. Außerdem ist der Standard der Schulen sehr unterschiedlich, so daß es gute und schlechte Montessori-Schulen gibt.

Ich habe auch festgestellt, daß viele uninformierte Montessori-Schulen weiterhin die Phonische Methode bevorzugen, um allen Kindern lesen und schreiben beizubringen. Diese steht aber in Konflikt mit dem Lernstil des rechtshemisphärischen Kindes.

Wenn die Montessori-Schulen den visuellen Wortschatz und Visualisierungstechniken effektiv nutzen würden, um Kindern das Lesen beizubringen, wären sie der ideale Ort für die meisten rechtshemisphärischen Kinder. Leider ziehen auch die Montessori-Schulen Lehrer an, die selbst linkshemisphärische, sequentielle Denktypen sind.

Unter Montessori-Pädagogen, die dagegen eher rechtshemisphärisch veranlagt waren, habe ich großartige Lehrer für rechtshemisphärische und konzentrationsschwache Kinder gefunden. Ihre Schulen könnten ein sicherer Zufluchtsort für Kinder mit unterschiedlichen Lernstilen sein. Aber nicht alle Montessori-Schulen sind gleich. Ich habe mit einigen zu tun gehabt, die rechtshemisphärische Kinder wegen ihres ungewöhnlichen Lernstils abstempeln, herabsetzen und ausschließen. Es kommt auf die Einstellung des Schulleiters und auf das Verständnis der Lehrer für die Feinheiten des Lernstils dieser Kinder an.

Rückkehr zur traditionellen Erziehung

Die Rückbesinnung auf die Werte traditioneller Erziehung wird heute mitunter als *das* Allheilmittel für sinkende Testleistungen, hohe Analphabetenquoten und Schulabbrecher gepriesen. In den USA ist die Rückkehr zu traditioneller Erziehung heute die treibende Kraft in der Pädagogik. Charter Schools und Privatschulen locken mit Schuluniformen, der Phonischen Methode, der Betonung der drei grundlegenden Fertigkeiten Lesen, Schreiben und Rechnen, sowie Ordnung, vielen Hausaufgaben und strikter Disziplin. Die Befürworter dieser Richtung lehnen ebenso wie ich die gegenwärtige Entwicklung an unseren Schulen ab. Ich halte die Besinnung auf traditionelle Werte aber für eine zu einfache Antwort auf ein komplexes Problem. Es ist reines Wunschdenken zu glauben, wir könnten wieder zurückkehren zu den Zeiten, als Kinder in heilen Familien aufwuchsen und nicht den Einflüssen von Drogen, Kriminalität, elektronischen Medien und Sex im Internet ausgesetzt waren. Dieser Ansatz ist zwar nützlich für linkshemisphärische und bihemisphärische Kinder, die auditiv und sequentiell lernen, für Kinder mit Hyperaktivität, Legastheniker und intelligente, rechtshemisphärische Kinder ist er jedoch nicht geeignet.

Das einzige, was dieser Ansatz rechtshemisphärischen Kindern bietet, ist eine feste Ordnung. Das rechtshemisphärische Kind, besonders wenn es auch hyperaktiv und konzentrationsschwach ist, verfügt über wenig innere Disziplin und Impulskontrolle. Ihm müssen häufiger äußere Grenzen für sein Verhalten gesetzt werden. Das Bestehen dieser traditionellen Erziehung auf Gehorsam in der Klasse, auf der dominierenden Rolle des Lehrers als Wissensvermittler, der nur wenige Fragen und Unterbrechungen zuläßt, wirkt sich für hyperaktive Kinder günstig aus. Sie werden bessere Leistungen in einer geordneten Umgebung erbringen als in einer antiautoritären Schule, die alles erlaubt. Wenn ein Kind nur schwer Reize auszufiltern vermag, wirkt eine berechenbare Umgebung beruhigend. Für hyperaktive Kinder ist Ordnung, selbst wenn sie erniedrigend ist, oft besser als das Fehlen jeglicher Struktur.

Antiautoritäre Schulen

Antiautoritäre Schulen bieten links- oder bihemisphärischen Schülern eine erfrischende Alternative. Aufgrund ihrer unstrukturierten Umgebung sind sie aber für hyperaktive Kinder wenig geeignet.

Das Prinzip der antiautoritären Schule geht ursprünglich auf die Summerhill School in Suffolk, England, zurück. Dort wurde unter großem Getöse eine experimentelle Schule gegründet, die das Gegenteil der traditionellen, starren Erziehung sein sollte. Die Philosophie der Summerhill School läßt sich zurückverfolgen auf die Jacques Delacroze Schule in Hellerau, die 1922 von Alexander Sutherland Neill geleitet wurde. Damals beschrieb eine Lokalzeitung die Ideen der Schule so: »Der Kern des Schullebens ist das soziale Leben. Es gibt keine Diktatur von oben ...

Die Schule gründet sich auf die Überzeugung, daß das Kind an sich gut ist und keine Strafen oder Belohnungen nötig sind.«

Im Jahre 1923 siedelte Neill wegen politischer Unruhen mit der Schule von Deutschland nach Österreich über. Dort geriet er schon bald in Konflikt mit den Behörden, weil er sich weigerte, Religion als Schulfach zu unterrichten. Aus diesem Grund zog die Schule noch vor Ablauf eines Jahres nach England um. Neill nannte die Schule dort Summerhill, nach dem ersten Haus, das er an der Südküste Englands bewohnte. Die Schule wird heute noch mit einer relativ geringen Anzahl von Schülern in einem Ort etwa 160 Kilometer nordöstlich von London weiter betrieben.

Neill glaubte, Kindern sollte völlige Freiheit eingeräumt werden, solange sie den Frieden der anderen nicht störten. Er war der Ansicht, daß Erziehung die Interessen eines Kindes reflektieren müsse und sagte beispielsweise, wenn ein Junge einen Schneeball forme, so zeige er sein Interesse daran. Das sei wertvoller, als einer Unterrichtsstunde in Grammatik zuzuhören. In Summerhill können sich die Schüler also *frei entscheiden*, ob sie an Unterrichtsstunden teilnehmen oder etwas anderes machen wollen, zum Beispiel spielen. Die Schüler suchen sich Interessengebiete aus und erforschen sie intensiv. Sie gehen in die freie Natur, in Museen, Theater und Gallerien und lernen dort. Sie kümmern sich nicht so sehr um Details wie Rechtschreibung, Zeichensetzung und Rechenfertigkeiten. Es gibt in Summerhill keine Hausaufgaben oder Klassenarbeiten.

Anfang der sechziger Jahre wurde die freiheitliche Erziehung von Summerhill in den USA populär, als es modern war, gegen Ordnung und Autorität zu rebellieren. Antiautoritäre Schulen nach dem Vorbild von Summerhill schossen überall aus dem Boden. Viele dieser Schulen existieren noch heute. Ihr Ansatz bietet links- oder bihemisphärischen Kindern einige Vorteile. Sie sind eher in der Lage, mit den vielfältigen Reizen, der Unvorhersehbarkeit und den Ablenkungen der antiautoritären Erziehung umzugehen, weil sie einen ausgeprägten Sinn für Struktur und Ordnung haben. Die ungezügelte, mit Reizen überladene Umgebung einer Schule, die sich an Summerhill orientiert, ist dagegen eine einzige Katastrophe für die meisten hypersensitiven rechtshemisphärischen Kinder, besonders für Kinder mit ADD. Diese werden mit sensorischen Eindrücken, einer Fülle von Alternativen und unberechenbaren Stundenplänen bombardiert und reagieren darauf, indem sie gar keine Entscheidung treffen. Es ist ihnen unter diesen Bedingungen nicht möglich, sich für eine Aufgabe zu entscheiden und bei dieser zu bleiben. Dies ist genau das Dilemma eines rechtshemisphärischen Kindes mit Hyperaktivität. Es braucht Stimulation, um lernen zu können. Aber es braucht oft auch jemanden, der ihm hilft, eine Aufgabe zu beginnen und beständig Anleitungen und Ansporn gibt, damit es diese auch zu Ende führen kann.

Die Lindamood-Bell-Therapie

Wenn sie nicht zwischen verschiedenen Schulen für Ihr Kind wählen können, entschließen Sie sich vielleicht, seine Erziehung durch Privatunterricht zu ergänzen. Es gibt viele verschiedene Methoden, die von Eltern oder speziell ausgebildeten Lehrern angewendet werden können. Eine Methode, die zunehmend beliebter wird, ist die Lindamood-Bell-Therapie, ein alternatives Programm zum Lese- und Rechtschreibunterricht von Legasthenikern oder anderen Schülern, die bei Anwendung traditioneller Lehrmethoden nicht lesen lernen. Patricia C., Phyllis Lindamood und Nanci Bell aus San Luis Obispo in Kalifornien leisteten die Pionierarbeit für dieses Programm. Es handelt sich dabei um ein Intensivprogramm, das von Lehrern und Nachhilfelehrern in verschiedenen Regionen der USA angewendet wird. Mit dem »Lindamood Auditory Conceptualization« Test wird die Fähigkeit des Schülers gemessen, die Bausteine der Sprache – Phoneme – zu erfassen und sie in eine Reihenfolge zu bringen. Aus Forschungsberichten wissen wir, daß nur vier Prozent der Bevölkerung farbenblind sind, aber ganze 30 Prozent von uns zum Teil erhebliche Probleme mit der Wahrnehmung von Sprache haben.

Die Lindamood-Bell-Methode ist der traditionellen Phonischen Methode bei rechtshemisphärischen Kindern und solchen mit Lernbehinderungen zweifelsohne überlegen. Was die Lindamood-Bell-Therapie von meiner Methode unterscheidet, ist die Kombination von visuellen und kinästhetischen Techniken. In kinästhetischer Hinsicht lernen die Kinder das laute Lesen, indem sie erleben, wie sich Vokale beim Aussprechen »anfühlen«. Mit anderen Worten: Selbstlaute werden gelernt durch die Art, wie sie im Mund und an den Stimmbändern gefühlt werden, wenn der Schüler den Laut mit übertriebener Betonung ausspricht. Die Begründer der Lindamood-Bell-Methode betonen, daß die sinnliche Erfahrung, wie Zunge, Lippen und Mund an der Bildung von Sprachlauten beteiligt seien, den Lauten eine neue Dimension gebe. So werden die Schüler auch aufgefordert, Buchstaben im Sand zu zeichnen oder beim Bilden von Sätzen farbige Klötze bzw. Stoff zu befühlen – ein weiteres Anwendungsbeispiel kinästhetischen oder praktischen sensorischen Lernens.

Die Lindamood-Bell-Therapie hat vielversprechende Ergebnisse bei fünf- bis zwölfjährigen Kindern mit frühen Leseschwierigkeiten gezeigt, aber auch bei hyperaktiven Kindern mit medikamentöser Behandlung und bei Legasthenikern, denen bis dahin keine andere Methode geholfen hatte. Zweifellos hat sie eine gewisse Wirksamkeit. Manchmal mag der Grund dafür auch darin liegen, daß ein Kind positiv auf die Aufmerksamkeit reagiert, die es im Einzelunterricht erfährt. Sie hilft zwar nicht bei allen Schülern und ist sicher nicht »das Heilmittel« für Hyperaktivität schlechthin, stellt aber eine der besseren derzeitigen Alternativen dar. Wie so oft gilt auch hier: das Programm ist nur so gut wie der Lehrer, der es anwendet.

Die Lindamood-Bell-Therapie ist der Phonischen Methode bei rechtshemisphärischen Kindern sicher überlegen und wird bei fast jedem Kind gewisse Erfolge erbringen. Ich halte sie aber für unnötig kostspielig. Sie wird deshalb in erster Linie eine Alternative für Wohlhabende bleiben. Die Einführung der hier beschriebenen visuellen Lehrmethoden würde dagegen fast alle rechtshemisphärischen Kinder, unabhängig von ihrem sozioökonomischen Status, erreichen können.

12.

Tips für den Alltag mit hyperaktiven, konzentrationsschwachen Kindern

»Hochbegabte Kinder, ganz gleich aus welchem Bereich, sind normalerweise unabhängige, selbstbestimmte, eigenwillige, dominierende Nonkonformisten (nach der Einschätzung von Eltern wie auch von Lehrern). Diese Kinder sind keine passiven Musterschüler. Der Umgang mit ihnen ist schwierig, weil sie immer selbst Regie führen wollen. Aber genau diese Eigenschaft macht ihre Gesellschaft auch wieder besonders interessant und anregend.«

Ellen Winner, *Hochbegabt*

Der acht Jahre alte Oliver ist wieder im Büro des Rektors gelandet. Diesmal ist er in Schwierigkeiten, weil er Eddi auf dem Spielplatz geschlagen hat. Wie schon erwähnt, ist eines der herausragenden Merkmale der Kinder, bei denen Hyperaktivität diagnostiziert wird, ihre Hypersensibilität. Die Sache fing schon schlecht an, als Eddi kam und laut rief: »He, Oliver, komm, wir spielen Fußball!« Das Geräusch von Eddis Stimme erschreckte Oliver und versetzte ihn in Aufregung. Sein Gehör ist einfach zu scharf. Auch Olivers Nervensystem ist eher »alarmiert«, als das bei den meisten Menschen der Fall ist. Er hat die gleichen Gefühle wie alle anderen Kinder. Er fühlt Zorn, Traurigkeit, Eifersucht und Scham, aber er fühlt alles viel intensiver. Als Oliver sich bereit erklärte mitzuspielen, wollte er auch unbedingt gewinnen. Deshalb war seine Wut unverhältnismäßig groß, als Eddi ihn unabsichtlich zu Fall brachte. Oliver schlug auf Eddi ein und mußte von vier anderen Kindern und einem Erwachsenen weggezogen werden.

Oliver ist extrem rechtshemisphärisch veranlagt und hat eine

Aufmerksamkeitsstörung mit Hyperaktivität. Es erstaunt also nicht, wenn er überreagiert und regelmäßig in Schwierigkeiten gerät. Er hat die besten Absichten, aber sein Naturell und seine Impulsivität überwältigen ihn immer wieder. Er neigt dazu, »im Augenblick zu leben«. Wie schon erwähnt, ist der Teil des Gehirns, der für die Impulskontrolle zuständig ist, beim hyperaktiven Kind unterentwickelt. Es tendiert außerdem zu willkürlicher und nichtsequentieller Informationsverarbeitung. Es ist nicht in der Lage, die Folgen zu bedenken, die seine Handlungen für seine eigene Person und andere haben könnten. Alle Kinder mit ADD sind visuelle Denktypen und können Bilder länger im Kopf festhalten als andere Kinder. Deshalb sollte man diese Fähigkeit nutzen und auf Verhaltensprobleme anwenden. Diesen Ansatz würde ich auch bei Oliver empfehlen. Ich würde ihn bitten, folgendes zu versuchen: Eine Woche lang solle er sich die Folgen seiner Handlungen vorstellen, bevor er seinen Impulsen nachgebe. Ich könnte sagen: »Du kannst Eddi immer noch schlagen oder ihm diese Beschimpfung an den Kopf werfen. Aber zuerst nimmst du dir ein paar Sekunden Zeit, um dir die Folgen auszumalen. Geh' raus aus deinem Kopf und sieh die Dinge aus der Perspektive einer anderen Person. Schließlich kannst du das so gut. Das ist deine besondere Fähigkeit. Nutze sie und stelle dir vor, welche Reaktionen deine Handlungen zur Folge haben werden.«

Wenn Oliver etwas Zeit gehabt hat, darüber nachzudenken, frage ich ihn, wie solche Folgen aussehen könnten. Könnte er zum Beispiel selbst geschlagen oder zeitweilig von der Schule ausgeschlossen werden und den Zorn seiner Eltern zu spüren bekommen? Dann denken wir uns gemeinsam bessere Wege aus, mit dem Problem fertig zu werden. Oliver sagt, er könnte Eddi fragen, ob er ihm absichtlich ein Bein gestellt habe. Eine andere Möglichkeit wäre, einfach wegzugehen. Auf diese Weise lernt Oliver nicht nur, »bis zehn zu zählen«, bevor er reagiert, dieses Vorgehen nutzt auch seine Fähigkeiten zu vernünftigem und räumlichem Denken bei der Suche nach besseren Möglichkeiten. Dies hat sich schon nach einem Tag Übung als eine sehr wirkungsvolle Technik erwiesen. Sie hilft Kindern mit Hyperakti-

vität, jene Impulse zu beherrschen, die sie gewöhnlich in Schwierigkeiten bringen.

Kinder wie Oliver brauchen feste, gerechte und dauerhafte Verhaltensregeln. Sie brauchen klare Grenzen ebenso wie ein klares Verständnis der Konsequenzen, die ihr Verhalten haben wird. Ihre Schulleistungen sind besser, wenn sie die Relevanz ihrer Aufgaben verstehen. Auch können sie Grenzen eher respektieren, wenn Sie ihnen die Gründe dafür erläutern. »Weil ich es sage«, wirkt bei diesen Kindern nicht. Wenn Ihr Kind sich in der Schule oder zu Hause störend verhält, sagen Sie nicht einfach: »Hör auf damit.« Erklären Sie, *warum* sein Verhalten ein Problem ist – es wird dadurch von der Arbeit abgehalten, die Klassenkameraden werden gestört und so weiter. Rechtshemisphärische Kinder reagieren sehr gut auf Fragen wie: »Wie würdest du es finden, wenn du gerade ein Bild maltest und Thomas stieße alle deine Farben um?« Ihr Kind kann sich in das andere Kind hineinversetzen und überlegen, was dieses Kind in derselben Situation fühlen würde. So kann es die Gründe für Verhaltensregeln besser begreifen.

Wenn Sie Ihr Kind nur eine Stunde am Tag fernsehen lassen, erklären Sie ebenfalls den Grund dafür. Sie könnten sagen, daß Kinder, die zu viel fernsehen, in der Schule nicht so gut sind, oft Übergewicht haben und viel verpassen. Sagen Sie ihm, es sei viel zu schlau, um so viel Zeit mit dieser stumpfsinnigen Beschäftigung zu verbringen. Sie könnten Wellen zeichnen, die veranschaulichen, wie die Gehirnaktivität beim Lesen aussieht, mit vielen Höhen und Tiefen, und ihm dann zeigen, wie flach die Linie aussieht, wenn ein Kind fernsieht. Ihrem Kind gefällt Ihre Regel dann vielleicht immer noch nicht, aber es wird zumindest verstehen, daß es keine willkürliche Entscheidung ist.

Zacharias bekam im Supermarkt oft Wutanfälle und verlangte, daß Laurie jede neue Cornflakes-Sorte, die er im Werbefernsehen gesehen hatte, kaufte. Laurie sagte nicht einfach Nein; sie nutzte die Gelegenheit, die Preise der angepriesenen Sorten mit den Preisen der Marken zu vergleichen, die sie gewöhnlich kaufte. Sie zeigte Zacharias auch, wieviel Zucker und Zusatzstoffe in den Marken enthalten waren, die er verlangte. Dies gab ihr auch Gelegenheit, darüber zu sprechen, wie das Werbefernsehen subtile Botschaften einsetzt, um Verbraucher dazu zu bringen, bestimmte Produkte zu kaufen. Mittlerweile macht es Zacharias Spaß, die Werbung zu kritisieren. Er sagt zum Beispiel: »Ich wette, diese Kinder werden dafür bezahlt *zu gucken*, als hätten sie Spaß an dieser schleimigen Monsterfigur«, oder »Ich wette, dieser Schokoriegel ist gar nicht so gut, wie sie behaupten. Sie versuchen nur, uns hereinzulegen.«

Wenn Ihr Kind sich regelmäßig störend verhält, können Sie es mit einem »Punktesystem« versuchen. Teresa Sims, eine Sprachtherapeutin an der *Marshdale Elementary School* in Evergreen, Colorado, benutzt diese Methode erfolgreich bei zappeligen und störenden Schülern. Jedes Kind bekommt zum Beispiel zu Beginn einer Kleingruppenarbeit fünf Spielsteine (z. B. Figuren eines Damespiels). Jede Ermahnung (»Bitte, setz dich hin« oder »Sei nicht so wild«) führt dazu, daß ein Stein weggenommen wird. Wenn es keine Steine mehr hat, muß das Kind die Gruppe verlassen und wieder an dem Unterricht der ganzen Klasse teilnehmen. Ähnlich können Sie auch zu Hause vorgehen und Ihr Kind auf sein Zimmer schicken, wenn es keinen Spielstein mehr hat. Wenn Sie nur ruhig einen Stein entfernen, müssen Sie nicht soviel an dem Kind herumnörgeln und schimpfen. Sie verfügen auf diese Weise außerdem über ein ausgezeichnetes visuelles Maß für Fortschritte im Verhalten des Kindes.

Strafen wirken am besten, wenn sie in direktem Zusammenhang mit dem Fehlverhalten stehen. Wenn ein Kind zum Beispiel regelmäßig sein Frühstück vergißt, sollten Sie es nicht anschreien oder »retten«, indem Sie jeden Tag zur Schule eilen, um ihm seine Butterbrote zu bringen. Ich weiß, es fällt Ihnen schwer, aber lassen Sie es einmal für ein paar Stunden hungern. Es wird sein Frühstück wahrscheinlich nicht mehr vergessen.

Eine ausgezeichnete Erklärung natürlicher und logischer Folgen von Erziehungsmaßnahmen gibt das Buch *Parenting with Love and Logic* von Foster Cline und Jim Fay. Sie stellen fest, daß viele der respektlosesten und rebellischsten Kinder liebevolle Eltern haben, die sich wiederum in zwei Gruppen einteilen lassen: »behütende Eltern« und »gebieterische Eltern«. Für die behütenden Eltern bedeutet *Liebe*, »daß sich ihr ganzes Leben um ihre Kinder drehen müsse ... Sie sind immer präsent und retten ihre Kinder aus jeder Schwierigkeit. Sie eilen ständig mit dem Schulfrühstück, Bescheinigungen und Hausaufgaben zur Schule; sie helfen ihren Kindern regelmäßig aus der Klemme; kein Tag vergeht, ohne daß sie ihren kleinen Liebling vor etwas schützen – meist vor einer Lernerfahrung, die das Kind braucht oder verdient.« Ohne diese Lernerfahrungen im Kindesalter ist der Mensch nicht für die Anforderungen des Erwachsenenlebens gerüstet. Wer wird ihm aus der Patsche helfen, wenn er durchs Examen fällt, seine Arbeit verliert oder vergißt, seine Rechnungen zu zahlen?

Auch gebieterische Eltern denken nach Cline und Fay, daß sie das Beste für ihre Kinder tun. »Sie meinen, je mehr sie brüllen und befehlen, desto besser sei das auf lange Sicht für ihre Kinder ... Wenn gebieterische Eltern mit Kindern sprechen, beschimpfen sie sie oft oder triumphieren: ›Ich habe es dir ja gleich gesagt‹. Diese Eltern sind übermächtig! Wenn ihre Kinder nicht tun, was sie wollen, bringen gebieterische Eltern sie – verdammt noch mal – dazu.« Das Problem mit diesen Eltern liegt darin, daß ihre Sprößlinge niemals lernen, selbständig zu denken. »Diese Kinder sind Neulinge in der Welt der selbständigen Entscheidungen. Sie mußten nie selbst denken – ihre Eltern haben ihnen das abgenommen. Die Kinder sind ihr ganzes Leben lang herumkommandiert worden. Sie sind, genauso wie Kinder behütender Eltern, noch immer von den Eltern abhängig, wenn sie ins richtige Leben treten.« Diese Kinder sind leicht zu erziehen, solange sie klein sind. Aber als Jugendliche haben sie für ihre Eltern womöglich nur noch Verachtung übrig.

Jim erzählt eine amüsante Geschichte darüber, wie er seine Kinder dazu brachte, zu einer vernünftigen Zeit ins Bett zu gehen, ohne die üblichen Kämpfe austragen zu müssen. Eines Abends kündigte er an, es mache zuviel Mühe, sie zum Schlafengehen zu überreden. Die neue Regel laute, daß die Kinder so lange aufbleiben könnten, wie sie wollten. Die einzige Forderung war, daß sie am nächsten Morgen um 7.30 Uhr fertig sein müßten, um zur Schule zu gehen.

Sie können sich wahrscheinlich vorstellen, was geschah. Die Kinder amüsierten sich großartig und machten die Nacht durch, aber am nächsten Morgen fielen ihnen die Augen schon beim Frühstück zu. Sie schliefen während des Unterrichts und im Bus immer wieder ein. Als sie nach Hause kamen, fielen sie sofort in ihre Betten. Jetzt gehen sie von selbst zu einer vernünftigen Zeit ins Bett, damit sie am nächsten Schultag ausgeruht sind. Sie kennen aus eigener Erfahrung die Gründe, warum man zu einer vernünftigen Zeit schlafen gehen sollte.

Besonders rechtshemisphärische Kinder müssen die Funktion von Regeln erkennen können. Das bedeutet, daß sie manchmal die Folgen abweichenden Verhaltens erfahren oder sie sich zumindest vorstellen müssen. Es ist viel besser für sie, Mißerfolg früh zu erleben, anstatt als Jugendliche oder Erwachsene zu versagen, wenn vielleicht viel mehr auf dem Spiel steht.

Wenn Ihr Kind einen Fehler macht, sollten Sie es nicht in aller Öffentlichkeit bloßstellen. Die Folgen können bei einem sensiblen, rechtshemisphärischen Kind katastrophal sein, und Ihr Eingreifen wird mehr schaden als nützen. Sie können auch so intervenieren, daß Ihr Kind dabei das Gesicht wahren kann. Wollen Sie ihm wirklich helfen, dann warten Sie, bis Sie unter sich sind. Nehmen Sie es freundlich beiseite, sagen Sie ihm, es habe einen Fehler gemacht, und sprechen Sie über mögliche Wege, das Problem zusammen zu lösen. Es muß in Würde aus seinen Fehlern lernen können. Es ist zwar sehr sensibel, spricht man es jedoch in angemessener Form an, so wird es fast immer positiv reagieren, da es auf diese Weise angespornt wird.

Es sollte Ihnen Mut machen, daß diese Kinder zwar immer eine Herausforderung bleiben werden, ihr Verhalten sich aber bessern wird, wenn sie lernen, auch mit einem Mißerfolg zu leben. Das Alter zwischen vier und sieben Jahren ist wahrscheinlich am schwierigsten. Sie können durch den richtigen Umgang mit Auseinandersetzungen und Wutanfällen Einfluß darauf nehmen, wie lange diese Phase dauert. Sie sollten auch wissen, daß Ihr Kind sich selbst nicht leiden mag, wenn es sich so verhält. Es muß die Möglichkeit haben zu lernen, wie es sich selbst beruhigen und mit seiner Enttäuschung umgehen kann. Es hilft gar nichts, Ihr

Kind bis in sein Zimmer zu verfolgen, es anzuschreien und ihm sein unausstehliches Benehmen vorzuwerfen – »Was ist bloß los mit dir? Kein anderes Kind benimmt sich so! Ich bin dein unmögliches Benehmen leid!« Auf diese Weise kann sich die Lage leicht noch verschlimmern. Um sie zu verbessern, braucht man dagegen ungeheuer viel Geduld.

Wenn Ihr Kind beim Fußballspiel einen Wutanfall bekommt, sollten Sie seine Gefühle respektieren. Wenn Sie versuchen, in Worte zu fassen, was so schmerzhaft für Ihr Kind ist, wird es seine Wut beim nächsten Mal vielleicht angemessener ausdrücken. Sie könnten z.B. sagen: »Ich weiß, es tut weh, ausgewechselt zu werden. Es ist klar, daß du dich dann furchtbar ärgerst, denn du spielst unheimlich gerne Fußball und möchtest auch gewinnen.« Ihr Kind muß aber auch wissen, daß sein Verhalten unannehmbar ist. Deshalb erklären Sie ganz ruhig, daß es sich zusammennehmen müsse, da es sonst nicht mehr mitspielen könne. Heben Sie sich ausführlichere Diskussionen für eine günstigere Gelegenheit auf. Wenn ich mit meinem Sohn über Probleme wie mangelnde Fairneß oder schlechte Schulnoten sprechen möchte, tue ich das meistens, wenn ich ihm Gutenacht sage. Er reagiert freundlich und aufgeschlossen, wenn wir alleine in entspannter Atmosphäre zusammen sind, und ich habe seine ungeteilte Aufmerksamkeit.

Denken Sie immer an diese Regel: Messen Sie das Verhalten Ihres Kindes, zumindest anfänglich, nicht an dem anderer Kinder. Achten Sie auf kleine Fortschritte und loben Sie diese. Weil es von Natur aus ehrgeizig ist und unbedingt gewinnen will, tragen Sie Spiele und Wettkämpfe auf zwei Ebenen aus. Sie sagen zum Beispiel: »Natürlich wollen wir alle beim Monopoly gewinnen. Das ist ein Wettbewerb. Aber von jetzt an gibt es noch einen zweiten Wettkampf. Das ist der ›Fair-Play-Pokal‹. Alle Spieler, die sich beim Spiel fair und sportlich verhalten, bekommen am Ende einen Preis.« Der Preis sollte etwas sein, was Ihr Kind gerne mag, wie eine kleine Süßigkeit oder eine besondere Geschichte vor dem Schlafengehen.

Entscheidend ist: Wenn der Augenblick der Wahrheit kommt und Ihr Kind kurz vor einem Wutanfall steht, erinnern Sie es an den Fair-Play-Wettbewerb, und achten Sie auf jede noch so kleine Verbesserung seines Verhaltens. Wenn es noch wütend ist, aber darauf verzichtet wegzulaufen, denken Sie an die Anstrengung, die das gekostet hat, und belohnen Sie es entsprechend. Wenn es erste Erfolge im Kontrollieren seiner Gefühle erlebt und für diese gewaltige Anstrengung belohnt wird, wird es sein Verhalten verbessern, bis es erträgliche Formen annimmt.

Es gibt keinen vernünftigen Grund, Kinder anzuschreien. Das gilt besonders für hyperaktive Kinder. Es tut ihnen nicht nur in den Ohren weh, sondern gibt ihnen auch die Genugtuung, daß sie dieses Mal *wirklich* etwas bei Ihnen bewirkt haben. Ich bin auch nicht für Schläge und habe mein Kind nie geschlagen. Da rechtshemisphärische Kinder nicht sequentiell denken, sehen sie vielleicht keinen Zusammenhang zwischen dem Schlag auf den Po und der Missetat, die fünf Minuten oder fünf Stunden zurückliegt. Sie erleben die Schläge als schmerzlich und erinnern sich nachher nicht mehr an den Auslöser dafür, sondern an ihre Gefühle des Hasses auf Vater oder Mutter. Martin Hoffman, ein Psychologieprofessor der New York University, bestätigt meine Skepsis: »Schläge und körperliche Gewalt im allgemeinen erreichen raschen Gehorsam, fördern aber Bitterkeit, Wut und Angst vor den Eltern.«

Ein Kind, das geschlagen wird, unterdrückt vielleicht den Eltern gegenüber seine Wut, läßt diese aber später an einem sicheren Objekt aus. Es schlägt einen Schulkameraden oder verpaßt dem kleinen Bruder einen Faustschlag. Kinder, die geschlagen werden, zeigen häufiger gewalttätiges und antisoziales Verhalten als andere Kinder. Eine Untersuchung sechs- bis neunjähriger Kinder an der University of New Hampshire hat ergeben, daß Kinder um so mehr andere einschüchtern, lügen und destruktives Verhalten an den Tag legen, je mehr Schläge sie selbst auszuhalten haben. Schläge vermitteln dem Kind: Der Stärkere hat recht. Sie sagen, wo es langgeht, weil Sie stärker sind. (Und was ist, wenn Ihr Sohn älter ist und zurückschlagen kann?) Es ist ein Märchen, daß Kinder, die keine Schläge bekommen, später kriminell werden. Die Forschung beweist genau das Gegenteil: Schwerverbrecher sind von ihren Eltern oft hart bestraft worden.

Es gibt eine einzige Ausnahme von der Regel, nicht zu schlagen, die ich akzeptieren würde. Wenn der Ungehorsam Ihres Kindes es in eine sehr gefährliche oder lebensbedrohliche Situation bringt, können Sie auch mit einem Klaps eingreifen. Wenn Sie ihm zurufen, nicht dem Ball auf der Straße nachzulaufen, und es nicht gehorcht, kann ein Klaps auf den Po und ein festes »Nein!« angebracht sein. Es erreicht die Aufmerksamkeit des Kindes und hat eine sofortige und eindrucksvolle Wirkung, weil es so selten vorkommt.

Sollten Sie einmal nicht mehr weiter wissen, denken Sie an die Zukunft Ihres Kindes. Wenn es seine Kindheit glücklich übersteht, kann es in seinem späteren Leben sehr erfolgreich sein. Sein Perfektionismus und sein Ehrgeiz können sich dann als Vorteil erweisen. Ihr Sohn kann eine sehr einflußreiche Führungspersönlichkeit mit enormer Energie und Weitblick werden – auch wenn er auf dem Golfplatz die schlechte Angewohnheit hat, seinen Schläger hinzuwerfen!

Eine der häufigsten Klagen von Eltern über ihre hyperaktiven Kinder ist deren Vergeßlichkeit. Wie oft gehen Ihre mündlichen Anweisungen »zu dem einen Ohr hinein und zu dem anderen wieder heraus«? Oder wie oft ertappen Sie sich bei der Floskel: »Wie oft muß ich dir noch sagen ...?« Einige Standardtechniken, die den Kindern das Erinnern leichter machen, sind Zeitmesser und das Notieren von Aufgaben. Da rechtshemisphärische Kinder besser visuell als auditiv verarbeiten, helfen ihnen *visuelle* Hinweise mehr als ständiges Nörgeln. Das Buch *The »Putting on the Brakes« Activity Book for Young People with ADHD* von Patricia Quinn und Judith Stern schlägt eine kreative Methode vor. Visuelle Lerntypen malen zur Erinnerung Bilder, anstatt Listen zu machen. Sie könnten auch ein Poster mit Zeitungsausschnitten an die Wand hängen, um Ihr Kind an seine Pflichten zu erinnern. Das könnten Bilder sein, auf denen sich ein Kind die Zähne putzt, Blumen gießt oder den Müll wegbringt. Belohnen Sie gutes Verhalten und Leistungen großzügig, zum Beispiel mit Stickern.

Eine Alternative wäre, daß das Kind versucht, die an einem bestimmten Tag zu erledigenden Dinge zu visualisieren. Es macht sich von jeder Aufgabe ein mentales Bild. Wenn es zum Beispiel seine Arbeit für den Biologieunterricht mitnehmen muß, raten Sie ihm, die Augen zu schließen und sich vor seinem geistigen Auge vorzustellen, wie es mit der Mappe in der Hand das Haus verläßt. Wenn es den Hund der Nachbarn nach der Schule füttern soll, kann man die Übung fortsetzen: Es stellt sich vor, wie es nach der Schule zum Nachbarhaus geht, die Dose mit dem Hundefutter öffnet, und so weiter. Viele Jugendliche und Erwachsene mit Hyperaktivität, die den Zugriff auf ihr visuelles Gedächtnis gelernt haben, können ihren ganzen Tagesablauf morgens im Bett liegend visualisieren. Sie denken dabei an alles, was sie in einer bestimmten Reihenfolge tun müssen. Ich selbst mache mir nie Notizen. Ich kann mir Verabredungen, Fahrtwege zu meinen Klienten und Telefonnummern auch so merken. Ich bin zwar rechtshemisphärisch und hyperaktiv, aber ich komme selten zu spät zu einer Verabredung oder vergesse sie.

Eine der einfachsten Maßnahmen, die Ihrem Kind helfen kann, ist eine feste Haltung hinsichtlich der Zeit, die es vor dem Fernseher verbringen darf. Übermäßiger Fernsehkonsum kann sich gerade bei Kindern mit Aufmerksamkeitsstörung, die eher zu Hyperaktivität neigen, schädlich auswirken. Sie ahmen vielleicht impulsiv negative, im Fernsehen gesehene Verhaltensweisen nach. Einige Vorschläge zur Kontrolle des Fernsehkonsums:

- *Beschränken Sie die Fernsehzeit auf eine Stunde pro Tag.* Die Familie kann sich am Sonntagabend zusammensetzen und anhand der Programmzeitschrift entscheiden, welche Programme sie in der kommenden Woche sehen will.
- *Erklären Sie Ihrem Kind, daß in Ihrem gemeinsamen Zuhause andere Dinge Vorrang vor dem Fernsehen haben wie gemeinsame Freizeit, Hausaufgaben, Übungen und tägliche Pflichten.* Ihr Kind sollte erst fernsehen dürfen, wenn es diese anderen Verpflichtungen erfüllt hat.
- *Versuchen Sie so oft wie möglich, gemeinsam mit Ihrem Kind fernzusehen.*

Es wird Sie vielleicht schockieren, was Kindern heute als Unterhaltung angeboten wird. Sie können auf diese Weise beobachten, was es sieht, seine Fragen beantworten und Ihre eigenen Meinungen und Wertvorstellungen einbringen. Während der Werbesendungen können Sie den Ton leise stellen; fordern Sie Ihr Kind auf zusammenzufassen, was bis jetzt geschehen ist. Das hilft ihm, seine mentalen Bilder in verbale Beschreibungen umzusetzen.

- *Kein »Zappen«, nur um zu sehen, was es sonst noch gibt.*
- *Nutzen Sie den Videorecorder.*
  So können Sie den Inhalt der Filme kontrollieren und Werbesendungen übergehen.
- *Stellen Sie kein Fernsehgerät in der Nähe der Küche oder des Eßtisches auf.*
  Unterhaltungen zwischen den Familienmitgliedern sind zu wichtig, um sie durch das Fernsehen stören zu lassen.
- *Es ist eine große Versuchung (der wir alle manchmal erliegen). Trotzdem sollten Sie das Fernsehen nicht als Babysitter benutzen.*
  Wenn Sie etwas ungestörte Zeit für sich brauchen, nehmen Sie sich ein paar Minuten, um Ihr Kind mit einem Malbuch und Buntstiften, einem guten Buch oder etwas Knetmasse zu versorgen.
- *Lesen Sie Ihrem Kind vor, wann immer Sie Zeit haben.*
  Eine wichtige Untersuchung der *Carnegie Corporation* aus dem Jahre 1994 fand heraus, daß nur der Hälfte aller Kleinkinder regelmäßig von ihren Eltern vorgelesen wird. Das ist eine nationale Schande.
- *Seien Sie kein schlechtes Vorbild.*
  Wenn Sie selbst viel vor dem Fernseher sitzen, nehmen Sie die Gelegenheit wahr, diese schlechte Angewohnheit abzulegen. Verbringen Sie mehr Zeit beim Sport, mit Hobbys oder gemeinsamen Unternehmungen. Sie sind dann nicht nur ein gutes Beispiel für Ihr Kind, sondern entdecken vielleicht auch, daß das Leben mehr zu bieten hat als Fernseh-Talkshows!

Ein weiterer Grund dafür, warum wir so viele hyperaktive Kinder in den Schulen sehen, liegt darin, daß sie nicht genug Bewegung *außerhalb* der Schule bekommen. Nur ein Drittel der Kinder treibt täglich Sport: anstatt mit Hockeyschlägern spielen sie mit Joysticks. Anstatt ihr Herz und ihre Lunge beim Ballspiel zu trainieren, trainieren sie ihre Kaumuskulatur mit Kartoffelchips vor dem Fernseher. Sie ahmen nur nach, was die Erwachsenen ihnen vormachen.

Es gibt einen engen Zusammenhang zwischen Geist und Körper. Kinder, die sich regelmäßig körperlich betätigen, haben einen niedrigeren Blutdruck, höhere HDL-Spiegel (das sogenannte gute Cholesterin) im Blut und weniger Körperfett als Kinder, die kaum Sport treiben. Regelmäßige körperliche Bewegung produziert Endorphine, körpereigene Wirkstoffe, die ein Gefühl des Glücks und Wohlbefindens hervorrufen. Ich selbst wurde als Kind durch den Sport »gerettet«. Ich war in der Oberschule ein mäßiger Schüler, der das Glück hatte, von einem Geschichtslehrer unterrichtet zu werden, der gleichzeitig Trainer der Schulmannschaft war. Er ermutigte mich zur Teilnahme, und ich wurde mit seiner Unterstützung der schnellste 1500-Meter-Läufer der Schule. Der Sport gab mir ein Betätigungsfeld für meinen Ehrgeiz und Perfektionismus. Ich hatte zwar weniger Zeit für die Schule, aber mein Selbstwertgefühl war so gestiegen, daß auch meine Noten dramatisch in die Höhe gingen. Der Stolz, den mir meine sportlichen Erfolge gaben, übertrug sich auf alle anderen Aspekte meiner Schullaufbahn. Ich wage nicht, mir vorzustellen, was aus mir geworden wäre, wenn das Sporttraining an unserer Schule Sparmaßnahmen zum Opfer gefallen wäre.

Wie paradox ist es, daß manche Lehrer Kinder für ihr unruhiges und störendes Verhalten während des Unterrichts dadurch bestrafen, daß sie sie während der Pause nicht nach draußen lassen. Jedes Kind sollte sich wenigstens eine halbe Stunde täglich intensiv körperlich betätigen. Dabei braucht es nicht wie in einer Tretmühle Sport zu betreiben. Es sollte einfach Gelegenheit haben, Rollschuh zu laufen, radzufahren oder mit seinen Freunden fangen zu spielen. Bedrängen Sie Ihr Kind nicht. Es sollte sich selbst eine sportliche Aktivität aussuchen, die es interessiert.

Kinder sind von Natur aus körperlich aktiv. Wenn das Wetter gut ist, schicken Sie Ihr Kind nachmittags nach draußen, anstatt es vor dem Fernseher »gammeln« zu lassen. Bei schlechtem Wetter ist Ihr Einfallsreichtum gefordert. Besorgen Sie sich zum Beispiel ein Minitrampolin, oder gehen Sie zusammen in ein Hallenbad. Im Winter packen Sie es warm ein und bringen ihm Wintersportarten wie Schlittenfahren, Schlittschuhlaufen und Skifahren bei.

Wenn es um körperliche Fitneß geht, sind Sie selbst das wichtigste Beispiel für Ihr Kind. Ist das nicht die beste Gelegenheit für Sie, in Form zu kommen? Sie können zusammen Ihre Körper trainieren. Gewöhnen Sie Ihr Kind an Übungen wie Stretching, Liegestützen und das Training mit Gewichten. Trainieren Sie mit ihm Kurzstreckenlauf für eine Laufveranstaltung, an der die ganze Familie teilnehmen kann. Das fördert nicht nur die Gesundheit Ihres Kindes und hilft ihm, Streß abzubauen, Sie haben dadurch auch ein gemeinsames Ziel. Und es wird sich immer gerne an die Zeit erinnern, die Sie beide so gemeinsam verbrachten.

Ähnlich wie körperliche Betätigung fördert auch die Musik ein Wohlgefühl bei Kindern. Kinder lieben von Natur aus Musik. Sie sind fasziniert von Reimen und Rhythmen. Wir kennen jetzt noch einen weiteren Grund, Kinder aller Altersstufen Musik erleben zu lassen. Sie kann ihnen helfen, in der Mathematik wahre Meisterleistungen zu vollbringen. Einer Untersuchung in der Zeitschrift *Neurological Research* zufolge kann Musik das räumlich-zeitliche Denken eines Kindes beeinflussen. Dieses räumliche Denken bildet die Grundlage für mathematische und technische Fähigkeiten sowie für das Schachspielen. In dieser Untersuchung beobachteten die Wissenschaftler, wie die Fähigkeiten Drei- und Vierjähriger von wöchentlichen Klavierstunden beeinflußt wurden. Nach sechs Monaten lagen die »jungen Pianisten« in dieser besonderen Fähigkeit 34 Prozent über dem Durchschnitt, eine bemerkenswerte Steigerung.

Welcher Zusammenhang besteht zwischen Musik und räumlichen Fähigkeiten? Gordon Shaw von der University of California stellt die Hypothese auf, daß man beim Klavierspielen sehen könne, »wie Muster in Raum und Zeit wirken«. Die Langzeitwirkungen von Musikunterricht müssen noch genauer untersucht werden. Aber diese erste Untersuchung ist ermutigend und bestätigt, was viele Eltern ohnehin schon geahnt haben: daß Musik wichtig und fördernd für die Gehirne und Seelen von Kindern aller Altersstufen ist.

Pflegen Sie bei Ihrem Kind schon früh die Liebe zur Musik. Spielen Sie ihm Wiegenlieder vor, singen Sie im Auto mit ihm zu Lieblingsmelodien und ermuntern Sie es, Klavier oder ein anderes Musikinstrument zu erlernen. Nehmen Sie es regelmäßig mit zu Ballettaufführungen, Konzerten und anderen Musikereignissen. Machen Sie die Musik auch zu einem wesentlichen Teil *Ihres* Lebens. So kann man auch den Anstrengungen der Kindererziehung wunderbar entfliehen!

13.

Medikamente: ja oder nein?

Torsten ist erst sieben Jahre alt und bleibt in seinen Schulleistungen schon hinter den anderen Schülern zurück. Er ist ziemlich intelligent und kann recht gut lesen, aber mit der Rechtschreibung kommt er gar nicht zurecht, und im Rechnen ist er sehr unbeständig. Aber vor allem sein ausgeprägter Jähzorn macht seinen Lehrern zu schaffen. Er ist ständig in einem aufgewühlten Zustand, schreit und springt herum und schüchtert die anderen Kinder ein.

Man bittet mich um Hilfe. Es gelingt mir bald, eine gute Beziehung zu ihm herzustellen. Aber es zeigt sich, daß er nur für Sekunden bei einer Sache bleiben kann. Jede Kleinigkeit lenkt ihn ab: der Wind, der an einem Zweig vor dem Fenster rüttelt oder das Klingeln des Telefons im Zimmer nebenan. Eine typische Unterrichtsstunde mit Torsten sieht so aus, daß ich erst 15 Minuten lang beruhigend auf ihn einwirke, damit er in eine geistige Verfassung kommt, in der man mit ihm arbeiten kann. Dann üben wir fünf oder sechs Minuten lang lesen. Danach kommen wieder zehn bis 15 Minuten, während derer ich ihn beruhigen muß. Wir lesen wieder für fünf Minuten, und so geht es weiter. Die Arbeit mit Torsten gleicht dem Versuch, einen großen Fisch an Land zu ziehen: Immer, wenn ich ihn fast habe, verliere ich ihn wieder. Am Ende der Stunde habe ich das Gefühl, daß ich für dieses Kind nicht viel tun kann. Seine Reizwahrnehmung ist so übersteigert, daß er vermutlich nur in einer »Isolierstation« erfolgreich unterrichtet werden könnte. Wenn es für Torsten schon so schwer ist, sich beim Einzelunterricht mit einem Experten zu konzentrieren, frage ich mich, wie er in der Umgebung eines typischen Klassenzimmers irgend etwas lernen soll. Das sind düstere Aussichten für seine Schullaufbahn.

Ich halte Medikamente nicht für eine Therapie, die man vorschnell bei Aufmerksamkeitsstörung mit Hyperaktivität anwenden sollte. Aber bei Torsten scheint die Verordnung von Ritalin eindeutig angebracht zu sein. Als ich seinen Eltern diesen Vorschlag unterbreite, schrecken sie verständlicherweise davor zurück und erzählen mir, daß sie verschiedene Naturheilmittel ausprobieren wollen. Aber nachdem sich Torstens Verhalten während der nächsten Monate kontinuierlich verschlechtert hat, sind sie schließlich bereit, mit ihrem Kinderarzt über eine Behandlung mit Ritalin zu sprechen.

Als ich danach wieder mit Torsten arbeite, erlebe ich ein ganz anderes Kind. Er kann fast die ganze Zeit über stillsitzen und sich konzentrieren. Wir freuen uns beide darüber. Er sagt mir: »Ich höre jetzt viel weniger Geräusche und kann dir wirklich zuhören. Früher hatte ich über 20 Radiostationen gleichzeitig in meinem Kopf, und jetzt habe ich nur noch eine. Ich finde das toll.« Torstens Schulleistungen sind ebenso wie seine Beurteilungen durch Eltern und Lehrer viel besser geworden. Er schließt neue Freundschaften, in den Hauptfächern liegen seine Leistungen über dem Durchschnitt und in Kunst und Musik sind sie ausgezeichnet. Er ist geradezu ein Paradebeispiel für die Wirkung von Ritalin.

In unserer schnellebigen, ungeduldigen Zeit wird der Griff nach Tabletten immer bedenkenloser. Es ist also nicht erstaunlich, daß wir auch nach einem Medikament suchen, das Hyperaktivität kuriert. Leider wirkt Ritalin jedoch nicht bei allen Kindern so gut wie bei Torsten. Aus meiner Praxis habe ich vielmehr den Eindruck gewonnen, daß Ritalin bei immer weniger Kindern wirkt, bei denen Hyperaktivität diagnostiziert wurde. Viele Lehrer, Ärzte und andere Verantwortliche, mit denen ich darüber gesprochen habe, stimmen mir zu. Es könnte fast so scheinen, als entwickele Hyperaktivität eine neue »therapie-resistente« Eigenschaft, ähnlich einem mutierten Virus! Das ist natürlich nicht der Fall. Ich vermute vielmehr, daß Ritalin bei vielen dieser Kinder deshalb nicht wirkt, weil sie *nicht wirklich hyperaktiv sind*.

Ich habe einige Kinder wie Torsten kennengelernt, von denen ich glaube, daß sie Ritalin tatsächlich brauchen, um zur Ruhe zu kommen und sich konzentrieren zu können. Aber sie sind eher selten. Bei dem Rest der Kinder ist die Verschreibung von Ritalin nicht nur unnötig, sondern kann sich auch nachteilig auf ihr körperliches und geistiges Wohlbefinden auswirken. Ritalin wird zweifellos zu oft verschrieben, um Schüler langweilige und veraltete Lehrmethoden passiv ertragen zu lassen. Darauf verweist auch Thomas Armstrong in *The Myth of the ADD Child*: »Daß solche Medikamente wahrscheinlich in erster Linie genutzt werden, damit Kinder sich einem langweiligen, routinemäßigen Unterricht anpassen, sagt mehr über den traurigen Zustand vieler Schulen aus als über die sogenannten Defizite dieser Kinder.« Ritalin ist ein wirkungsvolles Mittel für Menschen mit Hyperaktivität. Es wird aber zu häufig auch Kindern verschrieben, die sich in dem heutigen reglementierten, uninteressanten Unterricht einfach langweilen.

In den USA wird der übertriebene Gebrauch von Ritalin zur Zeit immer kritischer betrachtet. Das hat durchaus seine Berechtigung, wenn man bedenkt, daß Ritalin mittlerweile auf der Straße und in Schulen als Droge verkauft wird und so zur »Einstiegsdroge« für Schüler werden kann. Eltern, die Informationen über das Medikament suchen, finden wahrscheinlich widersprüchliche Forschungsergebnisse und sehr unterschiedliche Meinungen und Berichte über seine Vorteile und Nebenwirkungen. Viele Eltern erzählen mir, nachdem sie sich umfassend über Ritalin informiert haben, daß sie jetzt verwirrter seien als zuvor!

Als Folge der übermäßigen Verschreibung von Ritalin ist es zu einer ebenfalls extremen Gegenreaktion gekommen. Wenn behauptet wird, daß niemand Ritalin brauche oder es niemandem helfe, könnte das dazu führen, daß ein wertvolles Medikament einigen Kindern vorenthalten wird, die es tatsächlich benötigen. Aber auch wenn Ritalin ein notwendiges und hilfreiches Medikament ist, so ist es doch kein Allheilmittel. Man kann damit keinen Unterricht ersetzen, der rechtshemisphärischen Kindern hilft, ihrem Denkstil entsprechend zu lernen. Es macht auch nicht die Generalüberholung veralteter Lehrmethoden überflüssig.

Wenn Ihnen die Lehrerin Ihres Kindes vorschlägt, es mit Ritalin zu versuchen, sollten Sie diesen Vorschlag nicht sofort ablehnen. Es könnte sein, daß Ihr Kind es wirklich braucht. Aber bevor Sie zu diesem Mittel greifen, rate ich Ihnen, nach anderen möglichen Ursachen für die Probleme Ihres Kindes in der Schule zu fragen und zunächst andere Interventionsmöglichkeiten auszuprobieren. Medikamente sollten ein letzter Ausweg sein. Die folgende Liste kann Ihnen helfen zu prüfen, ob es andere Gründe für das Verhalten Ihres Kindes gibt, bevor Sie der Verschreibung von Ritalin zustimmen:

- Fragen Sie sich, ob die Probleme Ihres Kindes mit Aufmerksamkeit, Konzentration und Hyperaktivität den ganzen Tag über bestehen oder nur in der Schule. Stellen Sie fest, wann und wie oft es ähnliche Verhaltensweisen (z.B. auf dem Spielplatz) zeigt und ob seine Schwierigkeiten seinen Lernprozeß stören. Falls es nur im Unterricht Probleme hat, spricht das eher dafür, daß es an der Lehrmethode liegt und nicht an einer wirklichen Aufmerksamkeitsstörung. Machen Sie kein Geheimnis aus dieser Sache. Sie müssen nicht um den heißen Brei herumreden oder den Begriff »Hyperaktivität« nur im Flüsterton gebrauchen. Sprechen Sie offen mit Ihrem Kind darüber, was *seiner Meinung nach* hinter seinen Problemen in der Schule steckt.
- Wenn Sie wissen, daß Ihr Kind rechtshemisphärisch veranlagt ist, sprechen Sie mit der Lehrerin über seinen Lernstil und über die in diesem Buch vorgeschlagenen Maßnahmen.
- Üben Sie mit Ihrem Kind mit Hilfe der hier beschriebenen Methoden. In vielen Fällen werden Kinder, bei denen der Verdacht auf ADD besteht, mit Hilfe einer anderen Lehrmethode auf wunderbare Weise »geheilt«.
- Lassen Sie Ihr Kind von einem mit Hyperaktivität vertrauten

und erfahrenen Kinderarzt, Psychologen oder Psychiater untersuchen. Prüfen Sie, ob es andere medizinische oder psychologische Gründe für sein Fehlverhalten gibt.

Nebenwirkungen von Ritalin

Ritalin ist eines der am umfassendsten untersuchten und darum auch – relativ gesehen – eines der sichersten Medikamente auf dem Markt. Es gibt mehr als 400 wissenschaftliche Untersuchungen über dieses und andere Stimulanzien zur Behandlung von Hyperaktivität. Vielleicht kann es widersprüchlich erscheinen, jemandem ein Stimulans zu geben, der ohnehin schon »unter Strom steht«, wie dies bei vielen hyperaktiven Kindern der Fall ist. Aber Stimulanzien haben bei solchen Kindern eine beruhigende, konzentrationsfördernde Wirkung. Viele Eltern wissen längst von der hilfreichen Wirkung der morgendlichen Dosis Koffein auf solche Kinder, und wie viele Erwachsene mit Hyperaktivität »behandeln« sich selbst mit Kaffee oder Cola?

Ritalin hat nachweislich Erfolge bei vielen Kindern erbracht, jedes Mittel hat aber auch Nebenwirkungen. Der Kinderarzt Daniel Feiten sagt, die häufigsten Nebenwirkungen seien Launenhaftigkeit und Reizbarkeit, die ein Kind erlebe, wenn die Wirkung des Medikaments – oft am späten Nachmittag – nachlassen würde. Viele Kinder werden dann traurig, weinerlich oder aggressiv. Es handelt sich zwar um ein wirkungsvolles Mittel, aber wenn seine Wirkung nachläßt, hat das nicht weniger starke Auswirkungen auf das Kind. Es ist wie eine emotionale Achterbahn. Einige Kinder, die Ritalin nehmen, klagen auch über Appetitlosigkeit, Magenschmerzen, Gewichtsverlust, Schlafstörungen, Herzklopfen und Kopfschmerzen. Es wird berichtet, daß Ritalin (in hohen Dosen verabreicht) manische Phasen, Angstanfälle und Aggression auslösen kann. Viele Eltern quälen sich mit der Frage, ob es angesichts dieser beunruhigenden Nebenwirkungen sinnvoll ist, ihrem Kind weiterhin Ritalin zu geben.

Durch die Tatsache, daß viele Kinderärzte, die Ritalin verschreiben, sehr wenig über Hyperaktivität wissen, wird die Situation natürlich nicht verbessert. Sie hören von Kindern wie Torsten, stellen ein Rezept aus und sagen: »Tschüs, bis zur nächsten Untersuchung in einem Jahr«. George Dorry zufolge machen viele Ärzte den Fehler, anfangs eine bestimmte Dosis zu verschreiben und dann deren Auswirkungen auf das Kind nicht gründlich genug zu überwachen. Eine falsche Dosierung kann unangenehme Nebenwirkungen oder Wirkungslosigkeit zur Folge haben. Dann vermuten Ärzte oder Eltern unter Umständen, daß das Mittel bei dem Kind nicht anschlage. In Wirklichkeit müßte aber nur die Dosierung geändert werden. Es genügt nicht, die Auswirkungen von Stimulanzien alle sechs Monate, einmal jährlich oder alle zwei Jahre zu überwachen, wie das oft der Fall ist. Wir müssen das Körpergewicht eines Kindes in Relation zu der verabreichten Dosis Ritalin ebenso überprüfen, wie wir seine Schuhgröße messen. Es liegt auf der Hand, daß eine gleichbleibende Dosis Ritalin mit der Zeit an Wirkung verliert, wenn das Kind um 30 Pfund zunimmt und zehn Zentimeter wächst!

Meiner Meinung nach sind die kurzfristigen Auswirkungen von Ritalin erschöpfend untersucht worden, wir wissen aber noch nicht genug über die Langzeitwirkungen. Ich kann Eltern nicht uneingeschränkt versichern, daß Ritalin keine besonderen Nebenwirkungen hätte, und ich glaube, daß das endgültige Urteil darüber noch aussteht. Vielleicht können Sie am besten feststellen, ob Ritalin Ihrem Kind hilft, indem Sie es einfach befragen. Spürt es nach der Einnahme eine starke, fast sofort einsetzende Wirkung, die es ihm ermöglicht, sich zu konzentrieren und eine Aufgabe zu beenden, die es vorher nicht bewältigen konnte? Bei dem richtigen Patienten und bei richtiger Dosierung kann Ritalin innerhalb von 20 oder 30 Minuten dramatische Wirkungen erzielen. Für diese Menschen wäre das Leben ohne Verschreibung viel schlimmer als irgendwelche Nebenwirkungen. Russell A. Barkley, Professor für Psychiatrie und Neurologie am *University of Massachusetts Medical Center* und ein bekannter Experte für Hyperaktivität, empfiehlt eine kombinierte Behandlung von Hyperaktivität, zu der Ritalin, Techniken zur Verhaltensmodifikation, Familientherapie und besondere pädagogische Maßnahmen gehören. »Keine Behandlung kann für sich Heilung bringen. In ihrer Kombination können diese Methoden aber hyperaktiven Kindern helfen, besser in der Schule zu sein, besser mit ihrer Familie auszukommen, weniger von Gleichaltrigen gehänselt und abgelehnt zu werden, weniger häufig bestraft zu werden und länger zur Schule zu gehen, als das ohne Behandlung der Fall gewesen wäre.«

Für manche Kinder ist Ritalin also ein Geschenk des Himmels. Für die meisten hyperaktiven Kinder ist es jedoch nur ein kleiner Teil eines Puzzles – wenn es überhaupt in das Puzzle paßt. Trotz seiner Nützlichkeit in manchen Fällen wird Ritalin zweifellos zu häufig verschrieben, mißbraucht und als Ersatz für gute Lehrmethoden benutzt.

Dexedrin und Cylert

Da der menschliche Körper unterschiedlich reagiert, wirkt Ritalin nicht bei jedem. Das gilt auch für hyperaktive Kinder, die wirklich ein Medikament brauchen. Ärzte verschreiben gewöhnlich zuerst Ritalin, da es so gut erforscht ist. Wenn Ritalin aber auch nach mehrmaliger Änderung der Dosierung nicht die erwünschte Wirkung zeigt, versuchen Ärzte es vielleicht mit einem von zwei weniger bekannten Mitteln: Dexedrin oder Cylert.

Dexedrin ist Ritalin in chemischer Hinsicht sehr ähnlich und hat den Vorteil, preiswerter zu sein. Über die langfristigen Nebenwirkungen von Dexedrin ist wenig bekannt. Sie scheinen aber denen von Ritalin zu ähneln: Gewichtsverlust, Angst, Kopfschmerzen, unregelmäßiger Herzschlag und Schlafstörungen.

Cylert ist als Alternative für Ritalin weniger gebräuchlich. Dafür gibt es zwei Gründe: Es kann das Wachstum verzögern und der Leber schaden. Kinder, die dieses Medikament einnehmen, sollten alle drei bis sechs Monate daraufhin untersucht werden. Viele Eltern und Ärzte versäumen es jedoch, die Auswirkungen des Medikaments genau zu überwachen. Auch wenn Cylert das einzige Mittel wäre, das Ihrem Kind hilft, müssen die Vorteile und Risiken sorgfältig gegeneinander abgewogen werden.

Clonidin

Einige hypersensitive Kinder, die nicht auf Ritalin oder andere Stimulanzien ansprechen, können vielleicht von dem weniger bekannten, aber sehr wirkungsvollen Mittel Clonidin profitieren. Dieses Mittel wurde ursprünglich zur Behandlung hohen Blutdrucks entwickelt. Es kann interessanterweise aber auch die extreme Sensitivität und die Stimmungsschwankungen bei hyperaktiven Kindern mildern. Seine Wirkung beruht auf der Senkung des Noradrenalinspiegels (ein Neurotransmitter) im Gehirn. Hohe Spiegel dieses chemischen Überträgerstoffes stehen in Zusammenhang mit Aggression, Übererregbarkeit und Impulsivität. Untersuchungen haben ergeben, daß Clonidin bei einigen Kindern Aufmerksamkeit und Konzentration verbessert und ihnen helfen kann, weniger impulsiv, ängstlich und launisch zu sein.

Bei angemessener Verschreibung verringert Clonidin die Überempfänglichkeit des hypersensitiven Kindes und hilft ihm, die Reize effektiver auszufiltern. George Dorry empfiehlt, Clonidin in manchen Fällen zusammen mit Ritalin zu verabreichen. »Wir können symptomspezifische Medikation jetzt auf den Einzelfall abstimmen, anstatt generell zu sagen ›je gravierender das Problem, desto höher die Dosis‹.« Anstatt Ritalin in hohen Dosen zu verschreiben und so die Wahrscheinlichkeit unerwünschter Nebenwirkungen zu erhöhen, kann es also in niedrigeren Dosen – zur besseren Konzentration – verschrieben und mit Clonidin ergänzt werden, um übermäßige Aktivität des Nervensystems zu dämpfen. Clonidin ist auch eine Behandlungsmöglichkeit für hyperaktive Kinder, die gleichzeitig unter dem sogenannten Tourette-Syndrom leiden, denn das Medikament kann nervöse Tics verringern, die durch Ritalin manchmal verstärkt werden. Weil Clonidin den Blutdruck senkt, muß der Gebrauch allerdings besonders gut von einem Arzt überwacht werden.

Eine Horrorgeschichte

Denise ist ein extremes Beispiel für die Auswirkungen unangemessener Verschreibung starker Medikamente bei Kindern. Sie war ein intelligentes Mädchen, das in die zweite Klasse ging. Aber sie beendete nur selten irgendeine Aufgabe. Obwohl sie nur schwer bei der Sache bleiben konnte und im Unterricht oft vor sich hin träumte, lag Denise in ihren Schulleistungen über dem Durchschnitt. Ihre Eltern waren sehr autoritär und hatten es irgendwann satt, daß sie sich weigerte, im Haushalt zu helfen. Sie wollten ihre Launen, ihren Trotz und ihre mangelnde Ordnung nicht länger dulden. Schließlich gingen sie mit ihr zu einem Psychiater, der erklärte, daß sie an einer bipolaren oder manisch-depressiven Störung leide. Er sagte, ihre Stimmungsumschwünge seien so extrem, daß sie als Jugendliche sehr anfällig für Selbstmord, Drogen oder Kriminalität sein würde. Der einzige Ausweg wäre, ihr Lithium zu geben.

Nachdem sie dieses Mittel zwei Tage lang eingenommen hatte, erlitt Denise einen schweren und lebensbedrohlichen epileptischen Anfall. Das Mittel wurde sofort abgesetzt, und sie wurde zu einem Psychologen geschickt, der die richtige Diagnose stellte, nämlich ADD und Depression, was oft als bipolare Störung fehldiagnostiziert wird. Edward Hallowell und John Ratey haben in Zwanghaft zerstreut *festgestellt, daß ADD und Depression häufig zusammen auftreten. Sie weisen aber auch darauf hin, daß die hyperaktive Person nicht lange in diesem Zustand bleibt. Sie sucht eher nach einem Ausweg, anstatt lange in Verzweiflung zu verharren. Denken Sie daran, daß Menschen mit Hyperaktivität von übersteigerter sensorischer Empfänglichkeit sind; sie nehmen in der Tat mehr auf und fühlen intensiver als die meisten Menschen. So ist es ganz natürlich, daß sie jubeln, wenn sie glücklich sind, und depressiv erscheinen bei Traurigkeit.*

Diese böse Erfahrung belastet Denise noch heute. Sieben Jahre später erlebt sie immer noch Gedächtnisausfälle und ein Zittern, von dem sie und ihre Eltern glauben, daß es die Folge dieses Anfalls sei. Ich arbeite regelmäßig mit Denise, und sie ist jetzt an einer Charter School in Colorado, wo sie nur die besten

Noten bekommt. Sie hat jetzt über längere Zeit Ritalin genommen. Es hat ihre Schulleistungen eindeutig verbessert, ist aber keine »Wunderdroge«. Ritalin hat die Persönlichkeit von Denise nicht verändert; sie ist noch immer launisch, oft erregt und im Konflikt mit ihren Eltern. Tatsache ist, daß ihre Neigung zu extremen Emotionen ein grundlegender Zug ihrer Persönlichkeit ist. Sie gehört ebenso zu Denise wie die Farbe ihres Haares oder ihrer Augen. Wollte man das ändern, so würde man Denise eines wichtigen Teils ihrer Identität berauben. Leider sind ihre Eltern nicht in der Lage, sie so zu akzeptieren, wie sie ist. Sie hätten gerne ein musterhaftes, braves Kind und können sich mit der Realität nicht abfinden. Trotz ihres schulischen Erfolgs wird Denise in ihren Augen immer gestört sein. Weil Denise so sensitiv ist, spürt sie diese Vorbehalte genau.

Solche Geschichten sind nicht ungewöhnlich; ähnliche Fehldiagnosen gibt es immer wieder. Hyperaktivität wird manchmal als bipolare Störung fehldiagnostiziert. Den Kindern werden dann starke Mittel wie Lithium oder Depakote verschrieben. Nicht alle Kinder erleben einen so schweren Anfall wie Denise. Sie leiden aber oft unter Nebenwirkungen wie Müdigkeit, Gleichgültigkeit und stärkerer Depression. Manche Kinder wirken dann wie ferngesteuert. So kann die bipolare Störung ein weiteres modisches Etikett sein, mit dem die Medizin störendes Verhalten bei Kindern zu erklären versucht. Vielleicht agiert aber die Mehrzahl dieser Kinder einfach nur die Belastungen aus, die unsere moderne Kultur für sie bereithält.

Wenn Sie die schwierige Entscheidung zu treffen haben, ob Ihr Kind ein Medikament nehmen soll, ist es wichtig zu beachten, was Medikamente unter Umständen bewirken können. Tabletten werden (und sollten) Ihrem Kind keine neue Persönlichkeit geben, besonders weil es ja erst noch die Chance erhalten muß, sich zu entfalten und die eigene Persönlichkeit zu entdecken. Medikamente ersetzen auch die notwendige Entdeckung des eigenen Lern- und Denkstils nicht. Im günstigsten Fall können sie Kindern helfen, in die richtige geistige Verfassung für diese Arbeit zu kommen.

14.

Andere Behandlungsmethoden

Es gibt viele alternative Therapien für ADD. Die meisten sind modische Naturheilmittel. Diese »Wundermittel« tauchen in regelmäßigen Abständen auf und verheißen großen Erfolg. Auf die Hoffnung folgt unweigerlich die Enttäuschung, und wir wenden uns dem nächsten heißen Tip zu. Naturheilmittel für Hyperaktivität – wie etwa »Kidalin« – erfreuen sich heute wachsender Beliebtheit, während Ritalin etwas aus der Mode gekommen ist. Diese Mittel enthalten Pflanzen und Heilkräuter wie Passionsblume, Kamille, Katzenminze, Zimtrinde und Klee. Einige Eltern bestätigen, daß Heilkräuter Hyperaktivität durchaus günstig beeinflussen können. Es gibt aber noch keine umfassende Untersuchung, die ihre Wirksamkeit beweist. Sie sollten bedenken, daß ein als »natürlich« geltendes Mittel nicht unbedingt unbedenklich sein muß. Fragen Sie den Arzt Ihres Kindes, bevor Sie irgendeines dieser Heilmittel über längere Zeit anwenden.

Das wachsende Interesse und die Diagnose Aufmerksamkeitsstörung mit Hyperaktivität haben auch die Geschäftswelt auf den Plan gerufen, und alle sind nur zu begierig, ein Stück von dem Kuchen abzubekommen. Viele Therapien verschwinden so schnell, wie sie gekommen sind, aber einige sind doch von gewissem Wert und sollen hier kurz besprochen werden.

Beschäftigungstherapie

Beschäftigungstherapie ist eine beliebte Behandlungsmethode bei Kindern mit verzögerter motorischer Entwicklung und Problemen der sensorischen Integration. Sensorische Integration bezeichnet die Fähigkeit eines Kindes – im Falle vieler rechtshemisphärischer Kinder vielmehr die Unfähigkeit –, seine Sinne gebrauchen und voneinander trennen zu können. Kinder mit Hyperaktivität zeigen oft Verzögerungen in der Entwicklung fein- und grobmotorischer Fähigkeiten oder haben Probleme mit der sensorischen Integration. Bei der Beschäftigungstherapie übt das Kind mit einem Therapeuten eine Vielzahl von Bewegungsabläufen wie Kriechen, Hüpfen, Springen und Schreiben mit der Hand. Das Ziel der Therapie ist nicht nur, die motorischen Fertigkeiten und die Koordination zu verbessern, sondern auch einige positive Verhaltensänderungen zu bewirken.

Kinder mit ADD können sicher von einer Beschäftigungstherapie profitieren. Sie kann ihr Gefühl für den eigenen Körper und für motorische Fertigkeiten fördern (hyperaktive Kinder leben meist »in ihrem Kopf«; jede körperliche Aktivität, die Konzentration erfordert, wird deshalb nützlich sein). Die Beschäftigungstherapie kann die Leistungen im Balancieren, Hüpfen, Laufen und Werfen – die Auge-Hand-Koordination – stark verbessern. Eltern, die darauf hoffen, daß die Beschäftigungstherapie auch die Handschrift ihres Kindes positiv beeinflussen wird, werden aber unter Umständen enttäuscht sein. Wie schon erwähnt, ist Handschrift im allgemeinen keine Stärke rechtshemisphärischer Menschen. Sie kann zwar verbessert werden, fällt ihnen aber selten leicht.

Sensorische Integrationstherapie ist ein Ableger der Beschäftigungstherapie und befaßt sich mit den Schwierigkeiten, die viele hyperaktive Kinder mit ihrer Körperwahrnehmung haben. Zur sensorischen Integrationstherapie gehören Übungen wie Trampolinspringen, einen Ball fangen, Hüpfen und Seilspringen, um Koordination, Balance und Körperbewußtsein zu verbessern. Ein Kind wird zum Beispiel aufgefordert, mit und ohne Augenbinde einen Ball in ein Fußballtor zu schießen, um den Unterschied zu erleben. Diese Therapie kann hyperaktiven Kindern durchaus mehr Gefühl für ihren Körper vermitteln. Es handelt sich jedoch um eine Behandlungsmethode für nur einen Aspekt von Hyperaktivität; sie verspricht einen gewissen Erfolg, ist aber kein Allheilmittel.

»Brain Gym«

»Brain Gym« ist keine Übung für den *Körper*. Es handelt sich um eine Reihe von Übungen, die bestimmte Bereiche des Gehirns aktivieren sollen. Brain Gym wurde von Paul Dennison entwickelt, der selbst Legastheniker ist und die *Educational Kinesiology Foundation* in Ventura, Kalifornien, gegründet hat. Das Programm geht von der einleuchtenden Annahme aus, daß viele Kinder und Erwachsene sich bewegen müßten, um lernen zu können, und daß wir erst andere Möglichkeiten ausprobieren sollten, bevor wir Kindern Ritalin geben. Dennisons Übungen wollen Denkzentren stimulieren, um Personen mit Behinderungen oder Hyperaktivität in die Lage zu versetzen, Informationen besser zu verarbeiten.

Das Programm von Brain Gym enthält mehrere Dutzend spezifische Übungen. Viele zielen auf Streßreduktion und Entspannung ab. Andere arbeiten an der Balance, der Stärkung der Augenmuskulatur oder an der Verbesserung der Auge-Hand-Koordination. Eine der Übungen besteht darin, daß Kinder mit ihrer nichtdominanten Hand ihren Namen schreiben oder Kreise zeichnen. Auch »Überkreuzbewegungen« werden geübt. Die Kinder kreuzen die Hände über der Mitte ihres Körpers. Dies zwingt die linke und die rechte Gehirnhälfte dazu, zusammenzuarbeiten und eine größere Gehirntätigkeit zu entfalten. Das Kind könnte zum Beispiel langsam auf der Stelle gehen und dabei mit der rechten Hand das linke Knie berühren und mit der linken Hand das rechte Knie.

Nach meinen Erfahrungen stellen sich bei Personen, die es mit diesen Programmen versucht haben, anfänglich Erfolge ein. Ihre Handschrift verbessert sich, oder sie können Lesestoff leichter verarbeiten. In praktisch allen Fällen, die ich beobachtet habe, kehrt das Kind jedoch innerhalb von 30 bis 60 Tagen nach Beendigung des Programms zum vorherigen Stand zurück.

Ich teile die Vermutung nicht, daß wir die Hemisphärendominanz nach dem Jugendalter noch in großem Umfang verändern könnten. Allerdings würde ich zugestehen, daß das Brain-Gym-Programm einer Person zumindest einen Eindruck davon vermitteln kann, wie es wäre, die nichtdominante Seite des Gehirns besser nutzen zu können. Diese Therapieformen können also lediglich eine Ahnung von diesem schlummernden Potential vermitteln. Dagegen wird jeder, der sich dauerhafte Ergebnisse erhofft, wahrscheinlich enttäuscht werden.

Biofeedback

Biofeedback ist eine Technik des Geistes, den Körper zu beeinflussen. Auf dem Gebiet der Entspannung und Streßbewältigung kann sie durchaus positive Ergebnisse erzielen. Ihre Nützlichkeit bei der Behandlung von Hyperaktivität ist in den letzten Jahren jedoch ernsthaft in Frage gestellt worden.

Wenn Sie Biofeedback praktizieren, sind Sie an eine Maschine angeschlossen, die physiologische Reaktionen auf Streßfaktoren hin mißt, z.B. die Gehirnaktivität, den Blutdruck, den Herzschlag, die Muskelspannung oder die Hauttemperatur. Auf diese Weise wird ermittelt, ob Sie unter bestimmten Bedingungen mehr oder weniger Streß erleben. Während ein ausgebildeter Therapeut Sie anleitet, wird gemessen, wie Ihr Körper auf verschiedene Methoden reagiert, z.B. auf Entspannung, auf Visualisieren oder auf tiefes Atmen. Der Klient soll lernen, wie sein Körper auf Streß reagiert und wie er ihn kontrollieren kann.

Die Effektivität von Biofeedback und die Frage, ob einfachere Entspannungstechniken nicht dieselbe Wirkung erreichen würden, ist nach wie vor umstritten. Anfang der neunziger Jahre war es modern, Biofeedback anzuwenden, um dem impulsiven, hyperaktiven Kind das Erlebnis von Ruhe und Konzentration zu vermitteln. Es sollte lernen, diese Gefühle in Streßsituationen selbst hervorzurufen. Dieses Ziel ist zwar anerkennenswert, aber die Technik konnte nicht die gewünschten Erfolge zeitigen. Viele Kliniken, die damals gegründet wurden, um hyperaktive Kinder mit Biofeedback zu behandeln, sind mittlerweile wieder geschlossen worden.

Auch George Dorry ist skeptisch im Hinblick auf die Anwendung von Biofeedback zur Behandlung von Aufmerksamkeitsstörung mit Hyperaktivität, insofern diese Methode im Zusammenhang mit ADD noch nicht gründlich genug untersucht worden sei. Er meint, Biofeedback könne unbedenklich zur Angstbehandlung angewendet werden. Die Frage, ob es auch Menschen mit Hyperaktivität helfen könne, sei aber eben noch nicht endgültig beantwortet worden. Es gebe keine umfassenden, wissenschaftlich fundierten Doppelblindversuche, die beweisen würden, daß Biofeedback Menschen mit Hyperaktivität helfe. Selbst wenn wir einige Verbesserungen erkennen könnten, lasse sich kaum bestimmen, ob das Biofeedback selbst diese bewirkt oder ob das Kind einfach von dem Umgang mit einem fürsorglichen Erwachsenen profitiert habe.

Ernährung und Hyperaktivität

Man könnte zugespitzt sagen, daß unsere hyperaktive Kultur von einer »ADD-Diät« angeheizt wird, die aus Fast food, Zucker und Koffein besteht. Espresso und Cappuchino sind groß in Mode gekommen. Unsere Jugend versorgt sich mit Koffein, Zucker, Nikotin und Rauschmitteln wie »Speed« und Kokain. Unser Leben wird immer hektischer. Wir nehmen Stimulanzien, um uns konzentrieren zu können und mit dem Streß von Abgabeterminen zwischen Telefonaten und Telefaxen fertigzuwerden.

Viele Kinder mit ADD, die ich unterrichtet habe, sind süchtig nach fettreichen Lebensmitteln, die voll von chemischen Stoffen, Farbstoffen, Konservierungsmitteln oder anderen Zusätzen sind und die Allergien und eine schlechte Gesundheit zur Folge haben können. Möglicherweise erlebt ein hyperaktiver Mensch einen Adrenalinstoß, wenn er Lebensmittel zu sich nimmt, auf die er leicht allergisch reagiert, oder die einen hohen Zucker- oder Koffeingehalt haben. Er wird abhängig von dieser Stimulation; wenn die Wirkung nachläßt, spürt er erneut ein Verlangen nach diesen Lebensmitteln.

Eine Änderung der Ernährung Ihres Kindes wird seine Probleme alleine nicht beseitigen können. Ich glaube aber, daß eine gesunde Ernährung ohne Zusatzstoffe von Nutzen sein kann. Denn es ist gut möglich, daß Ihr hyperaktives Kind empfindlicher auf Chemikalien und Zusatzstoffe reagiert als das Durchschnittskind. Je mehr bei einem Menschen die rechte Hemisphäre dominiert, desto empfindlicher reagiert er auf alle Einflüsse seiner Umwelt, seien es Umweltgifte, Lebensmittelfarbstoffe, Koffein oder sogar rezeptfreie Arzneimittel.

Nach neueren Berichten ist es vereinfachend und unrichtig, Zucker als Ursache für Hyperaktivität bei Kindern anzusehen. Zahlreiche neuere Untersuchungen haben dieses Vorurteil entkräftet. Sie legen zum Teil sogar den Schluß nahe, daß Glucose oder Zucker manchen Kindern *helfen* kann, sich besser zu konzentrieren und bessere Testleistungen zu erbringen!

Die sogenannte Feingold-Diät, die in den siebziger Jahren populär war, half vermutlich vielen hyperaktiven Kindern, weil sie die Menge an Giftstoffen in der Nahrung reduziert: Diese umstrittene Diät wurde von dem kalifornischen Allergologen Benjamin Feingold eingeführt. Im Jahre 1973 trug er bei einer Tagung der *American Medical Association* vor, daß bei mehr als der Hälfte seiner hyperaktiven Patienten eine Besserung ihres Zustandes eingetreten sei, nachdem sie aus ihrer Ernährung künstliche Aromastoffe, Farbstoffe, Konservierungsmittel und Salicylate enthaltende Lebensmittel (wie Äpfel, Beerenfrüchte, Weintrauben, Essigfrüchte, Pfirsiche, Pflaumen, Tomaten, Kaffee und Tee) eliminiert hätten. Ich glaube, Feingold hatte mit dieser Behandlung deshalb gewisse Erfolge, weil die Belastung des Körpers durch chemische Stoffe reduziert wurde, nicht aber weil Zusatzstoffe Hyperaktivität hervorrufen.

Den Zusammenhang zwischen Ernährung und Hyperaktivität

hat William Crook ebenfalls ausgiebig erforscht. Eine geeignete Diät, so meint er, würde bei seinen hyperaktiven Patienten die Notwendigkeit zur Verschreibung von Ritalin drastisch reduzieren. Crook teilt Feingolds Meinung, daß Chemikalien und Giftstoffe Hyperaktivität beeinflussen können. Darüber hinaus stellt er einen interessanten Zusammenhang zwischen wiederholten Ohrenentzündungen in der Kindheit und Hyperaktivität her. In seinem Buch *Help for the Hyperactive Child* zitiert er eine Untersuchung, die in der Zeitschrift *Clinical Pediatrics* veröffentlicht wurde. Diese Studie fand heraus, daß 69 Prozent der untersuchten Kinder, die als Schulversager galten und Medikamente gegen Hyperaktivität erhielten, mehr als zehnmal Ohrenentzündungen gehabt hätten. Dagegen hätten nur 20 Prozent der nicht hyperaktiven Kinder mehr als zehn Infektionen gehabt.

Crooks Theorie geht von der Beobachtung aus, daß ein an Ohrenentzündung erkranktes Kind gewöhnlich mit einem Breitbandantibiotikum behandelt werde. Diese Mittel besiegen zwar die Infektion, töten aber auch nützliche Keime ab, so daß es zu einer übermäßigen Vermehrung normaler, wenn auch harmloser Hefen im Darm kommt. Crook meint nun, daß dieses Ungleichgewicht Giftstoffe produziere, die einen schädlichen Einfluß auf das Immun- und das Nervensystem ausüben und so zur Hyperaktivität beitragen würden. Dies mag richtig sein. Darüber hinaus möchte ich aber noch eine weitere Erklärungsmöglichkeit für den Zusammenhang zwischen Hyperaktivität und häufigen Ohrenentzündungen erwähnen: Ein Kind, das schlecht hört, wird per definitionem mehr visuell orientiert sein und deshalb eher rechtshemisphärische Merkmale aufweisen. Es könnte auch nur so scheinen, als sei das Kind hyperaktiv, weil es nicht gut zuhört oder verarbeitet.

Zu Crooks Behandlungsprogramm gehört die Vermeidung von Lebensmitteln, die die Vermehrung von Hefen fördern, besonders von Zucker. Er empfiehlt auch Nystatin oder andere Mittel zur Bekämpfung von Hefen, außerdem Stoffe mit lebenden, aktiven Kulturen, die die Vermehrung von Hefen hemmen, z.B. Joghurt. Fragen Sie Ihren Kinderarzt, bevor Sie zu solchen Maßnahmen greifen. Ihr Arzt wird vielleicht zuerst ausschließen wollen, daß die Hyperaktivität und Reizbarkeit Ihres Kindes durch irgendeine Lebensmittelallergie verursacht wird.

Bei der Beschäftigung mit anderen medizinischen Forschungsergebnissen zur Ernährungsumstellung im Zusammenhang mit Hyperaktivität findet man widersprüchliche Ergebnisse, so daß selbst die informiertesten Eltern verwirrt sein müssen. Da ich mich selbst für gesunde Ernährung interessiere, habe ich zahlreiche Berichte über die Vorteile einer Ernährung gehört, die frei von Zusatzstoffen ist. Viele Eltern sagen mir, daß sie eine bemerkenswerte Verbesserung im Verhalten ihrer Kinder feststellen, wenn sie gesättigte Fette, Lebensmittelfarbstoffe, Chemikalien, Zusatzstoffe und Konservierungsmittel aus ihrer Ernährung verbannen. Was haben Sie schon zu verlieren? Eine natürliche, ausgewogene Ernährung wird Hyperaktivität nicht heilen, aber sie werden wahrscheinlich ein gesünderes, weniger reizbares Kind haben.

Die Fortschritte vieler Kinder sind in der wohltuenden, individuellen Aufmerksamkeit begründet, die ihnen zuteil wird, unabhängig von der spezifischen Therapie. Es gibt kein Allheilmittel gegen Hyperaktivität. Wir begegnen dem damit verbundenen neuen Lernstil am besten mit einem vielgestaltigen Ansatz, zu dem medizinische Behandlung, Verhaltensmodifikation und pädagogische Maßnahmen gehören. Wichtig ist, daß sie die Stärken dieser Kinder nutzen.

Das Computerzeitalter

Wenn ich Zacharias besuche, macht es mir immer Spaß, seinen vierjährigen Bruder Taylor zu beobachten, der schon vor dem Computer sitzt. Seine Füße reichen noch nicht auf den Boden, aber er verbringt schon viel Zeit mit Computerlernprogrammen. Es sieht lustig aus, wie dieses sommersprossige Kindergartenkind sich auf den Bildschirm konzentriert, eine Hand an der Maus, den Daumen der anderen Hand im Mund!

Für meine Generation brachte das Fernsehen revolutionäre

Veränderungen. Die Welt, in der die heutigen Kinder leben, wird durch Computer revolutioniert. Computer sind allgegenwärtig. Kinder, die zu Hause keinen Computer besitzen, werden spätestens in der Schule damit konfrontiert. Immer häufiger hört man Prognosen, wonach der Umgang mit Computern für Kinder künftig genauso wichtig sein wird wie Lesen, Schreiben und Rechnen. Anstatt in ein traditionelles Ferienlager zu gehen, besuchen Kinder heute lieber Computerlehrgänge. In den USA werden viele Kinder schon im Alter von zwei Jahren an den Umgang mit Computern herangeführt.

Viele meiner rechtshemisphärischen Schüler sitzen vor dem Computer, wenn sie nicht in der Schule sind. Daraus könnte man leicht ableiten, daß sie sogar wie ihre Computer *denken*. Sie senden E-Mails an ihre Freunde und surfen im Internet. Diese Schüler sind so sehr in den Computer vertieft, daß sie Raum und Zeit völlig vergessen; vier Stunden können wie 40 Minuten erscheinen. Paradoxerweise sind das die gleichen Schüler, von denen es in der Schule oft heißt, sie hätten keine Aufmerksamkeitsspanne.

Bill Gates, der Leiter von Microsoft, von dem ich annehme, daß er *extrem* rechtshemisphärisch ist, wird oft mit einem Computer verglichen. In einem Artikel des *Time* Magazins wird Gates Arbeitsweise wie folgt beschrieben: »Er arbeitet an zwei Computern. Der eine verarbeitet in vier Fenstern Daten, die aus dem Internet hereinkommen. Auf dem anderen werden Hunderte von E-Mails und Memos bearbeitet, die seinen Verstand zu einem Netzwerk von Informationen werden lassen. Er kann Daten so rigoros verarbeiten, daß man sich seinen Verstand als Computer vorstellen kann: keine überflüssige Emotion oder Verworrenheit, nur Billionen binärer Impulse, die eingegangene Daten sachlich in richtige Antworten verwandeln.« Manche sehen autistische Züge bei Gates. Die bekannte Autistin Temple Grandin schreibt über Gates in ihrem Buch *Ich bin die Anthropologin auf dem Mars*: »Gates wippt bei Geschäftsmeetings und im Flugzeug hin und her; autistische Kinder und Erwachsene beginnen zu wippen, wenn sie nervös sind. Weitere autistische Merkmale von Bill Gates sind mangelnder Blickkontakt und geringe soziale Fähigkeiten ... Als Kind zeigte Gates eine bemerkenswerte Fähigkeit zur Informationsspeicherung. Er konnte lange Passagen aus der Bibel rezitieren, ohne einen einzigen Fehler zu machen. Seiner Stimme mangelt es an Modulation, und er sieht für sein Alter jung und jungenhaft aus.«

Es geht uns mit der Computertechnologie so wie mit dem Fernsehen und dem Klonen von Schafen. Sie sind unserer Fähigkeit, ihre Bedeutung zu begreifen, weit voraus. Die Welt der Computer verändert sich fast täglich. Kein Tag vergeht, ohne daß wir von einer neuen technologischen Entwicklung oder einer neuen Anwendungsmöglichkeit des Internets überrollt werden. Wenn unserer Gesellschaft neue Instrumente an die Hand gegeben werden, muß das auch für unsere Schulen gelten, damit unsere Kinder auf die wachsende Rolle des Computers in ihrem Leben vorbereitet werden. Dies ist keine einfache Aufgabe, wenn man bedenkt, daß viele Schulen noch nicht einmal genug Geld für Bücher haben.

Im Augenblick bereiten unsere Schulen mit ihrer Betonung traditioneller Lehrmethoden und sequentieller, auditiver Verarbeitung Kinder auf eine Welt vor, die es in fünf oder zehn Jahren nicht mehr geben wird. Wir ignorieren den Trend zur Computerisierung unserer Welt und legen immer noch viel zuviel Wert auf eine schöne Handschrift, richtige Zeichensetzung und Rechenkünste. Viele Lehrer verstehen nicht viel von Computern und schrecken deshalb vor deren Gebrauch zurück. Lehrer sind heute die letzten Verteidiger eines Systems, das für Kinder während der letzten 20 Jahre zunehmend irrelevant geworden ist und im nächsten Jahrtausend noch irrelevanter werden wird.

Gerade die rechtshemisphärischen Kinder, die in unseren Schulen als defizitär herabgesetzt werden, können die Fähigkeiten besitzen, die im 21. Jahrhundert gebraucht werden. Diese Kinder verarbeiten Information visuell und denken holistisch. Sie gehen vom Ganzen aus und lösen Probleme intuitiv. Sie brauchen visuelle Bilder und Stimulation; diese Kinder mit einem »Aufmerksamkeitsdefizit« können Stunden vor dem Computer verbringen, weil Computerprogramme ihren Gedankenabläufen entsprechen. Es ist kein Wunder, daß sie von Computern angezogen werden. *Computer passen zu dem Denkstil rechtshemisphärischer Kinder.*

Unsere Schulen erkennen allmählich das Potential, das in Computern steckt und investieren mehr auf diesem Gebiet. Sie gehen bei ihrer Nutzung aber wieder in typisch linkshemisphärischer Weise vor. Der Informatikunterricht läuft getrennt von anderen Unterrichtsfächern wie Geschichte und Mathematik ab. Es wird versäumt, Computer auch in anderen Fächern zu integrieren. Unsere Schulen halten noch immer an ihren Traditionen und ihrer linkshemisphärischen Weltsicht fest. In der Zwischenzeit verlieren wir wertvolle Zeit, die genutzt werden könnte, unsere Schulen auf die Daten-Autobahn zu bringen. Dies ist ein Dilemma. Lehrer bereiten Schüler eifrig auf eine Welt vor, die die Kinder nach ihrer Meinung später erwarten wird. Es ist aber vor allem die Welt der *Lehrer*, nicht die Realität der Kinder. Immer mehr Arbeitgeber klagen darüber, daß junge Leute, die heute die Schule oder das Studium abgeschlossen haben, nicht die notwendigen Fähigkeiten haben, auch nur die einfachsten Aufgaben auszuführen. Viele Unternehmen schulen neue Angestellte in Kenntnissen, die sie während ihrer schulischen oder akademischen Ausbildung nicht erworben haben. Auch meine Oberschüler begreifen anscheinend schon, daß sie in der Schule viele irrelevante Dinge lernen. Sie stellen immer wieder Fragen, wie »Warum soll ich das lernen? Ich werde das nie brauchen.«

Wir können die Krise der Erziehung nicht einfach lösen, indem wir in jedes Klassenzimmer einen Computer stellen. Es gibt aber Anhaltspunkte dafür, daß Computer gerade bei Kindern, die als gefährdet gelten, eine positive Wirkung haben können. Microsoft und Compaq stellten 500 Schülern einer Schule in Tucson, Arizona, Software und Computer zur Verfügung. Es handelt sich um eine Gegend mit hoher Arbeitslosigkeit und vielen gewalttätigen Jugendgangs. Die Kinder durften Laptops mit nach Hause nehmen; vier besonders ausgebildete Lehrer nutzten die Computer für den Unterricht in *allen Fächern*. Die Ergebnisse waren schon nach einem Jahr beeindruckend. Die Zahl der Schüler, die nicht zum Unterricht erschienen, ging zurück, und die Werte in Leistungstests stiegen um elf bis 25 Prozent. Pete

Higgins von Microsoft sagt: »Wir hofften nur, die Kinder mit Computern vertraut zu machen. Aber sie interessierten sich auch viel stärker für den Unterrichtsstoff. Das macht Mut.« Higgins meint ebenfalls, daß es nicht genüge, wenn die Kinder nur im Informatikunterricht mit Computern umgehen. »Man fragt sich, was den Kindern besser dient – eine Stunde im Computerlabor zu verbringen oder einen Computer wie einen Bleistift immer dabei zu haben.«

Im Hinblick auf das nächste Jahrhundert müssen Schulen nicht nur die Auswirkungen von Computern im allgemeinen bedenken. Es stellt sich auch die Frage, ob sprachgesteuerte Computer die Bedeutung des Schreibens und den Umgang mit der Tastatur zurückdrängen werden. Hier kann es zu der gleichen Entwicklung kommen, die Taschenrechner in der Mathematik eingeleitet haben. Kinder werden diese grundlegenden Fertigkeiten zwar noch immer erlernen müssen, die technische Entwicklung wird aber dazu führen, daß die Beherrschung des Schreibens, Maschinenschreibens und Rechnens an Bedeutung verliert. So wie der Computer Wörterbücher und Enzyklopädien ersetzt, wird er auch den Thesaurus ersetzen und in Fragen der Grammatik und Zeichensetzung entscheidend sein.

Bill Gates ist der Meinung, daß Computer durch sinkende Preise immer mehr Menschen zur Verfügung stehen werden. Im Jahre 2005 werde diese Technologie unser Leben dramatisch verändert haben. Anstatt Kreditkarten zu benutzen, könnten wir eine »elektronische Brieftasche« bei uns tragen, die Geld überweist, uns an Verabredungen erinnert und sogar Fotos unserer Kinder speichert! Wir werden Computer im Auto haben, welche Landkarten ersetzen, uns zu Videokonferenzen zuschalten und ans Internet anschließen. Gates prophezeit, daß wir nicht länger auf Fernsehprogramme angewiesen sein werden, sondern uns unser eigenes Programm zusammenstellen können. Er meint: »Wir werden nicht mehr von Programmschemata abhängig sein, sondern jede Sendung, die wir sehen wollen, empfangen können.«

Diese technische Entwicklung hat auch auf unsere Schulen enorme Auswirkungen. Wahrscheinlich werden eines Tages schon Grundschüler Referate auf Video aufnehmen, Recherchen am Computer durchführen, schriftliche Arbeiten ausschließlich mit Hilfe der Textverarbeitung erstellen oder einem Computer diktieren. Sie können sogar einen Computer benutzen, um zur Illustration ihrer Arbeit Graphiken herzustellen. Bill Gates ist der Meinung, daß diese visuellen, stimulierenden Lehrmethoden für die Kinder interessanter und fesselnder sein würden als die üblichen Fernsehprogramme, denen sie ausgesetzt seien. Computergraphiken sind für viele Kinder schon jetzt so interessant, daß sie Schulunterricht im Vergleich dazu langweilig finden. In zehn oder zwanzig Jahren wird wahrscheinlich an Computern einer ganz neuen Generation gelernt werden. Die Rolle der Lehrer wird sich von Grund auf verändern: Erzieher werden als »Netzwerk-Administratoren« ihre Schüler vor allem an Übungen und Informationen aus dem Computer heranführen. Wie lange wird es dauern, bis unsere Schulen diese Entwicklung vollzogen haben, um mit den Schülern, die schon daran gewöhnt sind, Schritt zu halten?

Die heute entwickelte Software spiegelt die rechtshemisphärische, räumliche Denkweise ihrer Designer wider, bei denen es sich oft um aktive, vorwärtsdenkende Menschen handelt, die entweder selbständig oder für innovative Unternehmen tätig sind. Sie sind der lebende Beweis dafür, daß in Zukunft andere Fähigkeiten gefragt sein werden, als unsere Schulen heute noch propagieren. Wir hinken nach und streiten uns über Fragen wie Sexualerziehung an der Schule und Schulgebet, während viele Schüler unser Erziehungssystem und seine Engstirnigkeit bereits satt haben. Wenn wir keinen Konsens darüber erreichen, wie die Entwicklung an unseren Schulen weitergehen soll, wird sich die zynische Einstellung dieser Schüler noch steigern, während die Technologie sich in atemberaubendem Tempo entwickelt und die schulische Ausbildung im wesentlichen unverändert bleibt.

Die Zukunft hat schon begonnen. Wir können entweder den Kopf in den Sand stecken oder uns an die Spitze der Entwicklung stellen und innovative Ideen zur besseren Integration von Computern in der Schule entwickeln. Im Interesse unserer Kinder hoffe ich, daß wir uns für letzteres entscheiden werden.

Ob es nun um die wachsende Zahl der Schulabbrecher, das Analphabetentum, schlechtere Leistungen oder immer mehr unkonzentrierte, hyperaktive Kinder geht, eines steht fest: unser traditionelles Schulsystem versagt bei der Mehrzahl dieser Kinder. Lehrer wenden sich mit ihren Lehrmethoden immer noch vornehmlich an die, die sich auf dem Gehirnkontinuum links von der Mitte befinden. Dabei bringt unsere Kultur eine Generation von Kindern hervor, bei denen rechtshemisphärische, visuelle Fähigkeiten immer ausgeprägter sind. Die Kluft wird größer, und das wird so weitergehen, wenn wir nicht begreifen, was wirklich hinter der sogenannten Erziehungskrise steckt.

Die wachsende Anzahl rechtshemisphärischer Kinder in einer linkshemisphärischen Welt stellt uns vor eine enorme Herausforderung. Unsere Schulen müssen nicht nur in die Lage versetzt werden, diese Kinder zu erkennen und besser zu verstehen, es bedarf auch eines neuen pädagogischen Ansatzes, der die Stärken dieser Kinder nutzt. Denn möglicherweise werden die rechtshemisphärischen, »aufmerksamkeitsgestörten« Schüler bald die Mehrheit an unseren Schulen darstellen, und der sogenannte normale Schüler wird als »lernbehindert« gelten.

An der Schwelle zum nächsten Jahrtausend müssen wir den weitverbreiteten Irrtum korrigieren, daß diese Schüler in irgendeiner Weise »gestört« sind, und anerkennen, daß ihr Lernstil zu einer Gesellschaft gehört, in der das visuelle Element eine wachsende Rolle spielt. Wir können uns zwar an die Erinnerung an eine einfachere Zeit klammern, als der Begriff »Aufmerksamkeitsdefizit-Syndrom« noch nicht erfunden worden war. Wir können fortfahren, diesen Kindern ihren Lernstil abzugewöhnen und sie so auf eine Welt vorbereiten, die im Verschwinden begriffen ist. Das Ergebnis wird für unsere Gesellschaft beschämend sein – wir werden immer mehr Kinder haben, die sich selbst für zutiefst gestört halten. Im Extremfall verzweifeln sie an ihrem Leben. Sie steigen aus, werden drogenabhängig, Mitglieder von Jugendgangs, begehen Selbstmord, enden im Gefängnis oder fristen ihr Leben als ledige, mittellose minderjährige Mütter. In weniger extremen Fällen fehlen ihnen einfach das nötige Selbstvertrauen und das Selbstwertgefühl, um dauerhafte

Partnerschaften einzugehen und Erfolg im Berufsleben zu haben. Sie ahnen nicht einmal, was sie unter anderen Umständen hätten leisten können. In jedem Fall leidet nicht nur der einzelne, sondern auch die Gesellschaft, wenn es uns nicht gelingt, unser kostbarstes Gut – unsere Kinder – zu pflegen.

Wenn ich Eltern von Kindern begegne, bei denen die Diagnose ADD zutrifft, werde ich nur allzuoft auf diese menschliche Tragödie aufmerksam gemacht. In vielen Fällen gilt die Diagnose Aufmerksamkeitsstörung mit Hyperaktivität nicht nur für ein Kind, sondern für eine ganze Familie. Oft läßt sich dieses Problem über mehrere Generationen sozialer »Außenseiter« zurückverfolgen. Die Erkenntnis, daß auch sie hyperaktiv sind, bewirkt bei vielen Eltern eine tiefgreifende, emotionale Erschütterung, die ihr Leben verändern kann. Endlich gibt es eine Erklärung. Der einzelne muß sich nicht länger als Versager fühlen. Es gibt einen Namen für den Zustand, mit dem er sich sein Leben lang herumgeschlagen hat.

Ich traf einen solchen Erwachsenen bei der Routineuntersuchung eines elfjährigen Mädchens. Ellen war ein intelligentes Kind und wurde von ihrer Lehrerin als »Tagträumerin, die sich nie richtig anstrengt« beschrieben. Nach der Untersuchung und einem Gespräch mit ihren Eltern erklärte ich, daß Ellen extrem rechtshemisphärisch veranlagt sei und die klassischen Merkmale einer Aufmerksamkeitsstörung mit Hyperaktivität aufweise. Ich wußte, ich konnte ihr helfen und freute mich auf diese Aufgabe.

Als nach diesem ersten Treffen Ellen und ihre Mutter den Raum verlassen hatten, kam ihr Vater ruhig auf mich zu. In seinem Gesicht arbeitete es, er rang nach den richtigen Worten. Er arbeitete als selbständiger Mechaniker, ein schlanker Mann mit schwieligen Händen und ergrautem Haar. Er sagte mir, er sei 43, sah aber wie ein Sechzigjähriger aus. Sein rauhes Gesicht und seine traurigen Augen spiegelten ein hartes Leben wider. Er dachte, ich könnte Ellen besser verstehen, wenn er mir seine Geschichte erzählte. Während er sprach, kämpfte er mit den Tränen.

Ellens Vater sprach über seine Kindheit und von der Qual, die

die Schule für ihn gewesen sei. Er hatte sein Schulversagen in der zweiten Klasse nie verwunden und blieb in seinen Leistungen regelmäßig hinter den Erwartungen zurück. Das Lesen fiel ihm schwer, seine Handschrift war sehr schlecht, und er schämte sich, weil er auch mit den Tests nie zurechtkam. Er war froh, wenn er eine mittelmäßige Note bekam. Seine Eltern hielten ihm ständig vor, wie sehr sie sich seiner schämten. Mit knapper Not schaffte er den Schulabschluß und wurde Soldat. Eine weiterführende Ausbildung kam nicht in Frage. Nach seiner Militärzeit heiratete er. Jetzt hat er seine Frau und fünf Kinder zu ernähren und tut das einzige, was ihm übrigbleibt. Er versucht über die Runden zu kommen, indem er Maschinen repariert, aber seine Familie bleibt trotzdem auf staatliche Unterstützung angewiesen.

Ellens Vater weinte bittere Tränen, während er viele Episoden aus seinem verfehlten Leben erzählte. Die Erkenntnis, daß seine Tochter hyperaktiv sei, ließ ihm die eigene Geschichte in einem neuen Licht erscheinen. Er sagte, daß er jetzt alles verstehe. Als er seine abgetragene Jacke nahm und zur Tür ging, drehte er sich noch einmal um und sagte: »Übrigens, ich dachte immer, ich sei schlau. Deshalb machte ich vor ein paar Jahren den MENSA-Test für Menschen mit besonders hohem IQ, nur so zum Spaß. Wissen Sie was? Ich habe ihn bestanden.« Als ich ihn gehen sah, war mir das Herz schwer, weil ich daran dachte, wie Hyperaktivität das Leben vieler Menschen seit Generationen ruiniert hat.

Menschen mit Hyperaktivität sind fast immer auf eine Weise intelligent, kreativ und intuitiv, die sich linkshemisphärisch und sequentiell denkende Menschen nicht vorstellen können. Alles, was sie zur Entfaltung ihrer Fähigkeiten brauchen, ist eine schulische Umgebung, die ihnen ein Stück entgegenkommt. Der Schmerz von Ellens Vater ging mir an diesem Tag sehr nahe. Er vermittelte mir eine Vorstellung von der ungeheuer großen Zahl seiner Leidensgenossen. Ich kann nur hoffen, daß die Zukunft für unsere Kinder und Enkel besser aussehen wird.

Danksagung

Unser Dank gilt Lauries Kindern, Zach, Sarah und Taylor, die wegen dieses Projekts oft auf sie verzichten mußten. Wir danken auch Jeffreys Sohn, Jeremy, der Jeff die Gelegenheit gab, seine Ideen zu Hause anzuwenden. Großer Dank gebührt ebenfalls Betsy Hoke, die als erste erkannte, daß Zach »anders« war, und die vorschlug, auszuprobieren, ob Jeffrey ihm helfen könne. Dank gilt Dr. Daniel Feiten und Dr. Marianne Neifert, die uns das Aufmerksamkeitsdefizit-Syndrom, Aufmerksamkeitsstörung, ADD (engl. Attention Deficit Disorder) oder Hyperaktivität genannt, aus der Sicht eines Kinderarztes schilderten. Unser herzlicher Dank gilt Dr. George Dorry vom *Attention and Behavior Center* in Denver, der uns seine Erkenntnisse über Hyperaktivität und den visuell-räumlichen Denkstil zur Verfügung stellte. George Dorry ist weltweit einer der hervorragendsten Experten auf diesem Gebiet, und wir fühlen uns geehrt, daß er diesem Buch seine begeisterte Unterstützung gewährt hat.

Wir danken John LeTellier, Barb Ziegler und Wendy Sisk von der *Sci-Tech Academy*, die Jeffrey ein natürliches Laboratorium für die Arbeit mit Schülern und ihren Lehrern zur Verfügung stellten. Wir danken unserer wissenschaftlichen Assistentin, Heidi Wheat, für ihre wertvollen Informationen und Kommentare. Auch danken wir Linda Silverman und Dr. Lynn Hellerstein, die Jeffrey verschiedene Informationen zur Vervollständigung des Bildes von ADD gaben, Barbara Grogan und Judy Spolum, mit deren Vertrauen in Jeff hinsichtlich der Erziehung ihrer Kinder der Weg, der zu diesem Buch führte, begann. Wir danken Dorothy Knopper, die früh erkannte, daß Jeffrey ein besonderes Talent für die Arbeit mit hochbegabten und hyperaktiven Kindern hat, und die uns half, seine Methoden bekannt zu machen. Wir danken Becky Saletan, unserer Lektorin, die mit ihren Vorschlägen und ermutigenden Worten immer das Richtige traf. Unser Dank gilt Denise Roy für ihre begeisterte Unterstützung und Ermunterung. Wir danken Lauries Eltern, Jim und Ruth Taylor, die ihr die Liebe zum Schreiben und den Sinn für Gerechtigkeit mit auf den Weg gaben. Wir danken dem Talkmaster Mike Rosen von *850 KOA Radio Talk* für seine Nachforschungen über Alternativen der Pädagogik und seine hartnäckigen Attacken auf den Status quo in der Erziehung, den Verantwortlichen beim Radiosender, Robin Bertolucci, Lee Larsen und Kris Olinger, für ihre Unterstützung, ihre Ermutigung und vieles mehr. Und unser tiefster Dank gilt unserem Agenten, Faith Hamlin, den die Idee dieses Buches inspirierte und der uns half, etwas zu erreichen, das wir nie für möglich gehalten hätten.

Bibliographie

Amen, Daniel G.: *Windows into the ADD Mind: Understanding and Treating Attention Deficit Disorders in the Everyday Lives of Children, Adolescents and Adults.* Fairfield, Calif., 1997

Armstrong, Thomas: *The Myth of the ADD Child: 50 Ways to Improve Your Child's Behavior and Attention Span Without Drugs, Labels or Coercion.* New York, 1997

Bloom, Benjamin: *Developing Talent in Young People. New York*, 1985

Brooks, Andrée Aelion: *Children of Fast-Track Parents: Raising Self-Sufficient Children in an Achievement-Oriented World.* New York, 1990

Carnegie Task Force on Meeting the Needs of Young Children: *Starting Points: Meeting the Needs of Our Youngest Children.* New York, 1994

Castellanos, F. Xavier, u.a.: »Quantitative Brain Magnetic Resonance Imaging in Attention-Deficit Hyperactivity Disorder.« In: *Archives of General Psychiatry,* vol. 53, July 1996

Chubb, John E./Moe, Terry M.: *Politics, Markets, and America's Schools.* Washington, D.C., 1990

Cline, Foster/Fay, Jim: *Parenting with Love and Logic: Teaching Children Responsibility.* Colorado Springs Colo., 1990

Cohen, Matthew D.: »The Limits of Discipline Under IDEA and Section 504.« In: *ADD and Adolescence: Strategies for Success from CH.A.D.D.* Plantation, Fla.: Children and Adults with Attention Deficit Disorders, 1996

Crook, William G.: *Help for the Hyperactive Child: A Good-Sense Guide for Parents of Children with Hyperactivity, Attention Deficits, and Other Behavior and Learning Problems.* Jackson, Tenn., 1991

Davis, Ronald D./Braun, Eldon M.: *Legasthenie als Talentsignal: Lernchance durch kreatives Lesen.* Aus dem Englischen von Albrecht Giese. Genf; München, 1995

Dixon, John Philo: *The Spatial Child.* Springfield, Ill., 1983

Dorry, George: »The Perplexed Perfectionist.« In: *ADD and Adolescence:*

Strategies for Success from CH.A.D.D. Plantation, Fla.: Children and Adults with Attention Deficit Disorders, 1996
Elkind, David: *Das gehetzte Kind.* Aus dem Amerikanischen von Anke Grube. Bergisch Gladbach, 1995
Fichte, Johann G.: *Rede an die Deutsche Nation.* Reinhard Zauth (Hg.), 5. Aufl., 1978
Gardner, Howard: *Abschied vom IQ. Die Rahmen-Theorie der vielfachen Intelligenzen.* Aus dem Amerikanischen von Malte Heim. Stuttgart, 1991
– *Multiple Intelligences: The Theory in Practice.* New York: Basic, 1993
Gehret, Jeanne: *Eagle Eyes: A Child's View of Attention Deficit Disorder.* Fairport, N.Y., 1991
Goleman, Daniel: *Emotionale Intelligenz.* Aus dem Amerikanischen von Friedrich Griese. München, 1997
Grandin, Temple: *Ich bin die Anthropologin auf dem Mars. Mein Leben als Autistin.* Aus dem Amerikanischen von Stefan Gebauer. München, 1997
Hallowell, Edward M./Ratey, John J.: *Zwanghaft zerstreut. ADD – Die Unfähigkeit, aufmerksam zu sein.* Aus dem Amerikanischen von Sybille Hunzinger. Reinbek bei Hamburg, 1998
– *Answers to Distraction.* New York, 1996
Hartmann, Thom: *Eine andere Art, die Welt zu sehen. Das Aufmerksamkeits-Defizit-Syndrom.* Aus dem Amerikanischen von Friedo Pagel und Ulrike Seeberger. Lübeck, 1997
– *ADD Success Stories: A Guide to Fulfillment for Families with Attention Deficit Disorder: Maps, Guidebooks, and Travelogues for Hunters in This Farmer's World.* Grass Valley, Calif., 1995
– *Beyond ADD: Hunting for Reasons in the Past and the Present.* Grass Valley, Calif., 1996
Healy, Jane M.D.: *Endangered Minds: Why Our Children Don't Think.* New York, 1991
Himmelfarb, Gertrude: »A Neo-Luddite Reflects on the Internet.« In: *The Chronicle of Higher Education,* November 1, 1996
Isaacson, Walter: »In Search of the Real Bill Gates.« In: *Time,* January 13, 1997
Johnson, Jean u.a.: *Getting By: What American Teenagers Really Think About Their Schools.* New York, 1997
Kotulak, Ronald: *Die Reise ins Innere des Gehirns. Den Geheimnissen des menschlichen Gehirns auf der Spur.* Aus dem Amerikanischen von Daniel Dragmanli. Paderborn, 1998
Levine, Louis S.: *The American Teacher: A Tentative Psychological Description.* Verfügbar beim: ERIC Document Reproduction Service (EDRS), Springfield, Va.
Lou, Hans u.a.: »Striatal Dysfunction in Attention Deficit and Hyperkinetic Disorder«. In: *Archives of Neurology,* vol 46, January 1989
– »Focal Cerebral Dysfunktion in Developmental Learning Disabilities«. In: *The Lancet,* January 6, 1990

Merrow, John: »Reading, Writing and Ritalin«. In: *The New York Times,* October 21, 1995
Nash, J. Madeleine: »Fertile Minds«. In: *Time,* February 3, 1997
Parker, Harvey C.: »Medical Management of Children with Attention Deficit Disorders: Commonly Asked Questions«. In: *CHADDER,* Fall/Winter 1991
Quinn, Patricia O./Stern, Judith M.: *The »Putting on the Brakes« Activity Book for Young People with ADHD.* New York, 1998
Ratey, John/Johnson, Catherine: *Shadow Syndromes.* New York, 1997
Saunders, Antoinette/Remsburg, Bonnie: *The Stress-Proof Child: A Loving Parent's Guide.* New York, 1985
Saunders, Jacqulyn/Espeland, Pamela: *Bringing Out the Best: A Resource Guide for Parents of Young Gifted Children.* Minneapolis, 1986
Schwartz, Evan I.: »The Changing Minds of Children«. In: *Omni,* January 1995
Shaywitz, Sally E.: »Dyslexia«. In: *Scientific American,* November 1996
Silver, Larry B.: *Dr. Larry Silver's Advice to Parents on Attention-Deficit Hyperactivity Disorder.* Washington, D.C., 1993
Spears, Dana Scott/Braund, Ron L.: *Strong-Willed Child or Dreamer?.* Nashville, 1996
Toffler, Alvin: *Der Zukunftsschock. Strategien für die Welt von Morgen,* 1983
Vail, Priscilla: *The World of the Gifted Child.* New York, 1980
– *Smart Kinds with School Problems: Things to Know and Ways to Help.* New York, 1989
Vitale, Barbara Meister: *Lernen kann phantastisch sein.* Aus dem Amerikanischen von Claudia vom Baur. Offenbach, 1996
West, Thomas G.: *In the Mind's Eye: Visual Thinkers, Gifted People with Learning Difficulties, Computer Images, and the Ironies of Creativity.* Buffalo, N.Y., 1991
Winik, Lyric Wallwork: »Do Computers Help Children Learn?«. In: *Parade,* February 2, 1997
Winner, Ellen: *Hochbegabt. Mythen und Realitäten von außergewöhnlichen Kindern.* Aus dem Amerikanischen von Maren Klostermann. Stuttgart, 1998
Zdenek, Marilee: *Der kreative Prozeß. Das persönliche Programm zur Befreiung der schöpferischen Kräfte.* Aus dem Amerikanischen von Wolfgang Rössing und Matthias Dehne. Berlin, 1992

Adressen und Hilfsorganisationen

AÜK
(Arbeitskreis überaktives Kind e.V.)
Beratungsstelle
Dieterichsstr. 9
30159 Hannover
Tel.: 0511/3632729

Der AÜK betreut und berät aufmerksamkeitsgestörte, hyper- oder hypoaktive, wahrnehmungsgestörte und verhaltensauffällige Kinder, Jugendliche und Erwachsene sowie deren Angehörige. Der Verein und seine Selbsthilfegruppen fördern und unterstützen die vertrauensvolle Zusammenarbeit von Eltern, Pädagogen in Kindergärten und Schulen sowie der Kinder- und Hausärzte. So werden eine positive Annahme der Kinder und ihre optimale Förderung ermöglicht. Auch Erwachsene mit ADD können durch Anregungen aus der Selbsthilfegruppe viele Alltagsituationen besser meistern.

Hypies Berlin

http://www.hypies.de

Die *Hypies* als Anlaufstelle im Internet verstehen sich als »übervereinlicher« Anlaufpunkt für alle ADD-Menschen unabhängig von einer Vereinszugehörigkeit. Unter ihrer Internetadresse bieten sie aktuelle Informationen und Aufklärung sowie ein Diskussionsforum.

weitere Adressen:

Bundesverband der Elterninitiativen zur Förderung hyperaktiver Kinder e.V. (Brd E)
Postfach 60
91291 Forchheim
Tel./Fax: 09191/34874

Bundesarbeitsgemeinschaft zur Förderung der Kinder und Jugendlichen mit Teilleistungsstörungen (MCD/HKS) e.V.
Wendelinstr. 64
50933 Köln
Tel.: 0221/4995998
Fax.: 0221/4911464

Vereinigung zur Förderung von Kindern mit Teilleistungsschwächen (MCD) e.V.
Emser Straße 6
56076 Koblenz
Tel.: 0261/9730178